산모·신생아 건강관리사?!

출산가정에 파견되어 올바른 산모의 산후 회복과 신생아 양육을 지원하기 위해 전문교육기관에서 교육을 이수한 건강관리사

HEALTHCARE GUIDEBOOK FOR MOTHERS AND NEWBORNS

보건복지부 교육과정 맞춤 「산모·신생아 건강관리사」 양성 필수 교재

산모·신생아 건강관리 가이드북

대표편집 : H&T 교육센터
편집위원 : 김미정, 김옥경, 문길남, 박광희, 박현순, 성옥경, 손희정, 엄인희, 원준희, 이미숙, 이찬희, 임정옥 (가나다 순)

DAEKWANG 최신 개정판 MEDICAL BOOK

출산가정의 올바른 「산모·신생아 건강 관리」를 위한 첫걸음!!

「산모·신생아 건강 관리사」가 되기 위한 필독서!!

「산모·신생아 건강 관리사」 양성 교육 기관을 위한 필수 지침서!!

대광의학
DaeKwang Medical

CONTENTS

제 1 편

제 2 편

제 3 편

제 4 편

제 5 편

산모·신생아 건강관리사 교육 매뉴얼

제1편

역할인식

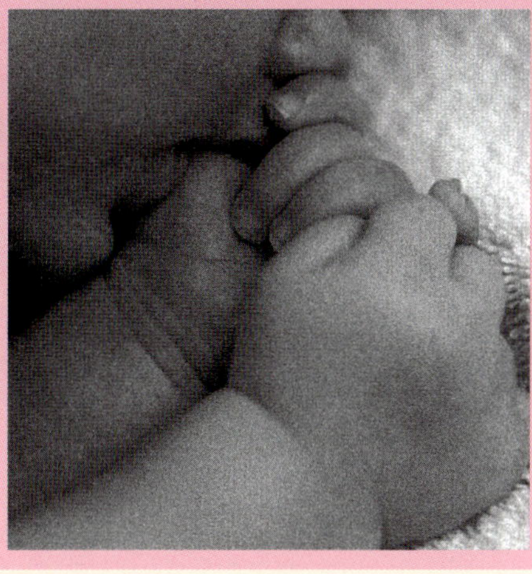

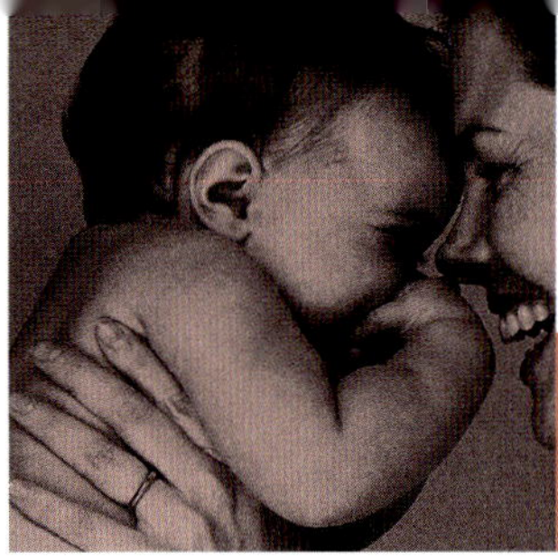

Ⅰ 제도의 이해

학습 목표

- 돌봄노동의 개념과 등장 배경을 이해한다.
- 정부 바우처 방식 돌봄서비스로 제공하는 산모·신생아 건강관리 지원 사업의 개요를 이해한다.

1 돌봄서비스 및 바우처제도의 이해

(1) 돌봄서비스 이해

가. 사회서비스 정의

a. 개념 :

사회서비스란 일반적인 의미에서 개인 또는 사회 전체의 복지증진 및 삶의 질 향상을 위해 사회적으로 제공되는 서비스로 아래와 같다.

① 공공행정 : 일반 행정, 환경, 안전
② 사회복지 : 보육, 아동·장애인·노인보호
③ 보건의료 : 간병, 간호
④ 교　　육 : 방과 후 활동, 특수교육
⑤ 문　　화 : 도서관·박물관·미술관 등 문화시설운영

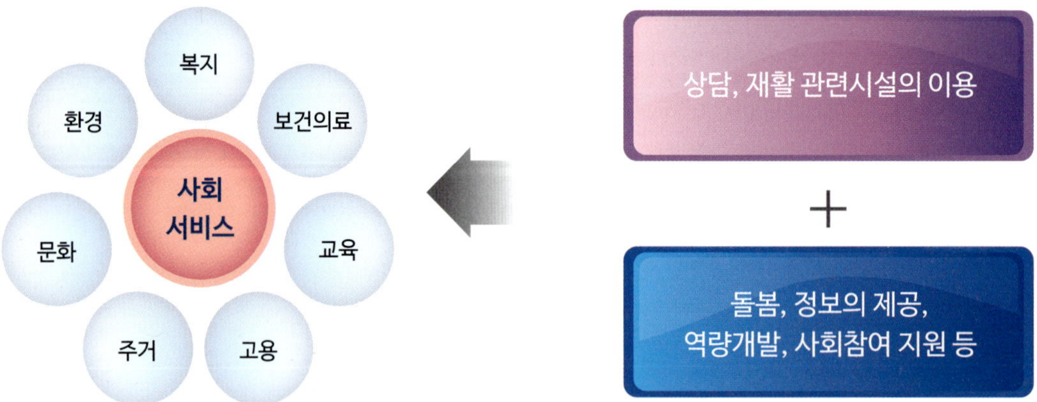

나. 돌봄서비스 정의

a. 개념 :

돌봄이란 스스로 자신을 돌볼 수 없는 사람을 돌보는 행위로서 병자, 노인, 어린 자녀들을 그 대상으로 하며(Daly, 2000), 전통적으로 주로 가족 내 여성이 수행하던 비공식적 무급 노동이다.

b. 본 매뉴얼 관점 :

돌봄서비스는 노인, 장애인, 아동 및 기타 취약한 상태에 놓여있는 대상들에게 직접적·간접적인 형태로 제공되는 대인적(personal) 서비스를 의미한다. 즉, **돌봄서비스는 사회적 관계라는 속성을 가진다는 점에서 사회적 돌봄(social care)으로 볼 수 있다. 이에 따라 사회 정책적 측면에서 돌봄이 필요한 사회구성원에게 사회의 개입과 지원이 필요한 서비스 영역**이라고 할 수 있다.

다. 돌봄서비스 등장배경

우리나라는 저출산, 고령화로 인해 고령화 사회로 접어들면서 돌봄서비스 가 필요한 노인층이 증가하는 반면, 맞벌이와 독거가구도 증가하고 있다. 이에 여성 경제활동 참여가 높아지면서 여성만이 가족 내에서 돌봄 서비스를 제공하기 어려워졌다. 이렇듯 돌봄서비스는 더 이상 여성만이 전적으로 책임지는 것이 아닌 사회정책의 공적인 영역으로 포함되면서 사회서비스로 확대되었다.

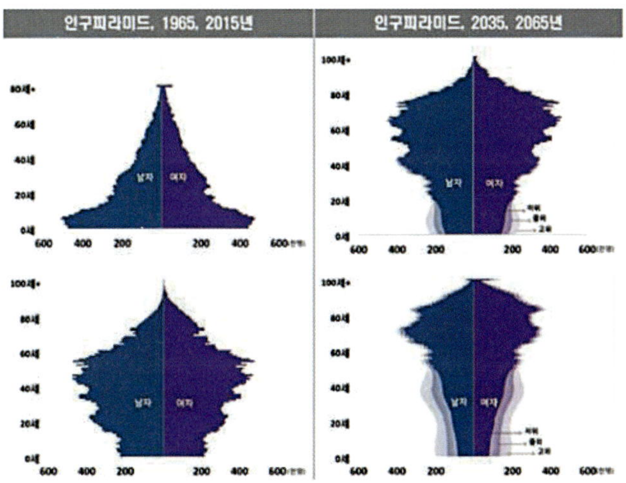

국내 미래 인구구조 변화 예상추이[출처 : 통계청]

라. 주요 돌봄서비스 사업 및 종사인력 현황

〈 돌봄 부문 직업 분류 〉

부문	직업 소분류	직업 예시
보건의료	의료 진료 전문가	의사, 한의, 치과의사
	간호사	간호사, 조산사, 보건교사
	치료사 및 의료기사	임상병리사, 물리치료사, 임상병리사, 언어재활사 등
	보건의료 관련 종사자	응급구조사, 간호조무사, 안마사 등
사회복지 서비스	사회복지 관련 종사자	사회복지사, 보육교사, 청소년 지도사 등
	돌봄 및 보건 서비스 종사자	요양보호사, 간병인, 산후조리종사원, 장애인 활동지원인 등
교육 서비스	유치원 교사	유치원 교사
	학교 교사	초·중·고등학교 교사

〈 돌봄 부문 종사자 수 변화 〉 (2011~2021)

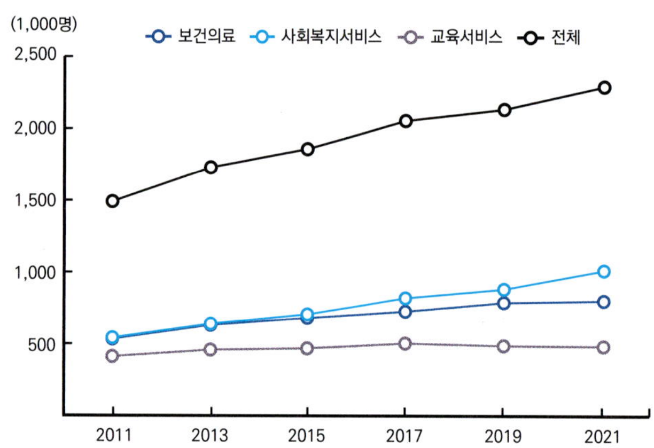

1) 임금근로종사자만을포함한수치
2) 2011년은6월조사자료이며, 2013년이후자료는4월조사자료임
3) 2011년은 한국표준직업분류 6차이며, 2013년 이후는 한국표준직업분류 7차 가적용되었음

출처: 통계청, 「지역별고용조사」 원자료, 각 연도

2021년 돌봄서비스 종사 인력
보건의료 부문 79만 4천 명, 사회복지서비스 부문 98만 8천 명,
교육서비스 부문 46만 3천 명으로 총 225만 4천 명이 돌봄 부문에 고용

(2) 바우처 제도 이해

가. 바우처 정의

바우처(Voucher)란 특정 재화나 서비스를 구입할 수 있도록 구매력을 높여주는 소득 지원의 한 형태로써 사회적 바우처란 사회서비스 이용권으로 볼 수 있다. 정부가 지불을 보증한 일종의 전표로서 수혜 대상은 주로 일정한 자격을 갖춘 특정 계층이며, 소득수준이 중요한 기준으로 사용된다.

우리나라에서 사회서비스 이용 및 이용권 관리에 관한 법률 제2조에 따르면 그 명칭 또는 형태와 상관없이 이용자가 제공자에게 제시하여 일정한 사회서비스를 받을 수 있도록 그 사회서비스의 수량 또는 그에 상응하는 금액이 기재된 증표로 정의한다.

나. 바우처 종류

2018년 기준 우리나라 바우처 형태는 쿠폰형과 포인트형이 있으며 자세한 내용은 아래와 같다.

- 돌봄 바우처
- 문화 바우처
- 체험 바우처
- 주택 바우처
- 교육 바우처
- 스포츠 바우처

〈 국내 사회서비스 전자바우처 주요 사업 현황 〉

사업명		바우처 시작연도	대상	선정기준	지원수준	본인부담금 (월/원)
장애인 활동지원	장애인 활동 지원	07. 5월	장애인복지법 상 등록 장애인 (만 6세 이상~만 65세 미만)	종합점수 465점 장애인	등급에 따라 47~118시간 (추가급여 종류에 따라 시간 상이)	인정조사: 면제~134,000원 종합조사: 면제~187,700원
	시·도 추가지원	10. 10월	장애인복지법 상 등록 장애인(시·도별 상이)	시·도별 상이	시·도 및 등급에 따라 10~868시간	시·도 및 등급별 상이
지역자율형 사회서비스 투자사업	지역 사회 서비스투자	07. 8월	사업별로 상이	중위소득 120% 이하 (사업별로 상이)	사업별로 상이 (월 1회~월 20회)	사업별로 상이
	산모·신생아 건강관리지원	08. 2월	출산 가정	기준중위소득 150% 이하 단, 소득기준 초과 대상자에게 시·군·구별 예외 지원 가능	등급에 따라 5일 ~25일 간 건강관리사 파견	기관별 상이
	가사간병 방문 지원	08. 9월	기준중위소득 70% 이하 (만 65세 미만)	기준중위소득 70% 이하 계층 중 가사 간병 서비스가 필요한 자	월 24, 27, 40시간	면제~26,900원
장애아동 가족지원	발달 재활 서비스	09. 2월	만 18세 미만 장애아동	기준중위소득 180% 이하 (소득별 차등지원)	월 17~25만원 내에서 포인트 지원 (월8회 주2회/회당50분)	면제~최대 8만 원
	언어발달 지원	10. 8월	만 12세 미만 비장애아동	기준중위소득 120% 이하 (소득별 차등지원)	월 16~22만원 내에서 포인트 지원 (월8회 주2회/회당50분)	면제~최대 6만 원
발달장애인 지원	발달장애인 부모상담 지원	14. 2월	발달장애인 자녀의 부모	발달장애인으로 (「장애인복지법」상 지적, 자폐성 장애인) 등록된 자녀의 부모 및 보호자	월 16만원 포인트 제공 (회당50~100분, 월 3~4회 이상)	4천원~최대 4만 원
	발달장애인 주간활동서비스	19. 3월	만18세 이상~65세미만 발달장애인	만18세 이상 65세미만 「장애인복지법」상 등록된 지적, 자폐성 장애인	월 132,176시간	없음
	청소년 발달장애인 방과후 활동서비스	19. 9월	만6세 이상~18세미만 발달장애학생	만18세 이상 65세 미만으로 일반중·고등학교 및 특수학교 (중·고등학교 해당 학급)에 재학중인 발달장애인	월 66시간	없음

사업명	바우처 시작연도	대상	선정기준	지원수준	본인부담금 (월/원)
임산출산 진료비 지원	08. 12월	임신확인서로 임신이 확진된 임신·출산 진료비 지원 신청자	임신확인서로 임신이 확진된 건강보험 가입자	임신 1회당 100만원 (일 한도 없음) (다태아의 경우 140만 원)	면제 (월 지원금액 소진 시 신용카드 대금으로 청구)
청소년산모 임신출산 의료비 지원	15. 5월	만 19세 이하 청소년산모	임신확인서 상의 임신확인일 기준 만 19세 미만의 청소년산모	임신 1회당 120만 원	면제 (월 지원금액 소진 시 신용카드 대금으로 청구)
기저귀 조제분유 지원	15. 10월	저소득층 영아 (24개월 미만)	만2세 미만 영아를 둔 소득층 가구	기저귀: 월 64,000원 조제분유: 월 86,000원	면제 (월 지원금액 소진 시 신용카드 대금으로 청구)
에너지바우처	15. 10월	「국민기초생활 보장법」에 따른 "생계, 의료, 주거, 교육" 급여 수급자중 노인, 영유아, 장애인, 임산부, 중증·희귀·중증난치질환자, 한부모 가족, 소년소녀가정(가정위탁보호아동 포함)을 포함하는 세대	「국민기초생활 보장법」에 따른 "생계, 의료, 주거, 교육" 급여 수급자중 노인, 영유아, 장애인, 임산부, 중증·희귀·중증난치질환자, 한부모 가족, 소년소녀가정(가정위탁보호아동 포함)을 포함하는 세대	1인세대: 310,200원 (여름 55,700 / 겨울 254,500) 2인세대: 422,500원 (여름 73,800 / 겨울 348,700) 3인세대: 547,700원 (여름 90,800 / 겨울 456,900) 4인세대: 716,300원 (여름 117,000 / 겨울 599,300)	면제 (월 지원금액 소진 시 신용카드 대금으로 청구)
아이돌봄 지원	17. 1월	시간제 : 만3개월~ 만12세 이하 아동 종일제 : 만3개월~ 만36개월 영아	기준 중위소득 150% 이하 가구	소득 유형별 상이	소득 유형별 상이
여성청소년 생리바우처 지원사업	19. 1월	출생연도기준 만9세~ 만18세 ※ 출생연도를 기준으로 만나이 산정 - 지원대상: 1998. 1. 1~ 2013.12.31. 출생자 (2020년 기준) - 지원기간: 만 24세에 도달하는 연도 말까지바우처 지급	「국민기초생활 보장법」에 따른 생계, 의료, 주거, 교육 급여 수급자 -「국민기초생활 보장법」에 따른 법정 차상위계층 * 차상위계층: 차상위자활, 차상위본인부담경감 대상자, 차상위장애인, 차상위계층 확인서 발급 -「한부모가족지원법」 제5조 및 제5조의2에 따른 지원대상자	월 12,000원 (연간 최대 144,000원, 6개월 단위로 지원)	없음
첫만남이용권 지원사업	22. 4월	2022년 1월 1일 출생아동부터	없음	최초 1회 200만 원 바우처 지원	없음
전국민 마음투자 지원사업	24. 7월	우울, 불안 등 정서적 어려움으로 심리상담이 필요한 자	지원대상자 기준별 증빙서류 제출이 가능한 경우	소득 기준별 상이	유형 및 소득 기준별 상이 (면제~ 최대 192,000원)
일상돌봄 서비스사업	23. 8월	일상생활에 돌봄이 필요한 청·중장년(19~64세) 또는 가족돌봄청년(9~39세)	지원대상자 기준별 증빙서류 제출이 가능한 경우	기본 돌봄 서비스 24~72시간 특화서비스 병원동행, 심리지원 등	소득 기준별 상이
긴급돌봄 서비스사업		질병, 부상, 주돌봄자의 갑작스러운 부재 (사망, 입원) 등으로 긴급 돌봄이 필요한 자 (만19세 이상 출생연도 기준)	지원대상자 기준별 증빙서류 제출이 가능한 경우	기본 돌봄 서비스 72~144시간 방문목욕서비스	소득 기준별 상이
최중증 발달장애인 통합돌봄서비스		18세 이상 65세 미만 「장애인복지법」상 등록된 지적·자폐성장애인	[주간그룹 1:1 지원] 최중증통합돌봄서비스 대상자 선정 기준점수가 70점 이상 80점 미만인 자	월~금(주간) 09:00~18:00 일 최대 8시간 월 최대 176시간 *주말 공휴일은휴무	없음

2 산모 · 신생아 건강관리사 지원서비스의 이해

(1) 서비스의 배경 및 목적

가. 서비스 배경

저출산으로 인해 출산장려와 지원은 매우 중요한 공공정책이자 사회구성원 모두가 풀어야 할 책임 과제이다. 이런 관점에서 사회적 생애주기에 있어 출산과 산후관리는 모성과 영·유아 건강관리의 시작 시기이자 평생 건강을 좌우하는 계기가 된다. 임신·출산에 대한 다양한 출산지원정책, 산모·신생아 건강진단 및 건강증진 프로그램 운영 등과 병행하여 산후조리를 지원함으로써 전체적인 출산지원 체계를 구축하는 데에 그 배경이 있다.

나. 서비스 목적

산모·신생아 건강관리 지원서비스는 사회복지 차원에서 출산가정에 산모·신생아 건강관리사 방문 서비스를 지원함으로써 산모의 산후 회복과 신생아의 양육을 지원하고, 출산가정의 경제적 부담을 경감시키는 동시에 경력단절 여성 및 시니어 등 사회적 일자리 창출에 기여하는 데 목적이 있다.

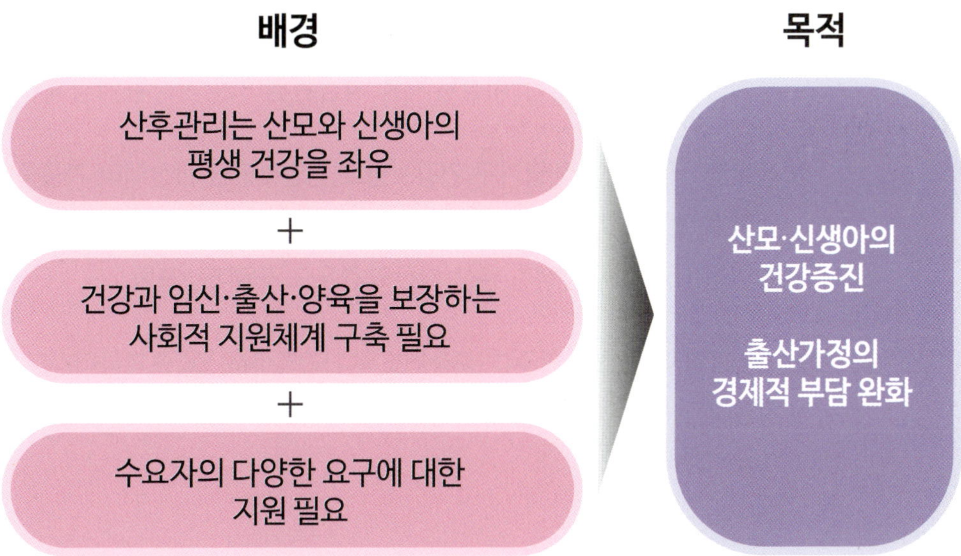

다. 서비스 지원방식(전자바우처)

산모·신생아 건강관리사 파견서비스는 전자바우처(e-바우처)로 운영되며 신용카드, 체크카드, 가상카드 지급 방식으로 제공된다.

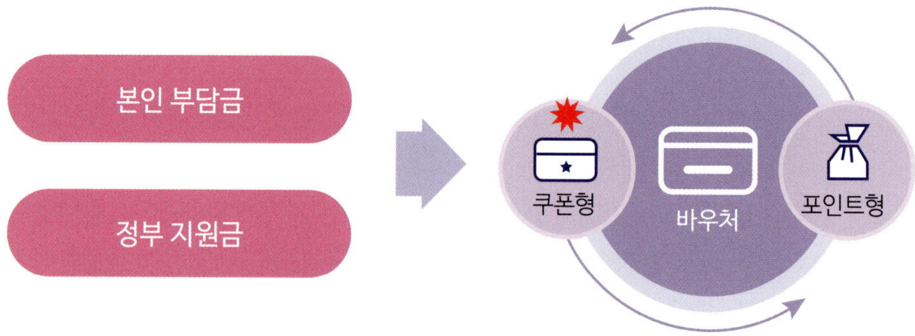

서비스가격 : 보건복지부가 정한 가격 범위 내에서 제공기관이 자율 책정
정부지원금 : 지원유형, 출산순위, 소득수준, 이용자 선택(단축·표준·연장)에 따라 차등 지원
본인부담금 : 서비스가격에서 정부지원금을 뺀 차액 부담

(2) 서비스 개요

가. 지원대상

a. 산모 또는 배우자가 생계·의료·주거·교육급여 수급자 또는 차상위계층에 해당하는 출산가정

※ 차상위 본인부담 경감, 차상위 자활, 차상위 장애인, 차상위 자격 확인

b. 산모 및 배우자 등 해당가구 건강보험료 본인부담금 합산액이 기준중위소득 150% 이하 금액에 해당하는 출산가정

※ 임신 16주 이후 발생한 유산·사산의 경우도 지원대상 포함

c. 기본지원 대상 소득 기준(기준중위소득 150% 이하)을 초과하더라도 예산(보전금 + 지방비)범위 내에서 광역시 도지사가 별도 소득기준을 정하여 승인한 아래 출산 가정(또는 산모)

예외지원 가능 해당자

① 희귀질환·중증난치질환 산모 ☞ [참고 3] 희귀질환·중증난치질환 상병목록

② 장애인 산모 및 장애 신생아

③ 쌍생아 이상 출산가정

④ 셋째아 이상 출산가정

⑤ 새터민 산모

⑥ 결혼이민 산모

⑦ 미혼모 산모(사실혼 또는 단순 혼인신고 미신고 상태인 경우 제외)

⑧ 둘째아 이상 출산 가정

⑨ 분만 취약지 산모 ☞ [참고 5] 분만 취약지 현황

⑩ 이른둥이(미숙아) 출산 가정

⑪ 기준중위소득 150%초과 출산가정

〈 2025년 건강보험료 본인부담금에 의한 기준중위소득 150% 판정기준 〉

가구원 수	소득기준	건강보험료 본인부담금(원)		
		직장가입자	지역가입자	혼합(직장+지역)
2인	5,899,000	210,208	143,648	213,002
3인	7,539,000	271,459	221,206	277,028
4인	9,147,000	330,765	292,298	342,861
5인	10,663,000	386,684	357,963	407,092
6인	12,098,000	431,294	411,250	461,699
7인	13,483,000	506,004	496,008	552,230
8인	14,869,000	552,230	545,970	599,810
9인	16,254,000	599,810	591,277	673,463
10인	17,639,000	673,463	654,281	792,926

* 노인장기요양보험료를 제외한 금액임

* 가입유형별 건강보험료 산정 방법

- 건강보험직장가입자 건강보험료 = 기준중위소득액 × 3.545%(본인부담율)
- 가구 내 직장가입자가 2인 이상일 경우 : 각각의 보험료를 합산(맞벌이부부 : 소득이 낮은 배우자 보험료 50% 반영)
- 가구 내 직장가입자와 지역가입자가 혼합되어 있는 경우 직장가입자의 보험료와 지역가입자의 보험료를 합산(직장가입자의 소득자료를 제출받은 경우는 소득을 보험료로 환산하여 지역가입자 보험료와 합산)

나. 지원기간

a. 바우처 유효기간 :

- 출산일로부터 90일 이내
  ※ 단, 삼태아 이상 "연장"에 한하여 출산일로부터 100일 이내
- 임신 16주 이후 발생한 유산·사산의 경우 확인일로부터 60일 이내(단, 삼태아 이상 "연장"은 확인일로부터 100일 이내)
- 미숙아, 선천성 이상아 출산 등으로 입원한 경우는 신생아의 퇴원일로부터 90일 이내(단, 삼태아 이상 "연장"은 퇴원일로부터 100일 이내) 이 경우에도 출산일로부터 2년이 경과하면 바우처 소멸
- 출산일(또는 퇴원일)로부터 90일째 되는 날이 토요일 또는 공휴일인 경우는 그 다음 일까지 유효한 것으로 봄

b. 바우처 지원기간 :

〈 산모·신생아 건강관리 서비스 바우처 지원 기간 〉

태아 유형	지원유형	서비스 기간		
		단축	표준	연장
단태아	첫째아	5일	10일	15일
	둘째아	10일	15일	20일
	셋째아 이상	10일	15일	20일
쌍태아 (장애의 정도가 심한 장애인산모+단태아)	인력 1명	10일	15일	20일
	인력 2명	10일	15일	20일
삼태아 (장애의 정도가 심한 장애인산모+쌍태아)	인력 2명	15일	25일	40일
	인력 3명	15일	25일	40일
사태아 이상 (장애의 정도가 심한 장애인산모+삼태아 이상)	인력 2명	15일	25일	40일
	인력 4명	15일	20일	40일

* 출산 순위는 산모의 출산 횟수 기준이 아니며, 첫째, 둘째, 셋째 등과 같이 아이가 해당 가정에서 갖게 되는 차례 또는 순서에 따른 것임

바우처 자격 신청 및 선택권 행사 관련 흐름도

신청 → 상담·조사 → 이용자 선정 → 통지 → 상담 → 바우처 생성

- 신청: • 본인 · 가구원
- 상담·조사: • 가구원 수 및 출산 순위 확인, 자격확인 및 건강보험료 산정 부과액 확인
- 이용자 선정: • 이용자 자격 판정 및 선정 결과 전송
- 통지: • 자격 결정여부 통지
- 상담: • 상담 및 상품선택 (선택권 행사)
- 바우처 생성: • 계약체결, 본인부담금 납부, 제공기관이 전자바우처시스템에 등록

보건소 ↔ 이용자 (신청 ~ 통지)

제공기관 ↔ 이용자 (상담 ~ 바우처 생성)

C. 바우처 서비스 제공시간 :

1) 서비스기간 제공 원칙

- 서비스는 1주간 5일, 서비스 개시일로부터 연속해서 제공하는 것이 원칙
  * 토요일과 공휴일(관공서의 공휴일에 관한 규정 제2조에 의한 공휴일, 근로자의 날)은 제외
- 다만, 이용자의 사정 등으로 부득이하게 서비스 제공 요일 등을 원칙과 달리 정하고자 하는 경우에는 이용자와 제공자 간 협의를 통해 서비스 일자 조정 후 제공 가능(계약서 반영 필요)
- 서비스 기간 중에 산모 신생아의 입원 등과 같이 불가피한 사유가 발생하여 연속해서 서비스를 받을 수 없을 때에는 유효기간(출산일로부터 90일 등) 범위 내에서 불연속적인 제공도 가능
- 중도에 계약을 해지하고 제공기관을 변경한 이용자에 대해서는 변경계약 시점부터 바우처 잔여기간만큼 연속적으로 서비스 제공

2) 서비스 제공시간가. 제공시간

- 시간 제공 원칙 : 바우처 서비스는 1일 8시간 제공 (휴게시간 포함 9시간)
- 서비스 제공시간은 09시부터 18시까지 연속해서 제공하는 것이 원칙
  * (제공시간 예) : 09 : 00~18 : 00 (휴게시간 예) : 12 : 00~13 : 00
  * 휴게시간 : 근무 시간 중에 실제로 업무에 종사하지 않는 대기시간이나 휴식, 식사, 외출 등 제공인력에게 자유로운 이용이 보장된 시간
  * 제공시간은 사전에 계약서에 반영하되, 부득이한 사유로 계약서 반영이 어려운 경우 이용자 동의 여부 등을 확인할 수 있는 별도 증빙을 구비(계약내용 변경 동의서, 제공기록지 특이사항 기재 서명 등)
- 다만, 이용자와 제공자 간 합의가 있는 경우 계약에 반영하여 서비스 시작 종료시간을 달리 정할 수 있음(단, 이 경우에도 22시~07시 시간대에는 바우처 서비스 제공 불가)
- 초과, 야간 또는 휴일근무가 필요한 경우에는 바우처 서비스와 별도로 이용자가 가산수당 등을 포함한 추가 비용을 전액 부담하고 제공기관과 별도 계약

다. 신청방법

a. 신청기한

- 출산 예정일 40일 전부터 출산일로부터 60일까지
  * 임신 16주 이후 발생한 유산 · 사산의 경우 확인일로부터 30일 이내 신청(의사 소견서 확인서 또는 사산(사태)증명서 첨부)
  * 미숙아 선천성 이상아 출산 등으로 입원한 경우에는 신생아의 퇴원일로부터 30일 이내 신청 가능(입 · 퇴원일이 명시된 진단서, 의사소견서, 입퇴원 확인서 등 첨부)

b. 신청 자격

1) 대상 : 국내에 주민등록(주민등록을 한 재외국민 포함) 또는 외국인 등록(적법한 유효기간 내의 등록)을 둔 출산 가정
2) 신청권자 : 산모 본인, 친족, 법정대리인, 담당공무원(직권신청)

c. 신청장소

- 산모의 주민등록 주소지 관할 시 · 군 · 구(보건소)
  * 온라인 신청 : 복지로(www.bokjiro.go.kr), 정부24(www.gov.kr)

d. 신청서류

- 사회보장급여(사회서비스이용권) 신청(변경)서 또는 임신서비스 통합처리 신청서 각 1부
  * 필요한 경우, 자격 확인 등에 필요한 별도 서류 첨부(해당자에 한함)
- 신청인(대리 신청인)의 신분증 등 확인
- 주민등록증 또는 외국인등록증, 비자(사증) 등
  * 대리신청의 경우에는 위임장, 신청인과 대리 신청인의 관계를 확인할 수 있는 서류
- 출산 또는 출산예정일 증빙자료
- 보건소에 등록된 임산부 또는 출생신고가 된 신생아는 공부로 확인
  * 공부확인이 불가능한 경우 출생증명서, 진단서 또는 의사소견서 등
- 이른둥이(미숙아) 출산의 경우 출생증명서 첨부
- 산모 및 배우자 등의 소득 증빙자료
- (공식 확인된 자산 · 소득조사 자료가 있는 신청자의 경우) 산모 또는 배우자가 생계 · 의료 · 주거 · 교육급여 수급자 또는 차상위 계층임을 증빙할 수 있는 자료

e. 신청문의 : 주소지 보건소 및 복지콜센터(국번없이129)

(3) 서비스 지원체계 및 이해관계자별 역할

가. 서비스 지원 체계

서비스 지원체계는 다음과 같다.

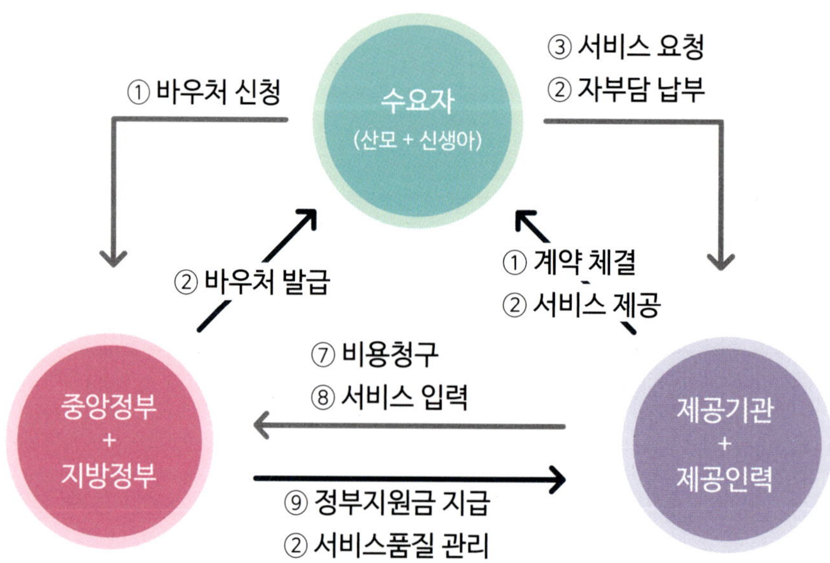

나. 이해관계자별 역할

1 **대상자 :**

- 시/군/구에서 사회서비스 수혜자로 인정을 받은 대상자

2 **보건복지부 :**

- 대상자 선정기준, 서비스 유형 및 바우처 지급 방법, 사회서비스본부의 조직과 운영에 관한 내용/기준/방법/절차에 대한 기반 마련

3 **시/군/구 :**

- 대상자 신청접수/선정/통지 및 제공기관 신청접수/선정/통지

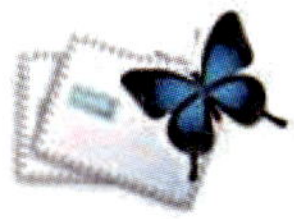

4 **사회보장정보원 :**

- 서비스 결제승인, 자금관리(비용지급, 정산업무) 결제매체(카드 및 단말기) 등 사업을 관리하는 기관

5 **제공기관 :**

- 보건복지부에서 사회서비스 제공기관으로 인정받아 대상자들에게 사회서비스 제공

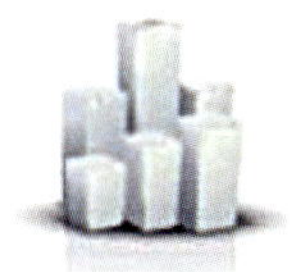

(4) 건강관리사 입직 경로 및 방법

항 목	내 용
자 격	만 18세 이상으로 시·도 지정 교육기관에서 60시간의 산모·신생아 건강관리사 교육과정을 이수한 자 (유사 인정 경력자는 경력자 과정 40시간 이수)
모집기관	산모·신생아 건강관리사 바우처 서비스 제공기관
모집시기	제공기관별로 수시모집
채용서류	교육수료증, 건강진단서(일반건강진단서) 등

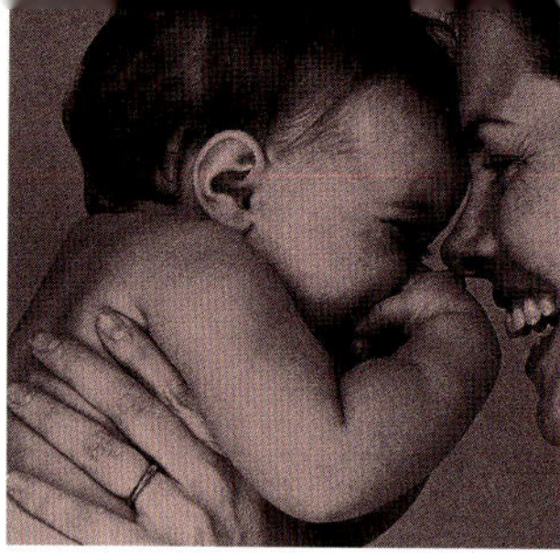

Ⅱ 건강관리사 역할과 직업윤리

학습 목표

- 산후조리의 중요성을 인식한다.
- 산모와 신생아를 위한 건강관리사의 역할과 직업윤리를 이해한다.
- 건강관리사의 근로기준을 이해한다.
- 건강관리사가 자기관리를 통해 건강한 몸과 마음으로 직무를 수행한다.

1 직업윤리 및 직무태도

(1) 돌봄서비스 윤리강령

가. 직업윤리 정의

직업윤리란 모든 직업에 공통적으로 지켜야 할 행동과 규범, 즉 모든 직업인에게 공통적으로 요구되는 윤리와 각 직종에 따라 특수하게 요구되는 특정직업의 행동과 규범이 있는데 이 두 가지를 합쳐 통상적으로 직업윤리라고 한다.

모든 국민이 직업을 통해 사회나 국가의 발전에 공헌한다는 점에서 직업윤리가 일반 국민윤리에서 가장 핵심적인 내용이기도 하다.

1. 인종, 성별, 연령, 성격, 종교, 경제적 지위, 정치적 신념, 신체적/정신적, 장애, 기타 개인적 선호 등을 이유로 대상자를 차별하지 않는다.
2. 인도주의 정신 및 봉사정신을 바탕으로 대상자의 인권을 옹호하고 대상자의 자기결정을 최대한 존중한다.
3. 제공기관의 지시에 따라 업무와 보조를 성실히 수행하고 업무의 결과를 기관장에게 보고한다.
4. 효율적이고 안전한 업무를 수행하기 위해 지속적으로 지식과 기술을 습득한다.
5. 업무수행에 방해가 되지 않도록 건강관리, 복장 및 외모관리 등을 포함하는 자기관리를 철저히 한다.
6. 업무수행 시 항상 친절한 태도와 예의바른 언행을 실천한다.

7. 돌봄서비스 제공자는 대상자의 사생활을 존중하고 업무상 알게 된 개인정보는 비밀을 유지한다.
8. 업무와 관련하여 대상자의 가족, 제공기관장 등과 적극적으로 협력한다.

(2) 건강관리사 역할

가. 산후조리 이해

a. 산후조리 정의 :

산후조리란 산모가 아기를 낳은 후 허약해진 몸과 마음을 특별한 음식, 활동, 거처 등의 보살핌을 통해 임신 전의 건강상태로 회복되게 하는 것이다.

한국은 산모가 출산 전 맡고 있던 집안일이나 가족 돌봄 혹은 육아 등과 같은 다양한 역할수행에 책임을 면제해 주고, 나아가 산모가 태어난 아이와 자신의 신체적, 심리적 회복에 전념할 수 있도록 가족이 중심이 되어 산모를 돌보아 주는 출산 문화가 한국 사회가 공인하는 돌봄 형태이다.

b. 산후조리 기간 :

산후조리 기간은 100일이 가장 이상적인 기간이며 아무리 어려워도 최소한 2주는 필요하다. 우리나라는 통상적으로 6주~8주 가량 산후조리기간을 가지며 산후조리원, 산모·신생아건강관리사 서비스, 친정 등의 도움을 받는다.

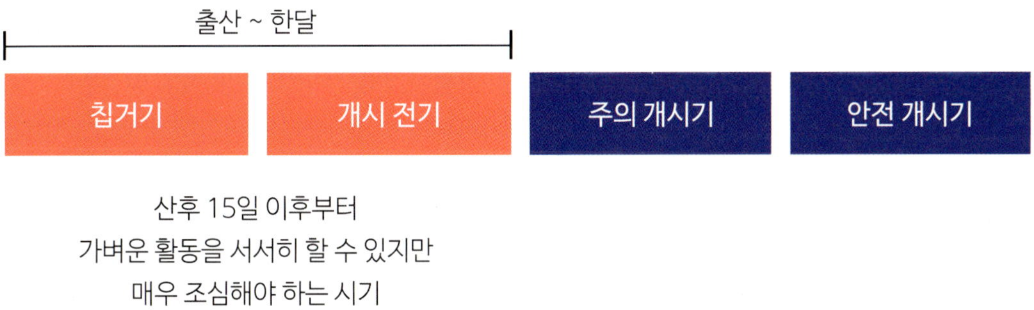

나. 건강관리사 역할

산모·신생아 건강관리사의 역할은 산모 및 신생아가 안전하고 행복하며 건강하게 산후조리기간을 보낼 수 있도록 도와주는 것으로, 이외에도 산모 가족의 생활에 필요한 일상행위를 지원하고 보조 하는 것이다. 크게 산모를 위한 서비스(유방관리, 영양관리 및 식사준비, 산모·신생아 관련 세탁물 관리 등)와 신생아를 위한 서비스(건강상태 확인, 청결관리, 수유보조 등)로 나눌 수 있다.

a. 생활습관, 문화, 가치관의 존중 :

각 가정(서비스 대상자) 나름의 문화와 삶의 방식을 인정하고 상호존중과 신뢰감이 형성되도록 한다.

b. 산모와 신생아의 안녕 도모 :

출산 후 산모의 신체적, 심리적 회복을 지원하고 신생아 양육을 보조하는 것은 가장 중요한 역할이다. 산모와 신생아의 안녕 도모를 위해 일방적인 도움 제공이 아닌 산모가 아기의 엄마로서 올바른 육아를 이해하고 독립적인 역할수행을 할 수 있도록 지원해야 한다.

c. 안전의 확보 :

출산 후 산모의 건강상태에 따른 안전사고와 특히 신생아 및 영아에게서 빈발하는 응급상황에 대해 기본적인 지식을 습득하고 이를 예방하도록 한다. 이를 위해서는 서비스를 제공하는 가정의 공간과 환경, 도구, 위험요인 등을 파악하고, 서비스 제공 시 원칙을 준수해야 한다.

d. 대상자 가족과의 신뢰관계 형성 :

출산 가정의 서비스 대상은 기본적으로 산모와 신생아이지만 실제 업무에서는 그 배우자, 산모부부의 부모, 방문객들까지도 포함할 수 있다. 가족의 의사 표현, 요구사항들을 이해하고 원만한 의사소통을 통해 신뢰관계를 형성하는 것은 서비스만족도에도 큰 영향을 미친다.

e. 관리 기본요소 준수 :

신생아 및 산모에 대한 감염관리, 식품안전, 가정환경 및 주방의 위생관리, 청결관리, 신생아 옷과 침상관리 등에 만전을 기함으로써 대상자로부터 불쾌감이나 불편감이 발생하지 않도록 해야 한다.

(3) 산모·신생아 돌봄서비스 원칙

가. 산후조리 원칙

산후조리의 6대 원칙은 다음과 같다.

1. 제1원칙 : 몸을 따듯하게 하고 기운을 북돋우기
2. 제2원칙 : 일하지 않고 쉬기
3. 제3원칙 : 잘 먹기
4. 제4원칙 : 무리하게 힘을 쓰지 않아 몸을 보호하기
5. 제5원칙 : 청결을 유지하기
6. 제6원칙 : 정성껏 돌보기

나. 건강관리사 행동수칙

산모·신생아 건강관리사는 산모와 산모의 가치관, 생활방식 등을 존중하며 성실하게 서비스를 제공해야 하며 직업윤리에 맞게 서비스 계약을 준수해야 한다.

부득이한 사유로 서비스 시간 또는 내용 등을 변경할 경우 반드시 산모와 사전협의 및 동의를 거쳐야 한다.

산모·신생아 건강관리사의 9가지 행동수칙은 아래와 같다.

1. 나의 일이 사회와 가족에게 매우 중요한 도움이라는 것을 알며 책임의식을 갖는다.
2. 업무를 통해 알게 된 사항은 절대 비밀로 해야 한다(개인정보보안).
3. 민간요법이나 개인 지식이 아닌 학습한 방법과 원리에 따라 산모와 신생아를 돌본다.
4. 인생의 선배로 산모와 대화/의논하고 산모를 격려한다.
5. 산모와 신생아뿐만 아니라 그들의 가족의 문화를 이해하고 현명한 자세를 유지한다.
6. 최고의 관리사가 되기 위하여 항상 노력한다.
7. 산모와 신생아에게 이상이 있거나 의심스러우면 즉시 전문가의 도움을 받도록 유도한다.
8. 산모를 일방적으로 가르치지 않고 성심과 사랑으로 돌보고 대화한다.
9. 자신의 일에 자긍심을 가지고 매사에 겸손하게 행동한다.

다. 건강관리사 금지행위

산모·신생아 건강관리사는 의료인이 아니기 때문에 산모와 신생아에게 의료 행위를 해서는 절대로 안된다. 또한 경험자라는 이유로 산모가 반대하거나 싫어하는, 혹은 동의하지 않는 관리 서비스를 강요하거나 행해서도 안 된다.

산모와 가족에게 규정된 이용요금 이외의 금품을 요구하거나 파견 가정의 물건이나 물품을 서비스 이용자 허락 없이 만지거나 가져가면 안 된다.

이렇듯 건강관리사가 반드시 지켜야 할 9가지 **금지행위**는 다음과 같다.

1. 대상자, 가족, 다른 관리사, 직원 등에 대한 언어적, 신체적 폭력
2. 서비스 수행에 있어 비효율성, 무능력, 반복되는 태만
3. 대상자, 가족의 재산을 고의로 파손하거나 훔치는 행위
4. 술, 담배, 마약 등을 복용하고 근무하는 행위
5. 대상자나 가족으로부터 돈을 빌리거나 별도의 사례를 받는 행위
6. 약속된 일정에 무단으로 서비스를 제공하지 않거나, 약속된 시간보다 적게 서비스를 제공하는 행위
7. 대상자에 대한 정보나 사생활을 외부에 발설하는 행위
8. 제공기관의 승인 없이 다른 관리사의 근무를 대신하거나 자신의 근무를 대신 해달라고 요구하는 행위
9. 지정된 이용자에게 서비스 제공을 거부하는 행위

라. 바람직한 건강관리사 직무상(토론주제)

아래 연구 조사결과를 참고하여 바람직한 산모·신생아 건강관리사는 어떤 모습이고 금지해야 할 사항은 무엇인지 토론해보자.

2014년 한국여성정책연구원에서 연구한 「산모·신생아 건강관리사 직무분석 연구」에 따르면 산모·신생아 건강관리사 지원사업에 대한 불만족 및 비희망 사유는 다음과 같다.

1. 가족이 불편해하기 때문 : 33.8%
2. 건강관리사와의 마찰 : 15.9%
3. 아이 돌봄에 대한 불안 : 15.9%

'가족이 불편해하기 때문에'가 33.8%로 가장 높고, 건강관리사와의 마찰과 아이 돌봄에 대한 불안 사유가 각각 15.9%를 차지하였다.

2 건강관리사 근로기준

(1) 근로계약

가. 근로계약 의무

근로계약이란 근로자가 사용자에게 근로를 제공하고 사용자는 이에 대하여 임금을 지급하기로 한 계약을 말하며 근로조건은 근로자와 사용자가 동등한 지위에서 자유롭게 결정한다.

법정 기준에 미달하는 근로계약은 무효가 되며, 무효가 된 부분은 법정 기준에 따른다. 또한 취업규칙이 작성된 경우, 취업규칙에서 정한 기준에 미달하는 근로조건을 정한 근로계약은 그 부분에 관하여는 무효로 하며, 이 경우 무효로 된 부분은 취업규칙에 정한 기준에 따른다.

나. 계약체결 명시 사항

사용자는 근로계약을 체결할 때에 근로자에게 다음 각 호의 사항을 명시하여야 한다. 근로계약 체결 후 다음 각 호의 사항을 변경하는 경우에도 또한 같다.

a. 계약기간

b. 임금(임금액, 구성항목, 계산방법, 지불방법 등)

c. 근로시간, 휴식 시간, 휴일, 휴가

d. 근무 장소와 해야 할 업무

e. 기타 고용주와 근로자의 의무

(2) 급여 등 근로조건

가. 제공인력 임금

- 제공인력 임금은 "일반(표준) 가격"의 75% 이상 지급을 원칙으로 함
- 제공인력 임금은 "일반(가족)가격"의 75% 이상 지급을 원칙으로 함 (인력이 이용자와 가족 관계에 있는 경우에도 해당 이용자에게 서비스를 제공할 수 있음)
- 제공인력을 2명 투입하는 경우 1명 임금은 표준가격의 75% 이상 ÷ 2
- 단, 간헐적 · 임시적으로 활동하는 시 · 군 · 구 인정 제공인력(표준, 가족) 및 유자격 대체인력에 대해서는 일반 제공인력과 달리 다음 구분에 따른 기준을 적용함

인정제공인력(표준) 및 유자격 대체인력 임금 지급 기준

- 인정제공인력(표준) : "인정제공인력(표준) 기준 가격"의 75% 이상
- 인정제공인력(가족) : "인정제공인력(표준) 기준 가격"의 50%를 서비스 가격으로 정하고, 그 가격의 75% 이상
- 인정제공인력 풀 : "일반(표준) 가격"의 80% 이상

나. 4대 사회보험

한달 소정근로시간이 60시간 이상인 제공인력은 4대 사회보험(국민연금, 건강보험, 고용보험, 산재보험)을 의무적으로 가입해야 한다.

- 국민연금 : 월평균 임금의 9% ▶ 반씩 부담
- 건강보험 : 월평균 임금의 5.8% ▶ 반씩 부담
- 고용보험 : 월평균 임금의 1.1% ▶ 반씩 부담
- 산재보험 : 제공기관이 전액 부담
※ 근로자가 일하다가 입은 질병, 부상, 장애, 사망을 보상
※ 발생 후 3년 이내에 청구해야 함

다. 상해보험

한달 소정근로시간이 60시간 이상인 제공인력은 4대 사회보험(국민연금, 건강보험, 고용보험, 산재보험)을 의무적으로 가입해야 한다.

라. 배상책임보험 및 상해보험

제공기관은 서비스 제공과정에서 발생할 수 있는 사고 등에 대비하여 투입 제공인력(산모·신생아 건강관리사)에 대해 제공인력별로 손해배상책임보험 등을 가입해야 한다.

유자격 대체인력풀에 소속된 사람은 시·군·구가 따로 정한 경우를 제외하고는 서비스에 최초로 투입하는 제공기관에서 배상책임 보험을 가입해야 하는데 보험료는 대체인력풀에 참여하는 인력이 부담하며, 보험증 사본은 1년간 서비스 투입 시 활용한다.

유자격 건강관리사 풀(pool) 참여 대상

① 자격교육 이수 후 제공인력 활동 미 참여자

② 제공인력 활동 후 휴직이직퇴직한 제공인력

③ 제공기관 소속으로 상시 고용되지 않고 필요에 따라 간헐적으로 활동 참여를 희망하는 자격자

제공기관은 제공인력의 업무상 재해에 대비해 마련하는 투입인력 상해보험을 산업재해보상보험으로 갈음 할 수 있으며, 업무 외 재해에 대비하고자 하는 경우에는 별도의 상해보험이나 보상대책을 마련할 필요가 있다.

마. 퇴직급여

제공기관은 1년 이상 근무하고 한주의 평균 근로시간이 15시간 이상인 근로자에게 지급한다.

제공기관은 1년에 30일분 이상의 평균임금을 퇴직금으로 지급할 수 있는 제도를 설정해야 함 ▶ 제공기관이 전액 부담

바. 기타 후생복지

a. 휴식 시간 :

사용자는 근로시간이 4시간인 경우에는 30분 이상, 8시간인 경우에는 1시간 이상의 휴식 시간을 근로시간 도중에 주어야 한다(제54조 제1항).

휴식 시간은 자유로운 시간으로 무급으로 처리되며 법적 의무 강제사항이다.

b. 휴일 및 휴일 가산 단가 :

- 주급휴일, 공휴일, 근로자의날(5/1) 휴무
- 휴일 근무 시 가산단가 적용(제공기관 부담 시)

사용자는 근로자에게 대통령령으로 정하는 휴일을 유급으로 보장하여야 한다. 주휴수당은 일당으로 계산되는데 통상 1일 '소정근로시간 × 시간급'으로 계산한다. 다만, 근로자대표와 서면으로 합의한 경우 특정한 근로일로 대체할 수 있다. (제55조 제2항)

※ 고용, 근로관련 문의 : 근로복지공단(1588-0075)

c. 교통비 지원 :

① 지원 대상 - 아래 지역에서 서비스를 제공받는 이용자에게 서비스를 제공하는 제공인력

② 지원 제외자 - 지원대상이 포함되더라도 서비스 제공을 위한 실제 이동거리가 3km 미만인 경우는 지원에서 제외

③ 지원 금액 - 이용자와 서비스 제공인력 간 이동거리(최단거리 적용)에 따라 정액 지급하며 제공인력별로 1일, 1회에 한해 지원한다.

원거리 교통지원금 지급 대상지역

① 읍·면 지역

② 건강보험료 경감 고시(보건복지부장관고시)에 따른 도서 · 벽지 지역

③ 도(道), 제주특별자치도, 세종특별자치시 권역 내 동(洞) 지역으로 이용 가능한 제공 기관이 상당히 멀리 위치해 있고, 이동교통편(대중교통 운행횟수, 배차간격, 대기시간, 환승조건, 요금 등을 종합 고려) 또한 매우 취약하여 원활한 서비스 제공이 어렵다고 시 · 도지사가 인정한 지역

③ 항 대상지역은 시 · 도별로 엄격한 기준을 적용하여 매년 12월 말까지 선정

*(선정절차) 시 · 군 · 구 신청 → 시 · 도 승인 → 보건복지부 보고 → 사회보장정보원 통보

이동 거리별 교통지원금 지급액

① 편도 3㎞ 이상 ~ 10㎞ 미만 : 6천원

② 편도 10㎞ 이상 : 9천원

(3) 건강관리

가. 건강진단 주기

- 제공기관은 면역력이 약한 산모 및 신생아에 대한 감염 예방을 위해 모든 제공인력은 1년마다 건강진단서를 새로 제출 하여야 함
- 채용 시 제출 받는 건강진단서는 채용일 기준으로 3개월 이내 판정된 것이어야 함

나. 건강진단 항목 등

- 진단항목에는 장티푸스, 폐결핵 및 파라티푸스(소화기계 급성 감염병)과 정신건강복지법 제3조제1호의 정신질환, 마약류 관리에 관한 법률 제2조제1호의 마약류 중독이 포함되어야 함

  * 진단 필수항목이 포함된 건강진단 결과서(일명, 보건증)'로 제출할 수 있음

건강진단서 발급 관련 참고사항

① 검진기관 : 의료법에 따른 의료기관 또는 지역보건법에 따른 보건소

② 검진 필수항목 : 장티푸스, 폐결핵, 파라티푸스, 조현병 및 '「정신건강증진 및 정신질환자 복지서비스 지원에 관한 법률」 제3조제1호에 따른 정신질환자 여부 확인, 마약 대마 향정신성의약품 중독자 여부가 확인되는 건강검진

* 위 필수항목을 포함해 다른 검진항목이 기재된 진단서도 유효

③ 검진 · 접종 권장항목(신생아 감염 예방 차원) : 백일해(최초 서비스 제공 2주 전까지 1회 접종), 인플루엔자(연 1회 접종)

다. 서비스 투입 제한

- 아래에 해당하는 질환이 있는 제공인력은 동 질환(증상)의 치료 전까지 서비스에 투입해서는 안 됨
- 서비스 제공 도중에 위 질환이 발생한 경우는 이용자에게 양해를 구하고 새로운 제공인력으로 대체 투입

서비스에 투입할 수 없는 질환(증상)

① 「감염병의 예방 및 관리에 관한 법률」 제2조에 따른 감염병이 있는 사람

② 설사 등의 증세가 있는 위장 관계 질환

③ 감기 등 호흡 관계 질환

④ 유행성 결막염 및 각막염 등의 안과 질환

⑤ 화농성(化膿性) 질환 등 전염성이 있는 피부질환

3 건강관리사 자기관리

(1) 건강 및 스트레스 관리

가. 건강 및 자기관리영역

산모·신생아 건강관리사의 건강 및 자기관리 영역을 크게 구분하면 아래와 같다.

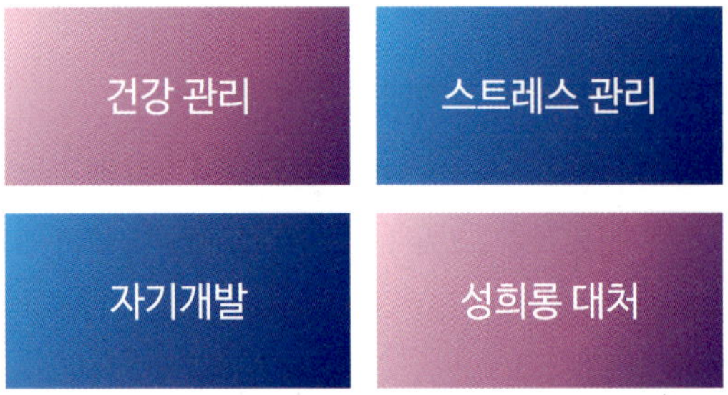
건강 관리
스트레스 관리
자기개발
성희롱 대처

[자기관리영역]

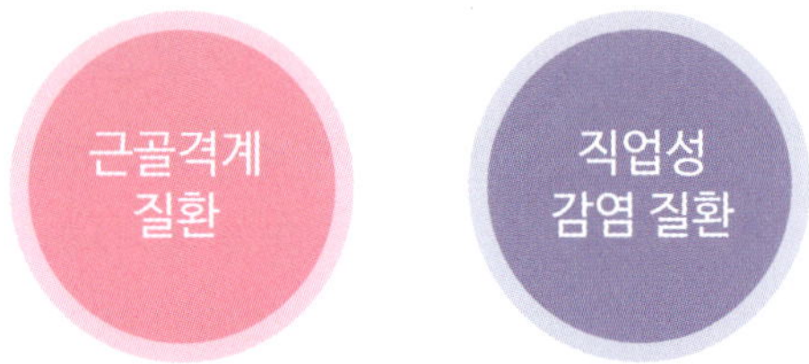
근골격계 질환
직업성 감염 질환

[건강관리영역]

특히 본 직업은 중년 및 그 이상의 여성들이 근무하는 직군으로 예방적 운동을 통한 자기관리에 힘써야 한다.

이에 산모·신생아 건강관리사의 자기관리 영역 중 건강관리는 예방적 운동과 생활습관에 중점을 두고 전문직 사회서비스 제공자로서 업무를 안전하게 수행할 수 있는 능력과 자질의 함양을 목표로 해야 한다. 즉, 일상생활에서 운동의 중요성과 역할을 이해하고 운동의 생활화를 통해 건강을 증진하고 관리 할 수 있는 건강 생활 습관을 형성하는 데 중점을 두어야 한다.

나. 근골격계 질환 원인 및 예방

a. 근골격계 질환 정의 :

오랜 시간에 거쳐 반복적인 작업을 계속하면 근육, 혈관, 관절, 신경 등에 미세한 손상이 생기고 이것이 누적되면 손가락, 손목, 어깨, 목, 허리 등에 만성적인 통증이나 감각 이상까지 나타날 수 있는 대표적인 직업성 질환을 말한다.

b. 근골격계 질환 원인 :

- 무릎을 굽히거나 쪼그려 앉기, 팔꿈치를 높이 들어 올림, 목과 허리 등을 과도하게 구부리거나 불편한 자세로 작업할 때
- 무거운 물건을 반복적으로 들거나 강한 힘으로 공구를 작동하는 등 무리한 힘을 사용할 때

- 자세를 바꾸지 않고 장시간 같은 자세로 일할 때
- 어깨나 팔꿈치, 손가락 등을 같은 동작으로 계속 반복할 때

c. 예방 [자료출처 : 2012년 산모도우미 휴대용 미니북, 보건복지부] :

01 목

1] 두통, 눈의 피로(육체적 피로, 눈의 혹사, 정신적 피로 등이 원인)

[1] 손깍지 낀 손으로 턱 내리기

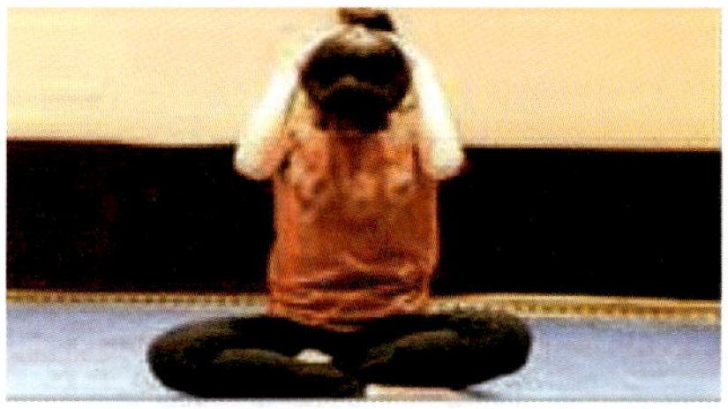

[2] 손깍지 낀 손으로 턱 올리기

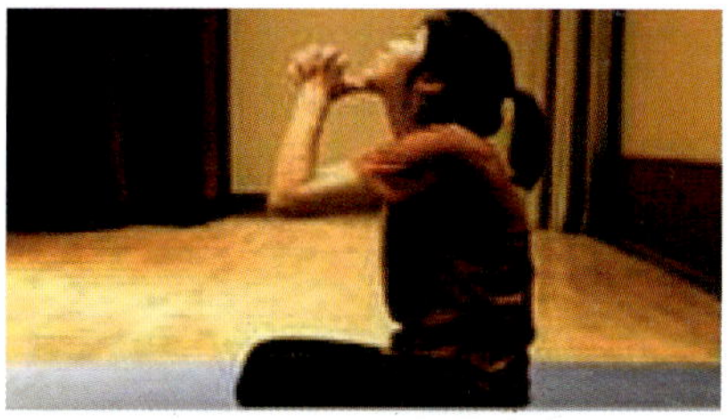

2] 잘못된 자세로 인한 목 통증(수면 중 발생)

[2] 정수리 부위 잡고 사선으로 머리내리기

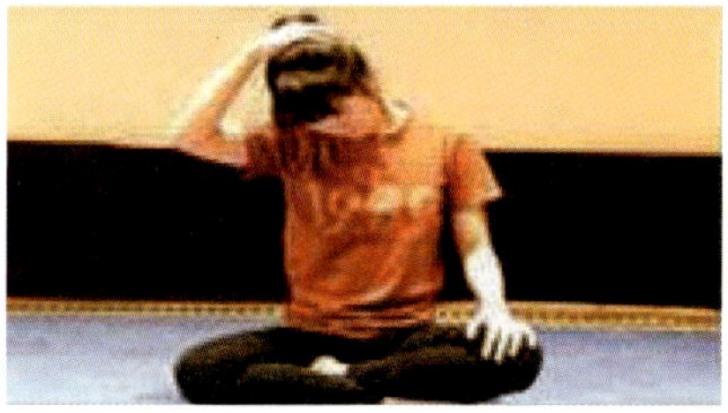

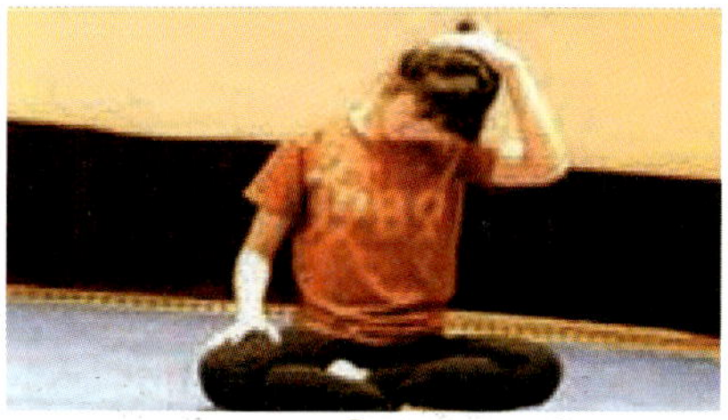

※ 사각근증후근 : 사각극증후군(scalenus syndrome)이란 어깨의 통증이 몸으로 뻗어나가 목까지 이르는 증상이다. 팔이 어깨부터 저리고 혈액순환장애에 의해 차가워 진다. 몸에 힘이 빠지고, 자꾸 몸이 움추려 든다. 오랜 시간 같은 자세를 취할 때 발생한다. 위 동작들을 자주해 주는 것이 효과적이다.

02 팔

1] 오십견(원인 : 운동 부족과 한정된 방향으로만 움직이는 것)

[1] 뒤로 손깍지 끼고 앞으로 숙이기

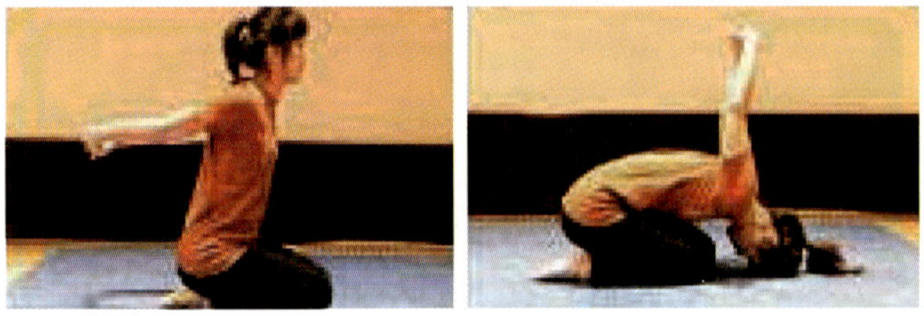

[2] 한쪽 팔로 누르며 팔 뻗기

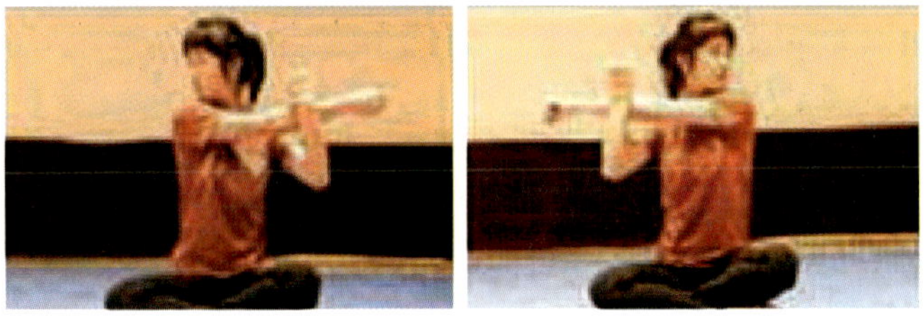

[3] 뒤로 팔꿈치 당기기

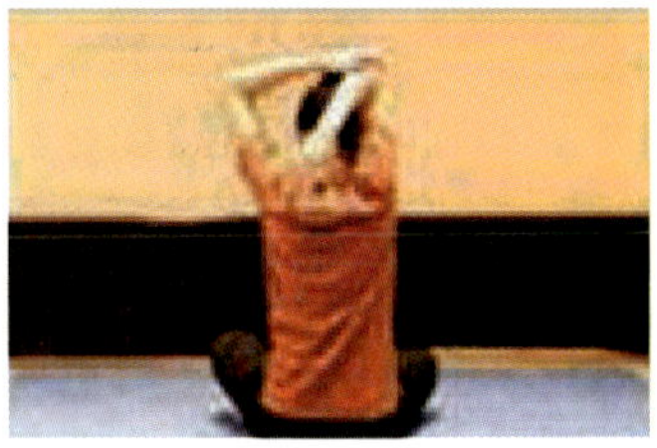

2] 손목의 염증(원인 : 잘못되거나 과도한 운동, 급격한 비틀림)

[1] 팔목꺾어 손바닥 당기기

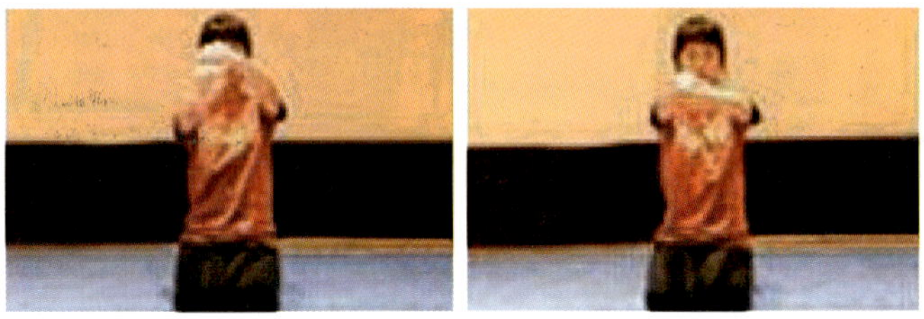

[2] 엎드려 손바닥 뒤로 향하기

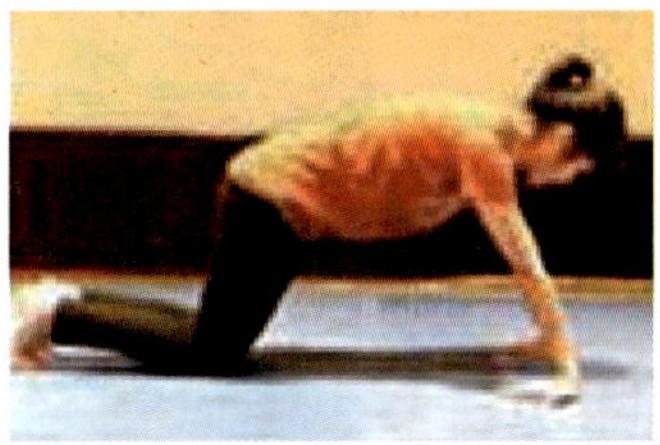

03 허리

1] 허리 디스크

[1] 양팔 벌리고 교차로 다리 뻗기

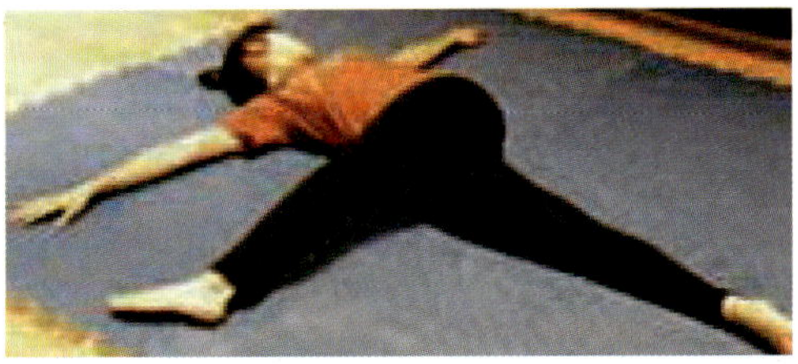

2] 척추 협착증

[1] 누워서 배·엉덩이 들어 올리기

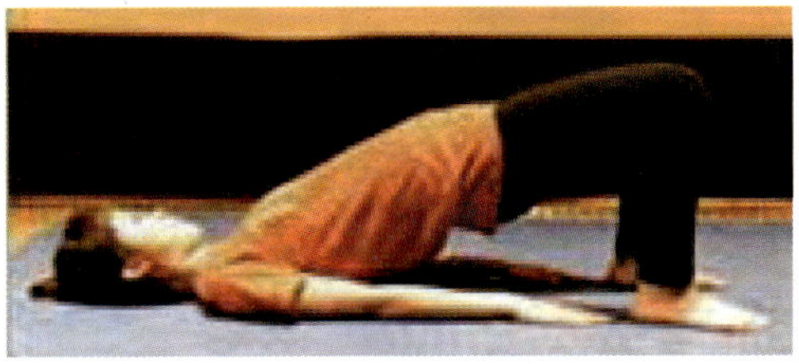

3] 척추측만증, 척추후만증, 척추전만증(척추가 휘는 것을 말함)

[1] 무릎꿇고 팔뻗기(앞으로, 좌우로 팔뻗기)

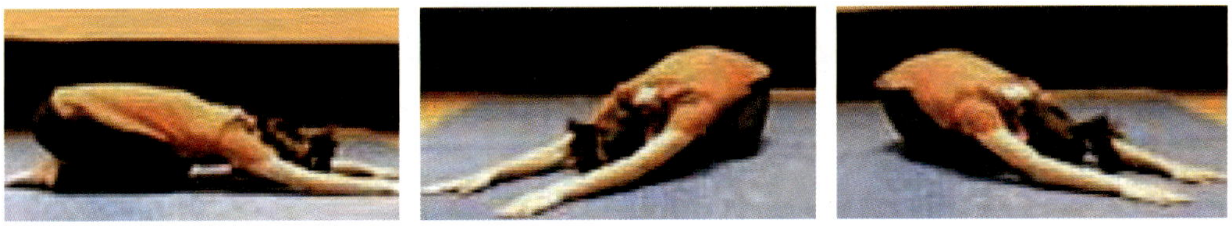

[2] 고양이 자세

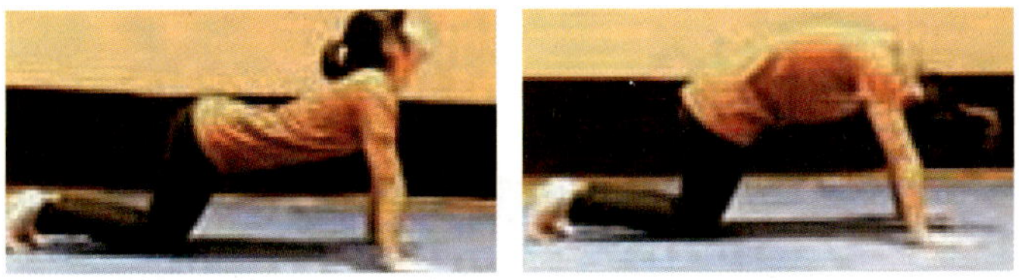

[3] 팔펴기

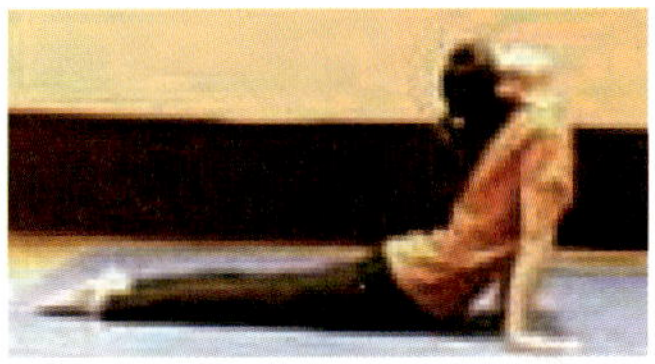

4] 요통

[1] 무릎모아 돌리기

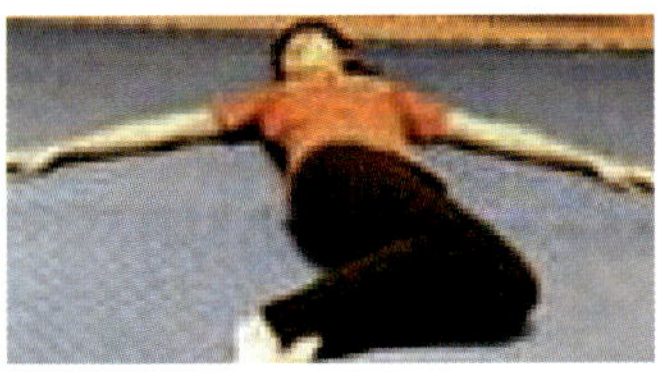

04 허벅지

1] 허벅지 위의 피로

[1] 무릎꿇고 눕기

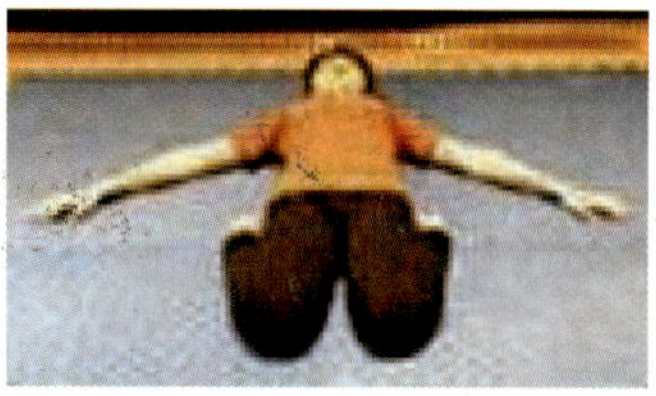

[2] 양팔벌리고 한쪽 다리 올리기

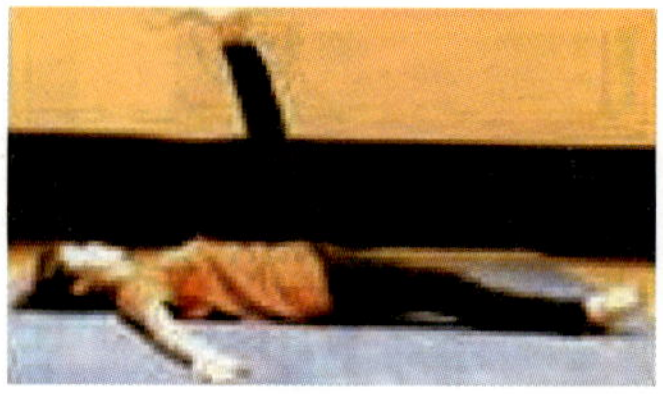

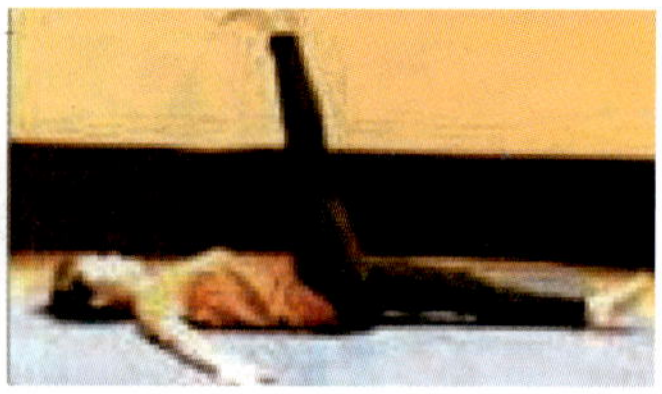

[3] 한쪽 다리 뻗기

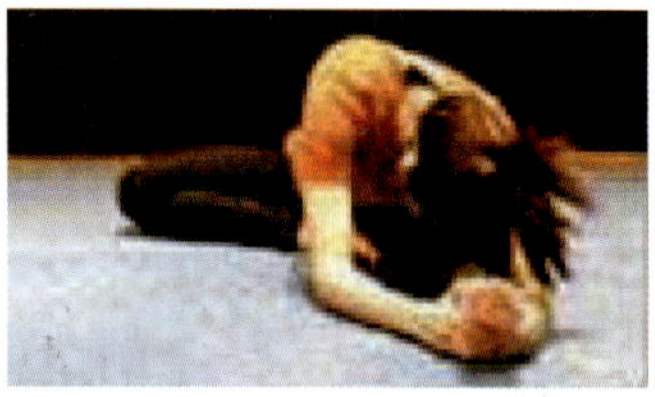

[4] 두 다리 뻗기

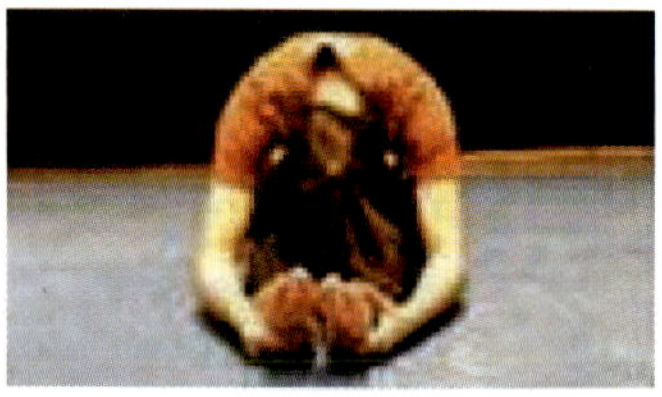

2] 장딴지의 긴장

[1] 의자잡고 뒷다리 뻗기

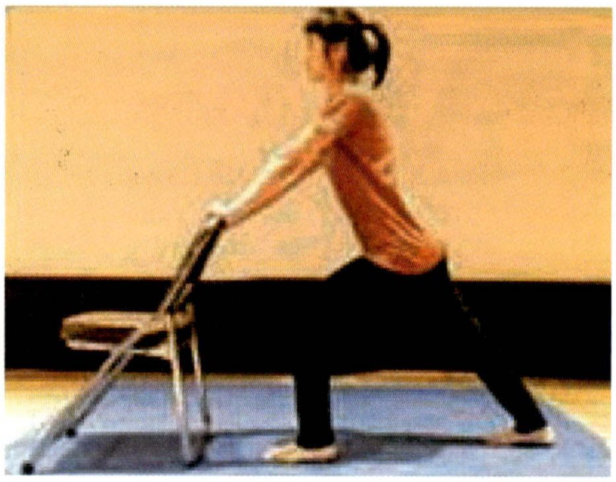

[2] 머리위로 손깍지 끼고 기지개 켜기

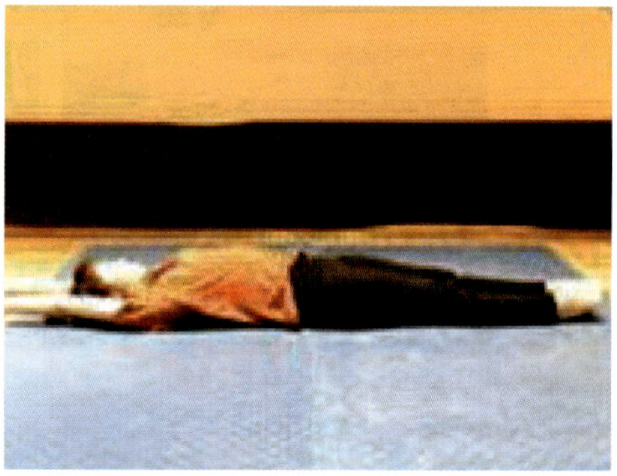

3] 발목염좌

[1] 뒤꿈치 들고 의자 잡고 서기

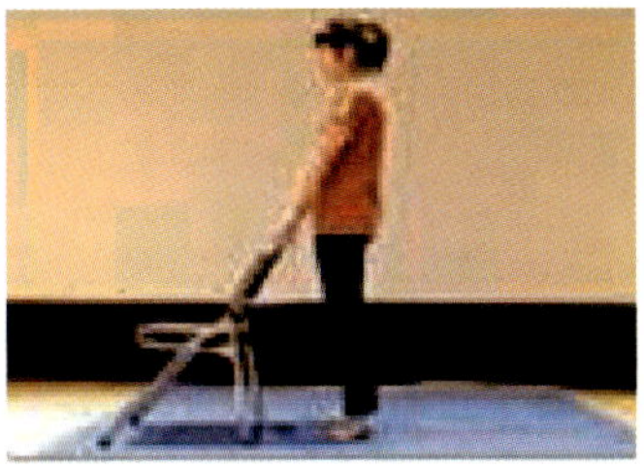

[2] 무릎누르며 발가락 당기기

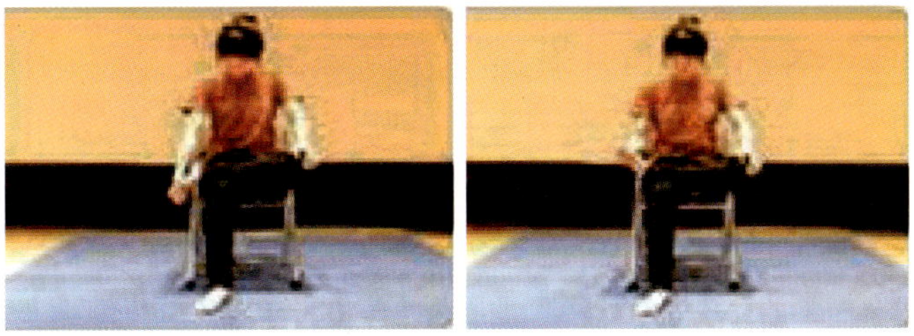

[3] 발바닥 피로회복

발바닥은 신체의 모든 기관이 연결되어있는데, 무리한 가사노동으로 인하여 피로가 많이 축적되는 곳이다. 엄지를 이용하여 움푹 들어간 곳을 압박하여 누른다. (여러 부위를 번갈아 가면서 압박한다.)

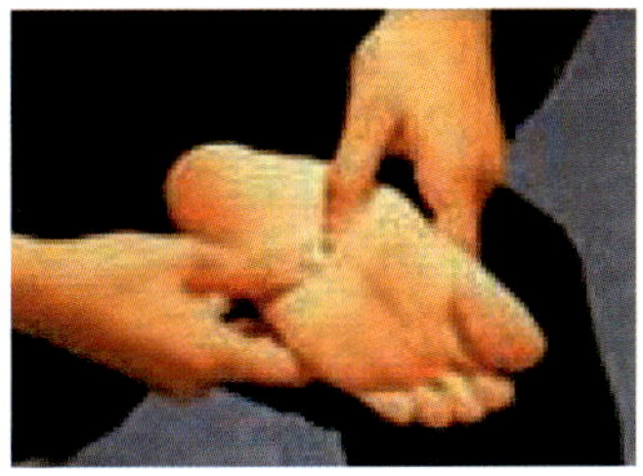

다. 직업성 감염질환 종류 및 예방

a. 정의 및 종류 :

직업성 감염질환은 산업재해의 일종으로 업무를 수행하다 박테리아·바이러스·곰팡이 등 생물학적 위험요인에 노출되어 발생하는 질환을 말한다.

결핵	독감
옴	장염

b. 직업성 감염질환 예방 :

직업성 감염질환에 걸리지 않기 위해서는 손을 자주 씻고, 보호구를 착용하는 등의 주의사항을 철저히 지키는 것이 중요하다. 특히 손씻기는 가장 손쉽고 경제적이고 효과적인 감염예방법으로 전염병의 70% 이상을 예방할 수 있다. 쉽게 제거되지 않는 균이나 땀구멍 깊이 있는 더러운 이물질을 비누와 물을 이용하여 손을 씻음으로써 제거할 수 있다.

c. 기관에서 할 일 :

- 적절한 보호장구를 건강관리사에게 지급해야 한다.
- 반드시 인플루엔자 예방 접종 및 기타 예방접종을 실시한다.
- 정기적인 건강검진을 실시한다.
- 분비물/오염물 관리 방안, 미생물 종류와 전파방식 등에 관한 정기교육

d. 산모·신생아 건강관리사가 할 일 :

- 면역저하 등 감염의 위험이 높은 경우, 전염성 있는 대상자와의 접촉을 제한
- 임신을 하였을 경우 풍진, 수두 등 선천성 기형을 유발할 수 있는 김염성 질환을 가진 대상자와 접촉제한
- 손씻기를 철저히 한다.
- 개인위생을 철저히 하고 적절한 소독법을 알고 시행한다.

손을 반드시 씻어야 하는 경우는?

1. 화장실 이용 후
2. 코를 풀거나 재채기 등 신체의 일부를 만지고 나서
3. 애완동물을 만지고 난 후
4. 흡연 후
5. 쓰레기 등 오물을 만졌을 때
6. 외출에서 돌아왔을 때
7. 주방에 들어가기 전
8. 식자재를 다듬거나 세척작업 후
9. 기타 손을 오염시킬 수 있는 것을 만졌을 경우(예 : 걸레 등 청소용 도구)

〈손씻기 6단계〉

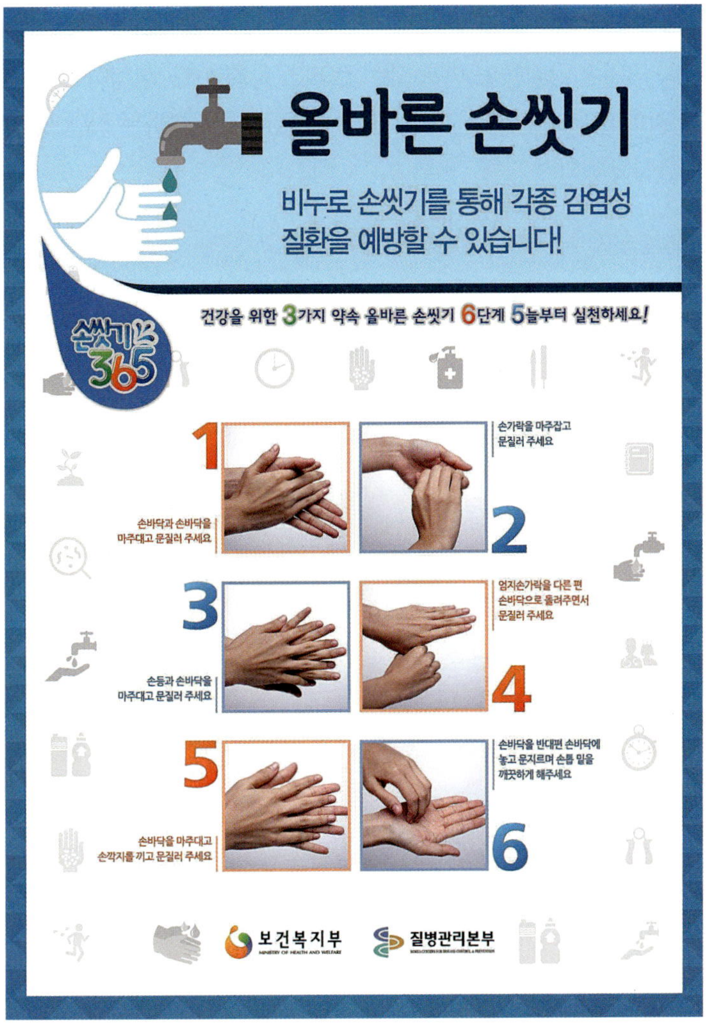

- 흐르는 온수로 손을 적시고, 비누와 물이 손 모든 표면에 묻도록 한다.
- 손바닥과 손바닥을 마주 대고 문질러 준다.
- 손가락 등을 반대편 손바닥에 대고 문질러 준다.
- 손바닥과 손등을 마주대고 문질러준다.
- 엄지손가락을 다른 편 손바닥으로 돌려주면서 문질러 준다.
- 손바닥을 마주 대고 손깍지를 끼고 문질러 준다.
- 손가락을 반대편 손바닥에 놓고 문지르며 손톱 밑을 깨끗하게 함
- 흐르는 온수로 비누를 헹구어 낸다.
- 종이 타월이나 깨끗한 마른 수건으로 손의 물기를 제거한다.
  (젖은 타월에는 세균이 서식할 수 있다.)

라. 스트레스 원인

스트레스란 생체의 평형을 깨뜨릴 수 있는 모든 외부의 자극을 통칭하는 말이다. 즉, 외부로부터 주어지는 압력에 의해 내적인 긴장감을 느끼게 되는 것이다. 특히 산모·신생아 건강관리사는 신체적 변화가 있는 산모와 건강에 매우 민감한 신생아 육아 보조업무를 수행하는 직업으로 이용고객과 크고 작은 의견충돌에 노출되어 있다.

스트레스의 원인들을 구체적으로 나눠보면 다음과 같다.

- 관계갈등
- 보상
- 많은 업무
- 반복 불안정
- 회사
- 업무환경
- 성희롱

마. 스트레스 관리

a. 긍정적 사고 유지 :

똑같은 일도 부정적으로 생각하는 사람이 더 많은 스트레스를 받기 때문에 모든 일을 긍정적으로 생각하도록 노력하여야 한다.

b. 원만한 대인관계 :

스트레스를 해소하기 위해서는 바람직한 대인 관계를 많이 형성하는 것이 좋다. 마음이 통하는 사람이 있으면 마음이 즐거워지고, 이런 마음상태는 자율신경계, 면역계 등을 자극, 신체의 질병에 대한 저항력을 키워준다는 연구 결과도 있다.

c. 창조적 활동 :

하루 종일 똑같은 일을 반복해야 하는 산모·신생아 건강관리사들이 직업상 스트레스에 시달리는 것은 당연한 일일 수 있다. 그러나 매일 하는 가사일이라도 조금이라도 창조적으로 할 수 있다면 어떤 종류의 작업이라도 스트레스 해소에 도움이 된다.

d. 충분한 수면 :

자신만의 수면시간을 찾고 그 시간만은 충분히 수면을 취한다.

e. 규칙적이고 균형 잡힌 식사 :

스트레스가 누적되면 체내에 비타민과 아연 같은 무기질이 많이 소모가 되므로 야채와 과일을 먹는 것이 좋다. 그리고 식사를 거르지 않는 것이 좋다. 식사를 걸러서 저혈당이 되면 스트레스 반응이 나타난다. 균형 잡힌 식사를 규칙적으로 하면 스트레스 해소 물질인 세로토닌이 많이 분비된다.

f. 꾸준한 운동 :

운동은 몸을 튼튼하게 하여 스트레스를 잘 대처할 수 있게 해준다. 그러나 너무 경쟁적인 운동은 그 자체가 스트레스를 일으키므로 삼가는 것이 좋다. 하루에 30분씩 일주일에 3번 이상이 효과가 있다.

g. 여유 있는 생활리듬 :

시간에 쫓기게 되면 더 스트레스를 받게 된다. 계획을 세울 때 여유 있게 시간표를 짜야 한다. 계획을 세울 때 너무 욕심을 내지 말고 자신의 능력을 알아 현실적으로 가능한 정도의 목표를 두어야 한다.

h. 거절의 미덕 :

너무 마음이 약해서 다른 사람들이 부탁하는 것을 거절할 줄 모르게 되면 과다한 업무에 시달리게 된다. 자신이 하기 힘든 것들은 미리 안 된다고 거절할 줄 아는 결단력과 배짱이 필요하다.

(2) 성희롱 예방

가. 성희롱 유형

a. 성희롱 정의 :

성희롱이란 양성평등기본법 제3조 제2호에 의하면 “성희롱”이란 업무, 고용, 그 밖의 관계에서 국가기관 ·지방자치단체 또는 대통령령으로 정하는 공공단체(이하“국가기관 등”이라 한다)의 종사자, 사용자 또는 근로자가 다음의 어느 하나에 해당하는 행위를 하는 경우를 말한다.

① 지위를 이용하거나 업무 등과 관련하여 성적 언동 또는 성적 요구 등으로 상대방에게 성적 굴욕감이나 혐오감을 느끼게 하는 행위

② 두 번째로는 상대방이 성적 언동 또는 요구에 대한 불응을 이유로 불이익을 주거나 그에 따르는 것을 조건으로 이익 공여의 의사표시를 하는 행위

b. 성희롱 유형 :

성희롱 유형은 다음과 같이 크게 나눌 수 있다.

① 육체적 행위 : 신체접촉, 만지는 또는 만지게 하는 성희롱 등

- 입맞춤이나 포옹, 뒤에서 껴안기 등의 신체적 접촉
- 가슴, 엉덩이 등 특정 신체부위를 만지는 행위
- 안마나 애무를 강요하는 행위

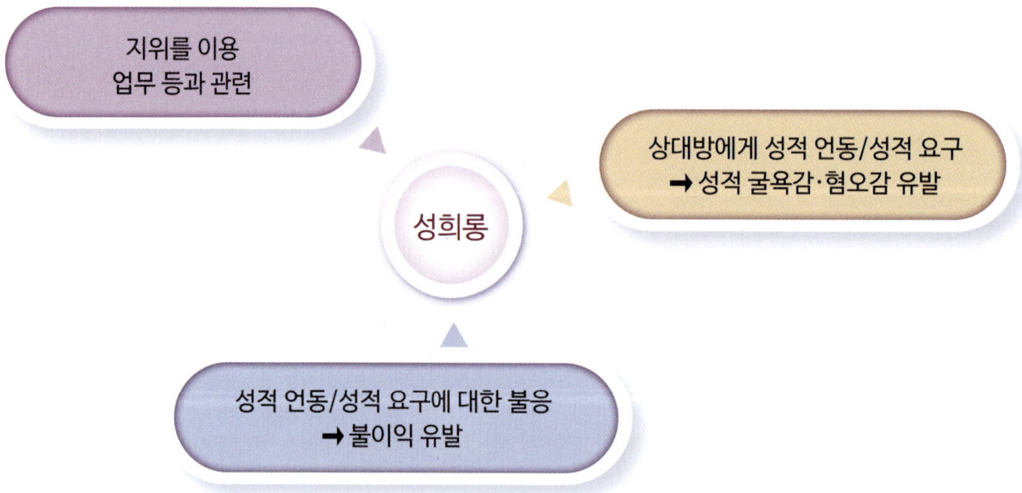

② 언어적 행위 : 말로 하는 성적 언동

- 음란한 농담이나 음담패설
- 외모에 대한 성적인 비유나 평가
- 성적 사실관계를 집요하게 묻거나 성적인 내용의 정보를 의도적으로 유포하는 행위
- 성적인 관계를 강요하거나 회유하는 행위
- 음란한 내용의 전화통화
- 회식자리에서 술을 따르도록 강요하는 행위

② 시각적 행위 : 성적인 그림이나 게시물을 보게 하는 것 등

- 외설적 사진, 그림, 낙서, 음란출판물 등을 게시 혹은 보여주는 행위
- 직접 또는 팩스나 컴퓨터 등을 통해 음란한 편지, 사진, 그림을 보내는 행위
- 성과 관련된 자신의 특정 신체부위를 고의적으로 노출하거나 만지는 행위

④ 성적 봉사강요 행위 : 성적 대상화하는 여러 행위 등

- 강제로 술을 따르도록 만드는 행위
- 노래하면서 강제로 춤을 같이 추도록 하는 행위

나. 산모의 배우자, 가족의 성희롱 대처

성희롱이 발생하면 전적으로 행위자의 잘못이지 피해자의 탓이 아니라는 인식이 필요하다. **사건에 대한 객관적 사실을 6하 원칙에 의거하여 기록하고 카카오톡 문자, 이메일, 전화통화 내역, 목격자 등 관련 자료들을 확보한다.**

특히 산모·신생아 건강관리사는 업무환경 상 가정에 파견되어 가족구성원과 대면하는 시간이 많기 때문에 산모의 배우자 혹은 가족 구성원 등에게 성희롱을 당했을 경우 대처요령은 다음과 같다.

구분	대처요령
기관	- 성희롱 예방교육과 예방 노력 - 성희롱 행위자에 대해 조치할 의무 - 성희롱 지침을 문서화에 보관
관리사	- 감정적 대응은 피하고 거부의사를 표현 - 외부기관에 도움 요청 - 충분한 대처 예비지식 확보 - 노출이 심한 복장이나 음담패설은 피한다.

a. 명확한 거부의사를 표현한다.

정확하고 단호하게 "싫다"고 거절하고 그만하라고 말한다. **거부의사를 직접 표현하기 어려울 경우 소극적이긴 하지만 불쾌한 표정을 짓거나 그 자리를 피한다.**

b. 항의를 한다.

대부분의 성희롱 피해자가 원하는 것은 성희롱을 중지하는 것이다.

가해자에게 충고해 줄 수 있는 회사·동료·상사·전문가에게 도움을 요청한다. 만약 가해자의 가족에게 항의할 경우, 당시 상황을 6하 원칙(언제, 어디서, 누가, 무엇을, 어떻게, 왜)에 따라 정확히 기록하고 피해자의 생각이나 느낌을 정리하는 등 핵심이 정확하게 표현되어야 한다.

c. 사건과 관련된 문서화된 기록을 증거로 남긴다.

주변에 피해 사실을 이야기하고 사건기록을 정확·자세하게 정리한다.

성희롱에 대한 거부의사를 밝혔음에도 성희롱이 지속되는 경우에는 날짜, 시간, 장소, 구체적인 언동내용, 목격자나 증인, 성적인 언어나 행동에 대한 느낌 등을 구체적으로 기록해 둔다. 이는 나중에 구제절차를 밟을 때 자료로 활용될 수 있다. 만약 목격자나 증인의 증언을 받을 수 있다면 서면으로 작성하여 모아둔다.

d. 직장에 문제해결을 요구한다.

개인보다 소속 직장에서 공식적으로 대처하는 것이 더 효과적이다. 직장에 이 사실을 알리고 도움을 요청한다.

직원 내부 고충전담창구의 상담원 혹은 상급자에게 이를 알리고 파견가정 가해자의 행동을 중지시키도록 요구한다. 같은 피해를 당한 사람이 있다면 공동으로 대처하고 직접 본인의 의사를 전달하기 어려울 때에는 주변 직원들과 문제를 상의하고 공동으로 대응한다. 이렇듯 회사차원에서 공식적으로 문제를 제기하고 해결하도록 협조를 구한다.

e. 법적 구제를 요청한다.

회사차원에서 대응했음에도 불구하고 제대로 해결되지 않는다고 판단될 경우 외부 기관을 이용한다. 그러나 반드시 사내 제도를 먼저 이용해야 하는 것은 아니며, 여러 가지 구제제도를 동시에 이용할 수 있다.

외부 기관의 구제제도로는 국가인권위원회(국번 없이 1331) 진정, 지방고용 노동관서 고소 고발, 민사소송 등이 있다.

f. 그 밖의 유의사항

피해자가 행위자의 언행과 행위를 공개 게시판에 글을 올리는 경우 법적으로 문제가 발생할 수 있으므로 유의해야 한다. 성희롱 피해를 입은 경우 신뢰할 수 있는 기관 또는 전문가 등과 상의하여야 한다.

문제해결 과정에서 정신적, 육체적 건강에 문제가 생긴 경우 병원에서 증상의 원인을 설명할 때 성희롱 사실에 대해 말하여 산재 인정 등의 자료 및 성희롱 발생의 증거로 제시한다.

(3) 자기계발 및 커리어 관리

가. 자격취득교육

a. 교육 신청 자격 :

- 「사회서비스 이용 및 이용권 관리에 관한 법률 시행규칙」 [별표1] 제공자의 등록기준(제9조 관련)
  * 제공인력은 보건복지부 장관이 정하여 고시하는 교육과정을 수료한 자'로 함
- 만 18세 이상의 제공인력 활동 참여 희망자
  * 단, 제공인력 취업 시에는 별도의 건강진단서를 제출해야 함
- 단, 외국인은 출입국관리법 시행령에서 정한 아래 체류자격 비자를 가진 자에 한함

b. 교육과정 구분 : 산모 신생아 방문서비스 제공인력 교육과정

(보건복지부 고시 제2021-160호, 2021.6.1., 일부개정)

교육과정	교육대상	교육시간	기타사항
신규자 과정	정부 바우처 산모 신생아 방문 서비스' 제공인력 활동 희망자	총 60시간 이론 28 실기 32	제공인력으로 참여 전에 교육 이수
경력자 과정	1. 최근 3년 이내 산후조리원, 산후 도우미 파견 업체 등 민간 유사 부문에서 500시간 이상 서비스 제공 업무에 종사한 자 2. 최근 3년 이내 유사 돌봄 분야 (가사·간병 방문지원, 노인돌봄, 장애인활동지원, 아이돌봄 또는 이와 유사한 돌봄 분야 등) 정부 재정 일자리 사업에서 500시간 이상 서비스 제공 업무에 종사한 자 3. 지정된 교육기관 이외의 기관 (타 법령 등에 따른 교육훈련 기관 전문기관으로 직업훈련 기관, 평생교육시설 또는 이와 유사한 교육기관 등)에서 산모 신생아 돌봄 관련 유사 교육 과정을 40시간 이상 이수한 자 4. 요양보호사, 간호사, 간호조무사, 사회복지사 자격 또는 면허 소지자	총 40시간 이론 15 실기 25	1~2. 소속 기관 업체 대표가 발급한 경력증명서로 확인 3. 교육기관 수료 증명서로 확인 4. 권한 있는 기관이 발행한 면허증 또는 자격증으로 확인 ※ 1~4호 경력은 교육 신청일을 기준으로 산정 ※ 신규자 과정과 통합 운영 가능

- 교육기관 : 광역 시 · 도 지정 교육기관

c. 수료기준 :

① 수료원칙

- 출석률과 이론 · 실기 평가점수가 동시 수료기준 도달 시 수료 인정

② 수료원칙

- 출석률과 이론 · 실기 평가점수가 동시 수료기준 도달 시 수료 인정

③ 수료기준 측정

- 출석률 : 출석부 또는 전자바우처 포탈 교육시스템 등 활용관리
- 평가 점수 : 지정 교육기관이 이론, 실기 평가 문제은행 구성 · 출제

④ 수료기준 미달 시 조치

- 출석률 미달 : 결석 과목에 대해 수료기준 비율(80%)에 도달할 때까지 다음 회차 추가 수강 또는 별도 보강
- 평가점수 미달 : 수료기준 점수에 도달할 때까지 개별적 재시험

⑤ 수료증 발급

- 전자바우처 포탈에 탑재된 교육관리시스템을 통해 출력·발급
- 기관 자체 서식 등으로 발급할 수 없고, 수료자가 재발급을 요청할 경우 재발급 가능

d. 교육비 :

① 교육비 권장액(자부담 원칙)

- 제공인력 교육과정 교육비 권장액

• 신규자 과정 : 25만원/인(회당 교육인원 30명 기준)
• 경력자 과정 : 20만원/인(회당 교육인원 30명 기준)

② 교육비 지원

- 지원대상 :

(교육 수료일자가 2024.12.31. 이전인 대상자)

산모 · 신생아 양성교육 과정(신규자 또는 경력자 과정) 수료 후 동 사업의 바우처 제공인력으로 50일(400시간) 이상 근무하고, 교육비 신청일 현재 제공기관에 재직 중인 자

(교육 수료일자가 2025.1.1. 이후인 대상자)

산모 · 신생아 양성교육 과정(신규자 또는 경력자 과정) 수료 후 동 사업의 바우처 제공인력으로 100일(800시간) 이상 근무하고, 교육비 신청일 현재 제공기관에 재직 중인 자

* 근무시간은 전자바우처 시스템의 제공인력별 서비스 제공기록 기준(서비스 시간은 1일 8시간으로 환산)

- 지원액 :

(교육 수료일자가 2024.12.31. 이전인 대상자) 신규자 과정은 1인당 100,000원, 경력자 과정은 1인당 75,000원 지원

(교육 수료일자가 2025.1.1. 이후인 대상자) 신규자 과정은 1인당 250,000원, 경력자 과정은 1인당 200,000원 지원

- 지원횟수 : 교육수료 횟수 관계없이 제공인력 1인당 1회만 지원

나. 보수교육

a. 개요 :

① 교육대상

- 제공기관의 장 및 관리책임자
- 제공기관에 재직 중인 제공인력

② 교육시간

- 제공인력 : 사업 연도 기준, 연 8시간 이상
- 사업 연도 중 제공기관이 신규 등록하였거나 제공인력이 신규 채용된 경우 교육 시간은 월할 계산하여 비례 적용

- 제공인력을 기준으로 해당 사업 연도 중에 동 사업 지침에 따라 받은 보수교육을 모두 합산(해당 사업연도 내 양성교육 수료자는 보수교육 면제)
  * 제공기관은 교육시간 합산 시에는 기왕에 수료한 교육시간 관련 교육 수료증 등 확인하여 인정(교육 기관, 교육 일자 및 시간 등)

③ 교육방법 : 전문기관* 위탁교육으로 대면 · 집합 · 온라인 교육 중 선택

- 전문기관 : 보건복지부, 지방자치단체, 한국사회보장정보원, 지역사회서비스 중앙지원단(중앙사회서비스원), 지역사회서비스 지원단, 각 시 · 도가 지정한 교육기관

  * 온라인 교육으로 전체 보수교육 수료 가능

보수교육시간 산정방법 예시

- 해당 월 중간에 등록 채용한 경우 : 15일 이상은 올림, 15일 미만은 버림, 계산 결과값은 소수점 첫째 자리에서 반올림
- (예시 1) '25.2.16. 신규 등록한 제공기관의 장 및 관리책임자 : '25.2.16.~'25.2.29.의 기간이 15일 미만이므로 버림. 3월부터 12월까지 기간에 대하여 3시간 20분 이상 보수교육 필요(10월/12월×240분≒200분)
- (예시 2) 해당 제공기관에 '25.6.13. 신규 입사한 제공인력 : '25.6.13.~'25.6.30.의 기간이 15일 이상이므로 올림. 6월부터 12월까지 기간에 대하여 4시간 40분 이상 보수교육 필요(7월/12월×480분≒280분)

* 제공인력을 관리하는 제공기관의 장은 제공인력의 온라인 보수교육 신청방법 등 안내 지원 실시

④ 보수교육내용

공통교육	직무교육
• 사회서비스 정책 및 관련법률 이해 • 지침변경 안내 및 기준정보 교육 • 산모신생아 건강관리 지원사업 개요 및 운영 방향 • 전자바우처시스템 기본 교육 및 부정결제 예방 • 안전관리 예방(감염병과 안전사고 예방 및 대처 등) • 아동학대 예방에 관한 사항 • 개인정보보호의 이해 • 사회서비스 마인드 함양 및 직업비전 • 성희롱·성폭력 예방에 관한 사항 • 소진예방 및 스트레스 관리 • 신규 제공기관 컨설팅 • 장애인 산모 인식개선 • 실무서류 작성	• 사회서비스 제공기관 경영관리 - 인사노무, 회계, 경영전략, 마케팅 등 • 사회서비스 품질관리 • 사회서비스 제공기관 전문 컨설팅 • 산모관리 - 우울증 증상 및 진단 - 산모보양식·간식 조리법 - 신체 부위별 산후 부종관리방법 - 산후 체중관리법 등 • 신생아관리 - 신생아 주요 질환 이해 • 수유관리 - 모유수유 전문 과정 • 일상생활지원 - 수납 노하우 등 • 특수대상 관리 - 다문화 가정 이해 - 외국인 산모를 위한 산후 음식 등 • 기타 서비스 특성에 따른 직무교육

다. 취업처

산모·신생아 건강관리사는 「사회서비스 이용 및 이용권 관리에 관한 법률」제16조에 따라 등록된 인력제공기관(산모도우미 파견업체)에 취업할 수 있다.

사회서비스 전자바우처 사이트에서 해당 지역의 서비스 제공기관을 검색할 수 있다. (http://www.socialservice.or.kr/user/svcsrch/supply/supplyList.do)

이외에도 유사돌보미 사회서비스 사업 또는 민간에서 운영하는 산후도우미 업체, 모유수유클리닉, 산후조리원 등에도 취직할 수 있다.

〈유사 돌봄 분야 자격취득과 취업〉

자격	요양보호사 (국가자격)	장애인 활동보조인	아이 돌보미
활동	노인(질환, 거동불편자) 신체 및 가사지원 서비스	장애인의 활동을 보조	취업부모의 만12세 이하 자녀 돌봄
취업처	복지시설, 요양기관 노인돌봄, 가사간병	장애인활동지원 사업 (보건복지부)	아이돌보미 사업 (여성가족부)
자격취득	240시간 교육 이수 + 자격시험	지정교육기관 60시간 교육 이수	제공기관 서류, 면접 심사 + 80시간 교육 이수

제2편

서비스 준비

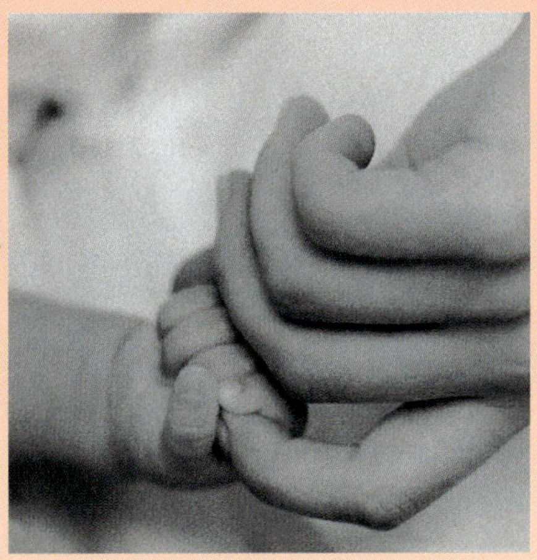

Ⅰ 서비스 대상 이해

1. 출산 후 산모에 대한 이해
2. 신생아에 대한 이해

Ⅱ 서비스 내용 이해

1. 서비스 현장의 이해
2. 서비스 표준의 이해

Ⅲ 방문 준비

1. 기본 에티켓
2. 의사 소통
3. 서비스 준비물

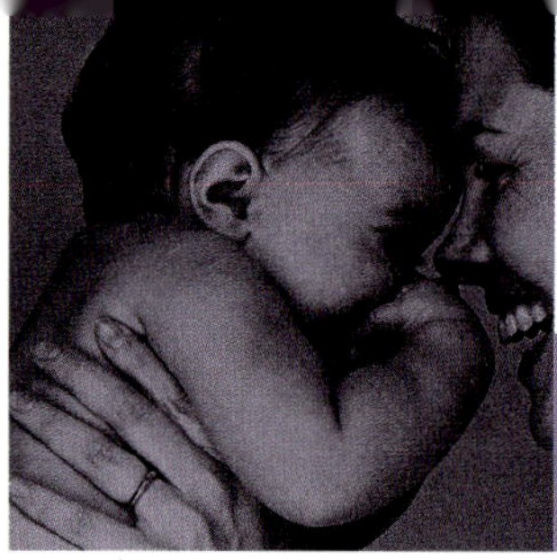

Ⅰ 서비스 대상 이해

학습 목표

- 출산 후 산모의 신체적 특성을 이해한다.
- 출산 후 산모의 정서적 특성을 이해한다
- 산후우울증 이해 및 대처방법을 안다
- 특수 상황 산모에 대해 이해한다.

1 출산 후 산모에 대한 이해

(1) 출산 후 산모의 신체적 특성

임부는 40주(280일)의 임신기간 동안 신체, 심리, 사회적으로 많은 변화를 경험하게 되는 시기이다. 산욕기란 임신 전의 상태로 되돌아가는 기간을 말하며, 보통 산후 6~8주 기간 동안의 간호는 산후 회복 및 중년 이후의 여성건강에 있어서도 매우 중요한 시기이다.

가. 출산 후 산모의 신체적 변화

출산 후 산모의 신체적 변화를 요약하면 다음과 같다.

1. 자궁이 줄어들면서 몸이 가볍게 느껴진다.
2. 혈액이 섞인 분비물이 계속 배출된다.
3. 유방이 커지고 단단해지며 젖몸살이 동반된다.
4. 소변의 양이 증가하고 땀을 많이 흘린다.
5. 기미가 심해지고 얼굴, 팔, 다리 등에 각질이 생긴다.
6. 배가 쭈글쭈글해지고 복부 아래의 피부가 튼다.
7. 머리카락이 많이 빠진다.

a. 자궁 퇴축 :

임신 과정에서 태아의 성장으로 자궁이 많이 늘어나고 얇아진 자궁근섬유는 본래 상태로 복구되는데 이러한 변화를 퇴축이라고 한다. 부적절한 퇴축은 출혈, 감염, 배뇨곤란 등 비정상 사건과 연관되어 있을 수 있다.

자궁 기저부는 출산 직전에 가슴 아래까지 증가한다. 출산 후에는 배꼽 아래까지 점차 하강하여 치골 밑으로 진입하게 된다. 산후 10~12일 경 복강 내에서는 자궁이 촉지되지 않는다. 출산 후 산후조리원 등에서 조리를 마친 산모를 만나게 되는 경우 자궁퇴축이 많이 이루어진 상태이므로 비정상 오로가 나타나지 않는다면 특별히 신경쓸 필요는 없다. 자궁 퇴축은 초산모와 모유수유 산모에게서 보다 빨리 일어난다.

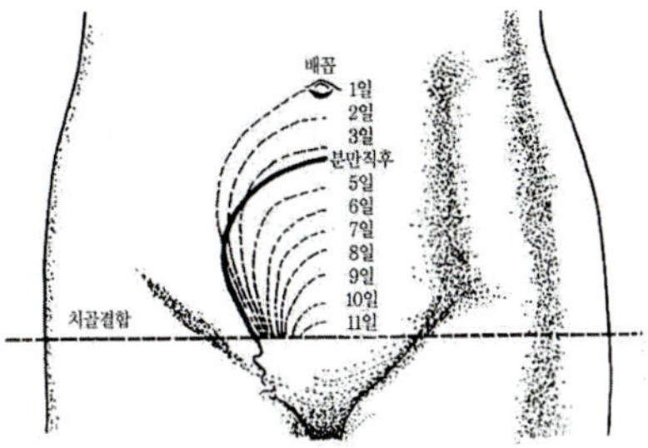

[자궁저부의 변화]

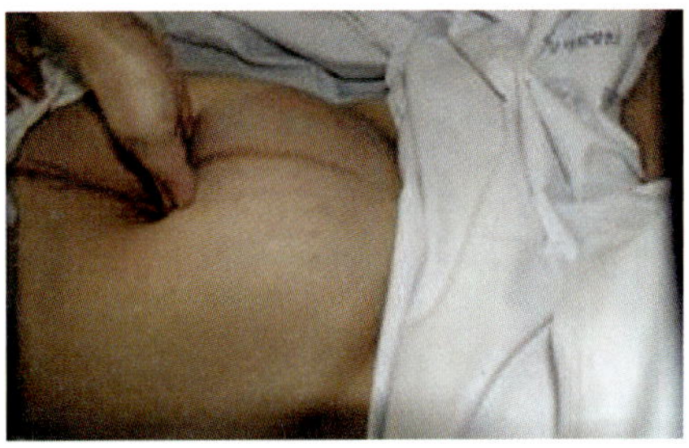

[출산직후 자궁저부 측정]

b. 오로(lochia) :

오로(lochia)란 자궁내막의 재생이 이루어지는 회복과정에서 나오는 분비물을 의미한다. 초기 분비물은 주로 혈액 성분으로 태반부착 부위에서 탈락된 세포조각, 양수, 솜털, 태지 등의 점액을 포함하고 있다. 오로는 알칼리성으로 독특한 냄새가 나는데 염증으로 오는 악취와는 구별 할 필요가 있으며, 오로의 양상은 적색 오로(출산후 3~4일 정도) → 장액성 오로(출산후 5~9일) → 백색 오로(출산후 10일 ~3주)로 변화되며, 일반적으로 3주 정도 지나면 분비물은 거의 사라진다. 이러한 변화 과정 중 계속 빨갛게 나오거나 양이 많은 경우에는 산후출혈이 의심되므로 즉시 병원을 방문해야 한다.

c. 산후통(after pain) :

산욕 초기에 자궁근의 불규칙한 강직성 수축으로 발생하는 통증을 말한다. 경산모, 쌍태, 양수과다증 등으로 자궁과 복벽이 심하게 늘어난 경우, 모유수유 시(옥시토신 호르몬 분비) 자궁수축이 더 심하며, 이는 정상적인 회복과정으로 볼 수 있다.

d. 배뇨 및 배변 :

산후 며칠은 임신 하는 동안 증가되었던 혈액량과 수분량이 배출되기 위해 소변량이 매우 증가한다. 또한, 임신과 분만 중에는 자궁에 의해 방광이 일시적으로 압박받아 감각 소실로 인해 산모는 배뇨 감각이 둔화될 수도 있다. 방광팽만은 자궁회복에 방해를 받으므로 일정 시간마다 화장실에서 편안히 소변을 보게 하는 것이 좋다. 분만 진행이 오래 지연되었거나 난산한 경우 또는 자궁압박이 심했던 경우 자연배뇨에 더 어려움이 있을 수 있다.

e. 회음부 상처 :

병원 분만한 경우 대부분 회음부(질입구와 항문 사이의 조직)를 절개하고 이를 봉합한다. 처음 2~3일은 회음절개 부위의 욱신거림과 쓰린 감각이 있으나 보통 일주일 정도면 사라지며, 좌욕은 불편감과 통증완화에 매우 유용하다.

f. 제왕절개 부위 상처 :

건강보험심사평가원(2017)에 따르면 제왕절개 분만율이 35만8285명의 출산 인구 중 45%(16만1325명)를 차지했다. 거의 절반이 제왕절개 출산으로 산모·신생아 건강관리사는 이와 같은 대상자를 쉽게 만날 수 있을 것이다. 제왕절개 분만 후 합병이 없는 경우 보통 5~7일 후 퇴원하게 되는데 이때 수술 봉합사는 대부분 흡수 또는 제거된 상태이다.

g. 신경·근골격계 손상 :

① 신경계는 임신 중 팽창된 자궁이 신경에 압박을 가하였으나 분만 후에는 보통 회복된다. 정중신경의 압박으로 발생했던 수근관증후군(carpal tunnel syndrome)도 호전된다. 그러나 분만 시 아두가 골반 안에 내려오면서 요천골신경총(lumbosacral plexus)에 압박을 가해 대퇴부의 저릿감 등 신경통 또는 경련성 통증을 초래할 수 있다. 보통 심각한 문제를 초래하지 않으나 통증이 계속되고 근육의 마비가 올 수도 있으며, 치골결합 분리가 발생하면 현저한 통증 및 운동장애를 초래할 수 있다. 이러한 경우 빨리 병원을 내원해야 한다.

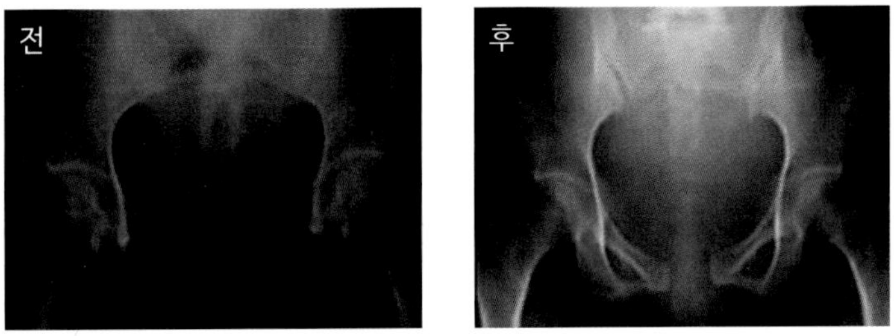

[출산전후 치골변화]

② 많은 여성은 임신기간 동안 복부 근육의 분리나 해리(복직근 해리), 자세 변화(척추전만증) 등으로 인한 허리의 통증과 불편감을 경험한다. 임신 중 요통은 출산후 대부분 사라지지만 아기를 안아야 하기 때문에 다시 근육에 과도한 부하가 생겨 요통 증상이 잘 사라지지 않을 수 있다. 요통이 여성의 일상생활에 지장을 초래하는 경우 전문의료인의 진찰이 필요하다.

③ 자궁과 질을 지지하는 구조물은 분만중 손상을 입을 수 있으며 요실금 등 분만 후 부인과적 문제를 일으킬 수 있다. 분만 중 늘어난 지지조직들이 회복되는 데에는 6개월 정도 걸린다. 회음근육강화와 치유를 촉진하기 위해 케겔운동이 필요하다.

h. 산후 월경 회복 :

출산 후 월경과 배란의 회복은 모유수유 여부와 기간에 따라 다르다. 산모가 모유수유를 안하는 경우 40~45%에서 6주 이내에 다시 월경이 시작되고 배란도 일어나는데 평균적으로는 7~9 주경에 월경이 시작된다고 보고된 바 있다(출처 검토).

i 유방과 젖 분비 :

분만 후 3~4일경 되면 호르몬의 변화로 유방이 커지고 단단해지며, 통증을 동반한 유방울혈이 발생할 수 있다. 산모들이 가장 큰 어려움을 호소하는 경우가 바로 유방울혈 때문인데 실제로 분만 직후부터 빠른 젖물림을 통해 유즙 분비를 촉진시키는 것이 유방울혈 예방에 가장 효과적인 방법이다. 신생아와 함께 모자동실을 통해 아기가 원할 때마다 모유수유를 권장한다.

(2) 출산 후 산모의 정서적 특성

출산 후 성공적인 부모역할 적응을 위해 신생아의 요구에 부모의 제한된 능력과 무력감을 현실적으로 인식하는 과정이 필요하다. 또한, 지속적인 애착관계 형성을 통해 부모됨의 역할 노력을 기울일때 산후 안정된 정서적 적응이 성공적으로 이루어질 것이다. 그러나 이 과정에서 지속적인 지지를 제공받지 못할 때에는 다양한 사회심리적 변화가 나타날 수 있다.

가. 출산 후 산모의 정서적 변화

출산 후 산모의 정서적 변화를 요약하면 다음과 같다.

1. 매우 예민해지고 쉽게 슬퍼진다.
2. 쉽게 흥분하고 분노한다.
3. 사소한 일에 쉽게 마음이 상할 수 있다.
4. 속상함, 스트레스, 우울증이 흔하게 나타난다.

산욕기의 정상적인 감정변화 예시

- 출산 즉시 안도감을 느낀다. 출산이 지연되고 복잡하고 힘들었다면, 시원하게 분리되었다고 느낄 수 있다.
- 처음 몇 주간은 신생아가 신기하면서도 이해하기 어렵기 때문에 만족감, 기쁨, 들뜨는 감정에서부터 지치고, 무기력하고, 불만스럽고, 실망하고 모순되는 갈등의 감정을 느낄 수 있다.
- 아기와 피부첩촉, 모유수유를 시작으로 엄마와 자녀 관계를 형성하는 초기 단계를 돈독하게 한다.
- 아기에게 온 신경이 집중되기도 하고, 아기에게 무관심할 수도 있다.
- 책임감에 대한 갑작스러운 현실에 두려움을 느낄 수 있다.
- 피로감과 증가된 감정을 느낄 수 있다.
- 고통(회음절개, 모유수유로 인한 유방과 유두 통증)
- 취약함 증가, 망설임(수유 시), 성욕 상실, 수면장애 및 불안

(3) 산후 우울증의 이해 및 대처

가. 산후우울증의 개념

a. 개념

산후우울은 크게 산후우울감(blues)과 산후우울증(depression)으로 구분한다.

산후우울감이란 출산여성의 50~85%가 산후 우울기분을 겪고 산후우울기분은 불안감, 초조감, 우울감 등 출산 후 2~4일째에 나타나서 5~7일째에 심해지다가 2주 뒤 저절로 사라지는 증상으로 누구라도 겪을 수 있는 일시적인 기분 변화로 생각하고 전환하려는 노력이 필요하다.

반면 산후우울증은 산후우울감과 비슷한 증상을 보이지만 좀 더 늦게 발병하고 더 심한 형태로 나타나는 우울증으로 산모의 약 10~20% 정도에서 발병된다. 통상적으로 4주를 전후로 발병하지만 드물게 출산 후 수일 내 혹은 수개월 후에 발생될 수 있다. 대개 발병 3~6개월 후면 증상들이 호전되나 치료를 받지 않을 경우 산후우울증 여성의 25% 정도는 1년 넘게 지속되기도 한다.

산후 우울증은 극심한 절망감, 불안, 슬픔 등으로 일상적인 생활조차 힘들게 된다. 산후우울증에 따른 산모의 육체적, 정신 불안정과 우울장애는 엄마로서의 기능을 망가뜨릴 뿐 아니라 아이의 발달에도 부정적인 영향을 끼치며, 가족 및 사회에도 끔찍한 문제를 일으킬 수 있는 질환이다. 최근 우리나라 사회 전반에 걸쳐 우울증은 심각한 정신건강의 문제로 나타나고 있다. 실제 2017년 보건소에서 산후우울증 선별검사를 받은 산모 수는 6만 8972명으로 2년 새 2.36배 증가했으며 산후우울증 고위험군으로 판정된 인원은 최근 3년간 1만 7302명으로 최근 고령임신과 난임 등 장기간 스트레스와 우울증이 지속되는 고위험 산후우울증 산모들이 증가하는 추세이다.

나. 산후우울증의 진단

a. 한국형 에든버러 산후우울증 측정

산후 우울증을 선별하기 위해 대부분의 지역사회 보건소 정신보건센터에서는 방문상담은 물론 인터넷을 통한 자가 평가 사이트를 제공하고 있다. 산모의 우울감이 호전되지 않는다면 산후우울증 선별을 위한 여러 검사도구 중, 현재 출산 후 한국형 에든버러(EPDS, 에든버러 산후우울증 척도) 검사가 가장 많이 사용되기 때문에 아래의 측정도구를 이용하여 스스로 자신의 상태를 평가하게 해보는 것도 좋은 방법 중 하나이다.

〈한국형 에든버러 산후우울증 측정표〉

다음 10문항에 대하여 오늘뿐만 아니라, 지난 일주일 전체를 볼 때 느낌이 어떠했는지를 가장 잘 표현해주는 문장에 체크하세요.

1. 웃을 수 있었고, 사물의 재미있고 흥미로운 면을 발견할 수 있었다.

① 예전과 똑같았다. (0점)
② 예전보다 조금 줄었다. (1점)
③ 확실히 예전보다 많이 줄었다. (2점)
④ 전혀 그렇지 않았다. (3점)

2. 어떠한 것을 기껍게 바라거나 기다렸다.

① 예전과 똑같았다. (0점)
② 예전보다 조금 줄었다. (1점)
③ 확실히 예전보다 많이 줄었다. (2점)
④ 전혀 그렇지 않았다. (3점)

3. 어떤 일이 잘못될 때면 나 자신을 필요 이상으로 탓했다.

① 거의 항상 그랬다. (3점)
② 그런 편이었다. (2점)
③ 그다지 그렇지 않았다. (1점)
④ 전혀 그렇지 않았다. (0점)

4. 별다른 이유 없이 불안하거나 무언가를 걱정한 적이 있었다.

① 전혀 그렇지 않았다. (0점)
② 거의 그렇지 않았다. (1점)
③ 가끔 그런 적이 있다. (2점)
④ 자주 그랬다. (3점)

5. 별다른 이유 없이 두려움이나 공포감을 느낀 적이 있었다.

① 꽤 자주 그랬다. (3점)
② 가끔 그랬다. (2점)
③ 그다지 그렇지 않았다. (1점)
④ 전혀 그렇지 않았다. (0점)

6. 여러 가지 일들이 힘겹게 느껴졌었다.

① 대부분 그러하여 일을 전혀 감당할 수 없었다. (3점)
② 가끔 그러하여 평소처럼 일을 감당할 수 없었다. (2점)
③ 대부분의 일을 잘 감당하였다. (1점)
④ 평소처럼 일을 매우 잘 감당하였다. (0점)

7. 너무 불행하다고 느껴서 잠을 잘 잘 수가 없었다.

① 대부분 그랬다. (3점)
② 가끔 그랬다. (2점)
③ 자주 그렇지 않았다. (1점)
④ 전혀 그렇지 않았다. (0점)

8. 슬프거나 비참하다고 느꼈다.

① 대부분 그랬다. (3점)
② 가끔 그랬다. (2점)
③ 그다지 그렇지 않았다. (1점)
④ 전혀 그렇지 않았다. (0점)

9. 스스로 불행하다고 느껴 울었다.

① 대부분 그랬다. (3점)
② 자주 그랬다. (2점)
③ 아주 가끔 그랬다. (1점)
④ 전혀 그렇지 않았다. (0점)

10. 자해하고 싶은 충동이 들었다.
① 자주 그랬다. (3점)
② 가끔 그랬다. (2점)
③ 거의 그런 적이 없었다. (1점)
④ 전혀 그렇지 않았다. (0점)

총 점 :
평 가 : 0~8점 : 정상 9~12점 : 상담 수준, 경계선
13점 이상 : 심각한 산후우울증

다. 산후우울증의 대처

산후 우울증은 조기에 치료하는 것이 매우 중요하다. 이미 선진국에서는 산후 우울증 조기 발견을 위해 신뢰도와 타당성을 입증한 우울증 검사도구들을 사용하고 있으며 출산 여성뿐만 아니라 임신 여성에게도 우울검사에 대해 권고하고 있다. 미국의 경우 98.7%가 산후 우울증 교육을 받았으며, 주로 출산 후 입원 기간동안 산부인과 병원에서 이루어지고 있다. 미국의 경우 보건복지부와 질병관리본부에서는 산후 합병증의 중요성보다 산후우울증의 중요성을 Healthy People 2010에서도 언급할 정도로 중요하게 다루고 있다(박현순 외, 2019).

a. 환자 본인의 대처 방안

- 자신의 감정을 가족이나 주변 사람들에게 충분히 표현한다.
- 친한 사람들과 수다를 떨며 스트레스를 풀어준다.
- 기분을 좋게 하는 활동에 참여한다.
- 배우자를 처음부터 아기를 돌보는 일에 관여한다.
- 아기가 잘 때 휴식을 취하거나 잠을 잘 수 있도록 노력한다.
- 해당 지역의 아동 및 가족 보건 간호사 또는 산모그룹을 잘 알아두어 지원 시스템을 활용한다.
- 배우자와 단둘만의 시간을 가질 수 있도록 아기를 믿고 맡길 수 있는 사람을 구한다.

b. 가족의 대처 방안

- 산모의 입장에서 공감하고 격려한다.
- 산모가 규칙적인 생활리듬을 가질 수 있도록 건강을 지켜준다.

- 신생아를 돌보는 일에 적극적으로 관여한다.
- 대화에 참여시키고 주의 깊게 이야기를 경청한다.
- 산모가 즐겼던 취미나 활동을 다시 할 수 있도록 도와준다.

C. 산모·신생아 건강관리사 대처 방안

가족에게 알리기

- 가족에게 사실대로 본인의 관찰/상담 결과를 자세히 이야기한다(주의 필요).
- 가족들의 협조가 절대적으로 필요하다. 산모가 가족들에게 자신의 기분을 털어놓을 수 있는 분위기가 조성되어야 한다.

산모의 부담 덜어주기

- 가족은 육아 이외의 집안일을 분담해서 산모가 육아 및 가사에 부담을 갖지 않도록 한다.
- 산모와 아이가 장시간 단둘이 생활하고 있는것은 스트레스의 원인이 될 수 있다.

(4) 특수 상황 산모에 대한 이해

산욕기 동안 여성이 보이는 행위의 많은 부분은 산모의 문화적 배경과 환경에 강하게 영향을 받는다. 그러므로 각 산모가 가진 신념과 가치를 이해하고 존중하며 낯설게 보이더라도 산모의 문화와 관습을 이해하며, 산모의 행동이 아기에게 나쁜 영향을 주지 않는 한 그렇게 할 수 있도록 고려해야 한다.

가. 다문화 가정 산모 현황

a. 다문화 산모·신생아의 건강관리사 대처 방안

서로 다른 인종의 부부 사이에서 태어난 자녀를 중심으로 국제결혼가족의 새로운 개념으로 대부분 새로운 한국문화에 적응이 되지 않은 채 임신과 출산을 겪는 경우가 많다. 이에 앞으로 임신, 출산에 따른 모자건강 보호서비스의 수요증가가 높은 대상이다.

b. 다문화 가정 산모 특징

다문화·이주 여성들의 임신, 출산 연령대는 19~47세로 다양하게 분포되어 있지만, 주로 가임기 여성이 다수를 차지하고 있다. 출신 국적으로 베트남 - 중국 - 필리핀 순으로 그 분포가 많고, 그 외에도 캄보디아, 일본, 러시아, 몽골 등이 있다. 중국은 조선족이 많은 비율을 차지하고 있는데 우리나라와 유교문화를 공유하고 있어 한국 정서에 정착이 비교적 용이하다. 그러나 이 외의 국외 여성들은 언어나 문화가 좀 더 이질적이므로 이들 문화에 대한 이해와 특성을 고려한 건강관리사 역할은 보다 더 중요하다.

c. 다문화 가정 산모 현황

① 연도별 결혼이민자 및 국적취득자 현황

연도 ('07~'15)	계			결혼이민자			혼인귀화자			기타사유 국적취득자		
	계	남	여	계	남	여	계	남	여	계	남	여
연도 ('16~)	계			결혼이민자			국적취득자					
	계	남	여	계	남	여	계	남		여		
2016	318,948	318,948	318,948	318,948	318,948	318,948	318,948	318,948	318,948	318,948	318,948	318,948
2015	318,948	318,948	318,948	318,948	318,948	318,948	318,948	318,948	318,948	318,948	318,948	318,948
2014	318,948	318,948	318,948	318,948	318,948	318,948	318,948	318,948	318,948	318,948	318,948	318,948
2013	318,948	318,948	318,948	318,948	318,948	318,948	318,948	318,948	318,948	318,948	318,948	318,948
2012	318,948	318,948	318,948	318,948	318,948	318,948	318,948	318,948	318,948	318,948	318,948	318,948
2011	318,948	318,948	318,948	318,948	318,948	318,948	318,948	318,948	318,948	318,948	318,948	318,948
2010	318,948	318,948	318,948	318,948	318,948	318,948	318,948	318,948	318,948	318,948	318,948	318,948
2009	318,948	318,948	318,948	318,948	318,948	318,948	318,948	318,948	318,948	318,948	318,948	318,948
2008	318,948	318,948	318,948	318,948	318,948	318,948	318,948	318,948	318,948	318,948	318,948	318,948
2007	318,948	318,948	318,948	318,948	318,948	318,948	318,948	318,948	318,948	318,948	318,948	318,948

나. 주요국가 출산문화 이해

다문화 이주 여성을 돌보는 사람은 이들의 문화적 풍습이나 건강관리행위가 우리나라와 다르므로 다음과 같은 나라별 몇 가지 풍습을 참고해볼 필요가 있다.

a. 대부분의 동남아시아인은 분만 중이나 산후, 혹은 수술과 같은 인간이 취약한 시기일 때 바람이 인체내부 조화를 깨뜨릴 수 있다고 여긴다.

b. 출생 후까지 아기의 이름을 짓지 않거나 아기가 듣는 첫 단어를 신과 관련되도록 하는 문화도 있으며, 어떤 문화는 아기의 얼굴에 진흙을 바르고 악령을 피하도록 추한 이름을 부르기도 한다.

c. 베트남에서는 출산 후 아이가 태어나면 아프지 말라는 뜻으로 머리 위에 칼을 놓기도 한다. 산후 생선 소스와 후추 등을 넣어 맵고 짜게 오랫동안 졸인 돼지고기(혹은 돼지족발 삶은

물)를 먹는다. 아이를 낳은 후 매운 돼지고기를 먹고 땀 한번 쏟으면 기운이 난다는 문화가 있다. 또 따뜻한 느낌이 들도록 방을 덥힌다.

d. 필리핀에서는 태어난 아이를 처음 보러 갈 때 배꼽 옆에 동전을 놓는다. 또한, 태국에서는 건강하라는 의미로 출산 한 달 뒤 아이의 머리카락을 모두 자른다.

e. 대부분의 인도여성은 임신을 열이 있는 기간으로 여기므로 열이 있는 상태의 균형을 잡아 주기 위해 임신 중 찬 음식을 먹는다.

f. 중국에서는 출산 후 설탕물과 좁쌀죽, 닭곰탕을 많이 먹는다.

g. 몽골 여성들은 주로 양고기를 탕으로 끓여 보양식으로 먹는다.

h. 인도네시아 산모들은 카레의 원료인 강황을 꼭 챙겨 먹는다.

I. 어떤 문화에서는 모유가 나오기 전부터 신생아에게 인공분유를 먹여야 한다고 믿거나, 초유가 신생아에게 면역력 증강에 필요한 항체를 제공함에도 불구하고 젖이 잘 나올 때까지 젖을 먹이지 않기도 한다.

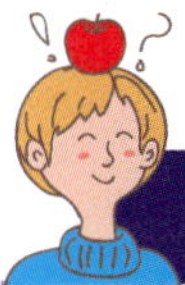

생각해봅시다!!

출산 후 미역국'을 먹는 것은 한국 산모에게는 당연한 일이지만 결혼 이주 여성들에게는 또 다른 문화적 적응일 수 있어 고려가 요구된다. 2002년 몽골에서 한국으로 시집온 아료나씨(32) 역시 10년 전 첫아들을 낳았을 때 한 달 내내 시어머니가 끓여준 미역국을 먹어야 했다. 그는 "아침에 미역국을 한 솥 끓여놓고 하루 종일 데워 먹는 것이 너무 힘들었다"면서 "몽골에서는 밀가루 음식을 많이 먹어 출산 후에도 빵 종류가 먹고 싶었지만, 시어머니는 밀가루가 산모에게 좋지 않다며 이해를 못하시더라"고 말했다.

- '미역국 안 먹는 다문화 산모, 맞춤형 '출산 돌봄' 서비스', 경향신문. 2013.02.12

다. 다문화 가정 산모 돌봄 배려사항

다문화 가정 산모 돌봄 배려 중 가장 중요한 것은 언어에 대한 배려, 문화차이의 존중, 격려와 지원이다.

다문화·이주 여성들은 사회적·정서적 문제를 경험할 뿐 아니라 의료서비스에 대한 접근성이 낮으며, 실질적인 의료보험의 혜택조차 받지 못하는 경우도 많다. 실제로 다문화·이주 여성의 산전 초진 진찰 시기는 평균 6개월이 넘는 경우가 많고, 산전관리가 제대로 이루어지지 않아 임신초기의 위험에 노출되는 경우가 높다.

최근 보건복지부에서는 결혼 이주여성이 건강한 자녀를 낳고 기르면서 정착할 수 있도록 결혼, 임신, 출산, 양육 등 가족생애주기별 지원을 확대하고 있다. 보건소 등 공공기관에서 지원하는 건강정보와 자료들을 주요 이주국어로 번역하여 제공하고 원활한 의사소통을 위해 통역원을 지원한다.

여성가족부 다문화가족지원포털 다누리(https://www.liveinkorea.kr)를 이용하면 다양하고 유용한 정보를 제공받을 수 있다.

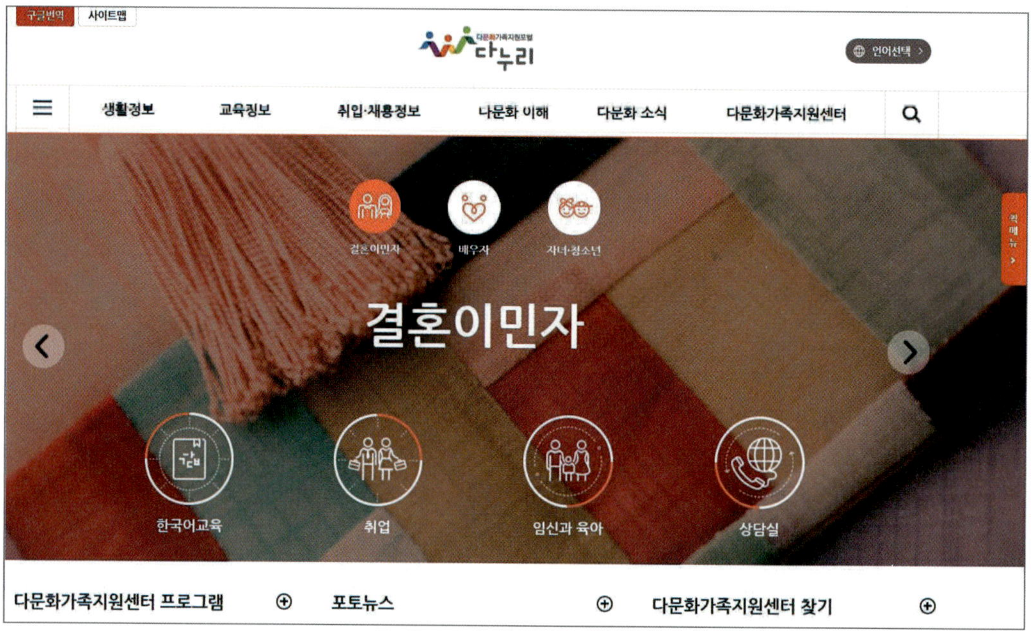

라. 장애인 산모 현황

2014년 한국보건사회연구원이 조사한 장애인 실태조사에 따르면 전국 장애인 인구 추정 수는 272만 6,910명(총 인구대비 5.59%), 전체 장애 인구 중 여성은 42.3%임. 여성장애인의 42.5%가 배우자가 있으며, 약 90%가 결혼을 경험함. 혼인경험이 있는 장애인 중 95.0%가 자녀가 있으며, 자녀 2명의 비율이 가장 높은 46.9%인 것으로 조사되었다.

마. 장애인 산모 돌봄 배려사항

장애 여성들의 70%만이 산전관리를 받는 것으로 나타나 비 장애여성의 100% 진료율과는 큰 차이를 나타냈다. 특히 지적장애와 시각장애 여성들의 산전관리 진료율이 50% 수준으로 조사되었다.

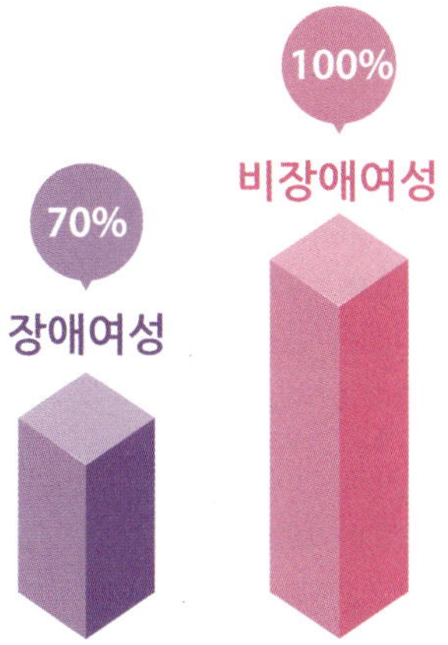

장애여성들의 70%만이 산전관리를 받은것으로 나타나 비장애여성의 100% 수진율과는 큰 차이를 나타냈다. 특히 지적장애와 시각장애 여성들의 산전관리 수진율은 50% 수준을 보였다.

[산전 수진율 현황]

또한, 2014년 한국보건사회연구원이 조사에 따르면 출산 후 산후조리의 조력자는 친정식구(47.5%), 시댁식구(18.2%), 남편(14.3%), 산후조리원(10.1%), 산후도우미(7.7%) 그리고 복지기관(1.2%) 등의 순이다.

대부분의 여성장애인의 출산 후 산후조리는 주로 친정, 가족, 남편 등 가족의 도움을 받는 것으로 나타났고, 불과 1.2%의 여성장애인만이 복지기관의 도움을 받는 것을 알 수 있다.

이렇듯 여성장애인의 높은 결혼율과 출산율을 대비 특수성에 대한 맞춤교육과 인식부족으로 인해 상당수의 여성장애인 출산모들이 복지기관과 산모·신생아 건강관리사의 산후관리 서비스를 받지 못하고 있는 것으로 조사되어 얼마나 사회복지 의료서비스와 동떨어진 상황에 처해있는지 다시 한번 생각해볼 필요가 있다.

만 49세 이하 여성장애인을 대상으로 '가장 필요한 산전·후 서비스(1순위)가 무엇입니까?' 라는 질문에 대해 가사도우미(12.8%), 자녀양육지원(11.7%), 출산비용(11.7%), 활동보조인(9.9%), 임신·출산 관련 정보(9.3%) 등의 순으로 나타났다.

〈여성장애인의 가장 필요한 서비스(1순위)〉

(단위 : %, 명)

구분	지체장애	뇌병변장애	시각장애	청각장애	언어장애	지적장애	자폐성장애	정신장애	신장장애	심장장애	호흡기장애	간장애	안면장애	장루요루장애	뇌전증장애	전체
임신·출산관련 교육 및 정보제공	12.0	5.2	3.2	12.1	8.5	10.0	24.1	3.8	11.3	0.0	0.0	15.9	–	0.0	23.7	9.3
임신·출산·육아 관련 hot-line서비스	6.3	5.1	2.9	4.2	0.0	4.6	0.0	2.1	0.0	0.0	0.0	0.0	–	0.0	0.0	4.2
출산비용 지원	16.3	20.1	22.3	14.5	8.6	4.8	0.0	1.6	20.2	0.0	0.0	0.0	–	0.0	0.0	11.7
여성장애인 임신·출산 전문병원	6.2	11.7	2.4	9.3	0.0	8.1	0.0	4.2	3.9	0.0	0.0	0.0	–	0.0	0.0	6.4
산후조리 서비스	10.6	8.2	10.1	14.2	0.0	2.3	0.0	1.4	0.0	0.0	0.0	12.7	–	0.0	23.7	6.7
육아용품 대여	0.0	0.0	1.9	0.0	0.0	0.0	0.0	0.0	0.0	0.0	0.0	0.0	–	0.0	0.0	0.1
자녀양육지원서비스	13.9	5.2	20.4	16.2	19.4	7.8	0.0	10.8	10.2	0.0	0.0	0.0	–	0.0	5.3	11.7
자녀교육도우미	2.6	2.5	12.8	7.1	0.0	2.5	0.0	13.1	8.2	100.0	0.0	10.2	–	0.0	0.0	5.5
가사도우미	18.5	4.1	18.7	0.0	0.0	9.0	0.0	20.7	9.5	0.0	0.0	28.4	–	0.0	0.0	12.8
활동보조인	2.7	28.3	0.0	0.0	0.0	21.3	58.6	8.0	0.0	0.0	0.0	0.0	–	0.0	37.4	9.9
건강관리프로그램	5.5	6.3	0.0	0.8	12.6	12.9	0.0	7.5	22.1	0.0	100.0	0.0	–	0.0	0.0	7.6
상담서비스(심리·정서)	3.7	0.9	5.3	2.8	31.4	6.1	0.0	23.7	0.0	0.0	0.0	0.0	–	0.0	0.0	7.2
자조집단(멘토)	1.1	0.0	0.0	1.3	0.0	5.7	0.0	2.7	14.6	0.0	0.0	0.0	–	0.0	9.8	2.9
학교교육 이외의 학습 및 재능교육 지원	0.6	2.4	0.0	17.6	19.4	5.0	17.4	0.0	0.0	0.0	0.0	32.9	–	100.0	0.0	4.0
기타	0.0	0.0	0.0	0.0	0.0	0.0	0.0	0.3	0.0	0.0	0.0	0.0	–	0.0	0.0	0.0
계	100.0	100.0	100.0	100.0	100.0	100.0	100.0	100.0	100.0	100.0	100.0	100.0	–	100.0	100.0	100.0
전국 추정치	54,428	13,421	13,745	15,924	3,328	44,909	1,438	25,468	8,154	168	98	1,072	–	396	1,273	183,822

앞서 살펴본 바와 같이 여성장애인의 경우 장애가 없는 여성에 비하여 임신 중 각종 질환에 취약하여 의료비가 많이 소요되며, 출산에 대한 두려움도 많으며 출산 후에도 산후도우미의 도움이 꼭 필요하나 경제적 어려움으로 인하여 가족들이 산모나 신생아를 돌봄으로써 체계적인 산후 서비스를 받지 못하여 산모나 신생아 모두 건강이 악화되는 등 많은 어려움을 겪어 왔다.

따라서 장애인 산모의 경우 자세하면서도 반복적인 안내가 필요하며 독립적으로 스스로 할 수 있는 자가간호에 대한 지도가 매우 중요하다.

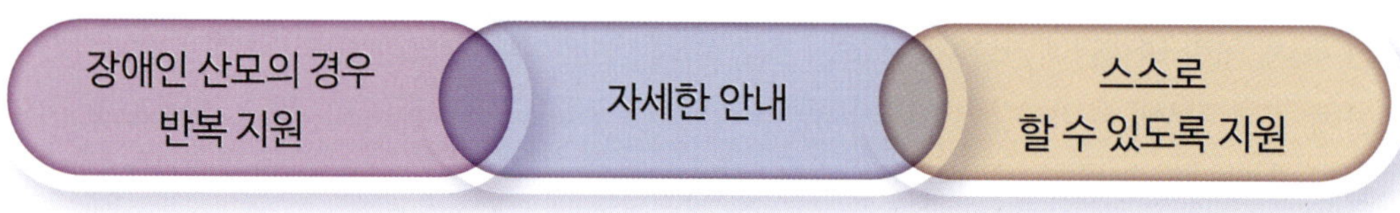
장애인 산모의 경우
반복 지원
자세한 안내
스스로
할 수 있도록 지원

a. 산후체조 :

산모·신생아 건강관리사는 장애여성이 몸을 스스로 관리할 수 있도록 지원해주는 것이 필요하다. 건강관리사는 산후체조에 대한 필요성과 효과에 대해 장애여성에게 알려주고, 산후 체조를 할 수 있도록 지원을 해야 한다.

① 1:1 교육을 할 때

시각장애여성은 동작에 대해 자세하고 정확하게 알려주어야 하며, 건강관리사는 시각장애여성의 손을 잡고 개별 동작을 알려주어야 한다. 청각장애여성은 정확한 이해를 돕기 위해 수화를 활용하는 것이 좋다. 지적장애여성은 쉽고 자세하게 반복적으로 알려주는 것이 좋다.

b. 산후 체중 조절 :

① 장애여성도 일반 산모와 유사한 식단

평소 특이식단을 하던 장애여성은 그 식단을 이용하여 변형된 식단을 짜도록 권장하고 특히, 운동성이 감소되어 있는 장애여성은 체중조절을 보다 적극적으로 시행해야 한다.

② 식이요법, 식단 구성 시 영양전문가(영양사)와 주치의와 반드시 상담 임신한 여성과 태아는 평소와는 다른 영양소들을 필요로 하는 경우가 있으며, 약물을 사용하는 장애여성의 경우 임신 전부터 면밀한 조절이 필요하다.

c. 수유 :

산모·신생아 건강 관리사들은 장애 특성을 고려한 수유방법을 장애여성에게 상세히 알려주고, 장애여성 스스로 할 수 있도록 알려주어야 한다. 시각장애여성은 모유수유 시 젖을 물었을 때 아기의 입모양이나, 인공수유 시 젖꼭지의 방향 등에 대해 정확히 알려주어야 한다. 또한 아기의 변화를 수시로 알려주어야 한다. 또한 자신의 손으로 직접 만져가면서 인식하도록 해야 한다. 지적장애여성은 아주 사소한 것부터 세부적으로 자세하게 알려주어야 한다. 아기의 체중에 따라 분유량이 달라지는 것을 알려주고 그렇게 분유를 타도록 가르쳐 주어야 한다.

청각장애여성은 원활한 의사소통을 통해 정확히 정보를 전달해야 하므로, 수화로 알려주는 것이 가장 좋은 방법이다.

사례로 알아보기

[시각장애 산모]

Q 모유수유 가능할까?

A 모유수유를 권장한다. 인공수유는 젖병의 소독과 분유를 타는 등 상황이 오히려 힘들 수 있다. 모유수유 과정에서 아기의 얼굴 근육의 움직임을 느껴 아기의 웃는 모습 등을 더욱 잘 느낄 수 있고 아기와 엄마의 관계도 더욱 돈독해질 수 있다. 임신계획 전에 함몰유두 혹은 염증 등이 없는지 산과의사와 상의와 확인이 필요하다.

Q 아이 시력은 어떨까?

A 유전적 원인에 의한 시각장애가 아닌 경우 특별한 문제는 없으며 출산 후 안과 의사에 의해 검진을 시행하게 되므로 지나친 걱정을 피하는 것이 좋다.

Q 아이의 시력 검사는 언제부터 하는 것이 좋을까?

A 아기의 시력은 생후 1~2개월 된 아기는 자기 얼굴에서 40~50cm 정도밖에 볼 수 없다. 따라서 너무 이른 시력검사는 아기에게 도움이 되지 않는다. 아기의 시력은 안과의사와 상의하여 검사하는 것이 좋다.

Q 아기 눈이 가운데로 뜨면서 흰자위만 보이는데 사시가 아닐까?

A 1~2개월 된 아기는 아직 양쪽 눈으로 사물을 제대로 보지 못하기 때문에 눈을 가운데로 모아 뜨는 것처럼 보이지만 시간이 지나면 좋아진다. 안과의사가 회중전등을 비췄을 때 양쪽 모두 눈동자 한가운데 빛이 들어 있으면 염려할 필요는 없다.

[청각장애산모]

Q 청각장애 엄마와 아기와의 의사소통을 어떻게 해야 할까?

A 청각장애여성의 경우 의사소통 수단인 말하고 듣는 것이 어렵기 때문에 가족 간의 의사소통과 의사결정에서 소외되기 쉽다. 이는 청각장애 엄마와 자녀 간의 상호작용을 방해하는 요인으로

작용하기도 한다. 따라서 청각장애 엄마는 적극적인 애정표현(안아주기, 스킨십 등)과 자녀양육 상담과 교육을 통한 자녀와의 상호작용이 이루어져야 한다.

[지적장애 산모]

Q 모유수유 가능할까?

A 항경련제는 어느 정도 모유를 통해 신생아에게 전달된다. 항경련제를 임신 중 사용한 산모의 경우 신생아는 이미 출산 전 동일한 약물에 노출되어 있다는 것을 고려할 때 수유에 의한 약물은 새로운 위험요인이 되지 않는다는 것을 우선 고려할 필요가 있으며, 수유 전 담당의사와 상의하는 것이 좋다.

Q 아기 돌보기는 가능할까?

A 물론 아기 돌보기가 가능하다. 단, 장애여성 전문가나 건강관리사와 같이 자녀를 같이 돌봐주고 보호해 줘야 하는 사람이 필요하다.

Q 아이에게 간질은 유전되지 않나?

A 아이에게 간질이 생길 확률은 매우 적다. 엄마가 유전적 원인에 의해 질병이 발생하고 그 질병이 간질을 일으킨 경우 아기에게 발생할 수 있지만 이는 매우 드물다. 유전과 관련된 상담은 주치의나 산부인과 의사와 해야 한다.

바. 가정폭력 피해 여성 현황

2017년에 통계청에서 조사한 「2017 통계로 보는 여성의 삶」에 따르면, 2016년 1366(여성긴급전화)을 이용한 상담 건수는 총 26만7천 건으로 상담 내용을 보면 「가정폭력」이 전체 상담 건수의 61.8%로 가장 많았다. 약 10년 전과 비교하면 가정폭력, 성폭력 상담은 급증하고, 가족문제, 부부갈등, 이혼 등의 상담은 감소하는 추세로 가정폭력에 대한 사회적 문제는 갈수록 커지는 것으로 조사되었다.

〈1366(여성긴급전화) 상담〉

(단위 : %, 건)

	계	가정폭력	가족문제	부부갈등	이혼	중독	성폭력	성상담	성매매	법률	기타[1]
2006	164,181	50,838	7,674	14,176	9,871	2,695	9,228	6,749	2,275	6,478	54,197
2007	160,899	48,678	8,258	13,492	8,372	2,199	8,427	6,297	1,936	7,507	55,733
2008	158,635	47,760	8,991	11,887	7,215	2,148	8,205	6,419	1,817	6,876	57,317
2009	190,859	65,074	12,839	12,483	6,400	1,861	8,291	5,584	1,887	5,395	71,045
2010	183,240	60,489	9,743	9,411	5,688	3,228	8,688	5,695	1,497	4,561	74,240
2011	191,050	71,070	9,639	8,453	4,249	3,206	9,700	5,382	2,027	3,783	73,541
2012	223,109	94,984	10,181	8,780	4,453	2,742	12,156	3,883	2,324	4,488	79,118
2013	253,616	122,229	10,215	8,604	4,382	2,288	15,636	3,724	2,981	4,642	78,915
2014	265,792	137,560	8,498	6,773	4,125	2,324	17,007	1,789	3,070	4,470	80,176
2015	274,226	159,081	7,327	5,583	3,830	1,734	16,239	1,204	3,046	3,687	72,495
2016	**266,901**	**164,937**	**6,415**	**5,164**	**3,256**	**1,321**	**16,526**	**863**	**2,647**	**2,711**	**63,061**
구성비	100.0	61.8	2.4	1.9	1.2	0.5	6.2	0.3	1.0	1.0	23.6

자료 : 여성가족부, http://www.mogef.go.kr

주 : 1) 종교갈등, 보건상담(치매상담 등), 이성교제, 미혼모, 취업직업훈련 등

사. 가정폭력 피해 유형

법제처에 따르면 가정폭력 유형은 크게 5가지로 나누며 다음과 같다.

a. 신체적인 폭력

물리적인 힘이나 도구를 이용하여 신체를 직접적으로 때리는 것 외에 물건을 집어 던지거나 어깨나 목 등을 꽉 움켜잡는 것도 신체적인 폭력에 해당된다.

- 밀치기, 때리기, 발로 차는 행위, 꼬집는 행위, 뺨을 때리는 행위, 사지를 비트는 행위, 가재도구와 가구를 부수는 행위, 담뱃불로 지지는 행위, 머리채를 잡아당기거나 조르는 행위, 흉기를 휘두르는 행위

b. 정서적인 학대

폭언, 무시, 모욕과 같은 언어폭력으로 기분을 상하게 하는 것, 직접적으로 때리지는 않았으나, 때리려고 위협을 하거나 물건을 던지거나 부수는 것, 상대방을 고립시키고 의심하는 행위를 하는 것 역시 가정폭력에 해당된다.

- 경멸하는 말투로 모욕을 주는 행위, 열등하고 무능력하다고 비난하는 행위, 큰소리로 소리 지르거나 비난하는 행위, 말로 공격· 협박·위협하는 행위, 대화를 거부하는 행위, 희롱하는 행위, 무시하고 업신여기는 행위, 피해자의 의사결정권을 침해하는 행위

c. 경제적인 위협

생활비를 주지 않는 것, 동의 없이 임의로 재산을 처분하거나 생활비 지출을 일일이 보고하게 하는 것 역시 가정폭력에 해당 될 수 있다.

- 가정구성원(노인)의 소득, 재산 및 임금을 가로채거나 임의로 사용하는 행위, 재산에 관한 법률적 권리를 침해하는 행위, 재산의 사용 또는 관리에 대한 결정 통제행위, 금액에 상관없이 허락없는 금전사용 금지행위

d. 성적인 폭력

성적수치심 유발 행위나 원치 않는 성관계를 요구하는 것

- 원하지 않은 성행위를 강요하는 행위, 상대방의 몸을 동의 없이 만지고 애무하고 움켜쥐고 꼬집는 등의 행위, 자신의 성기나 이물질을 상대방의 성기에 넣는 행위, 구강성교, 항문성교 등 그 밖의 유사 성행위를 강요하는 행위

e. 방임

무관심과 냉담으로 대한다거나 위험상황에 방치하는 것은 가정폭력에 해당된다.

- 끼니를 주지 않는 행위, 불결한 생활환경에 장시간 놔두는 행위, 교육을 시키지 않는 행위, 아파도 병원에 데려가지 않는 행위, 문을 잠가놓고 나가는 행위 등

아. 여성 긴급 상담 및 신고전화

일반인의 경우 가정폭력에 대한 신고의무가 없지만 교육기관, 의료기관, 보호시설 종사자는 그 직무를 수행하면서 가정폭력범죄를 알게 된 경우 정당한 사유가 없으면 즉시 신고해야 된다. (가정폭력범죄의 처벌 등에 관한 특례법 제4조제2항) 우리나라 여성가족부에서 운영하는 대표적인 여성긴급상담센터 및 신고전화는 아래와 같다.

a. 여성긴급전화 1366센터 : 국번없이 1366

「365일 24시간」 운영하여 피해자에 대하여 1차 긴급 상담, 서비스연계(의료기관, 상담기관, 법률구조기관, 보호시설 등) 등 위기개입 서비스 제공한다.

b. 이주여성을 위한 다누리 콜센터 : 1577-1366

한국어에 서툰 결혼이민자의 경우 자국어 상담이 가능하다. (베트남어, 중국어, 타갈로그어, 크메르어, 캄보디아어, 우즈벡어, 몽골어, 러시아어, 태국어, 일본어, 영어, 네팔어, 라오스어)

c. 가정폭력 피해자 무료법률지원(상담 및 구조)

- 대한법률구조공단 전국 18개 지부 및 39개 출장소 : 132
- 한국가정법률 상담소, 본부 및 전국 31개 지부 : 1644-7077
- 대한변협법률구조재단 : 02)3476-6515

d. 그 밖의 기관

기관	전화	홈페이지
여성긴급전화	국번없이 1366	https://www.women1366.kr/_main/main.html
안전 Dream 아동·여성·장애인 경찰 지원센터	국번없이 177	https://www.safe 182.go.kr
한국남성의 전화	02-2653-1366	https://www.manhotline.or.kr
건강가정지원센터	1577-9337	https://www.familynet.or.kr
한국가정법률상담소	1644-7077	https://www.lawhome.co.kr

참고문헌

강남미 외 (2016) 모성.여성건강간호학 Ⅱ, 6판 , 정담미디어.(주)학지사, 48-59.

대한산부인과학회 (2015), 산과학 ,군자출판사, 481-486.

박현순 외 (2019) 상급종합병원과 여성전문병원 간호사의 산후 간호중재 조사, 임상간호연구, .25(1), 55-66.

여성건강간호교과연구회(2018) 여성건강간호학 Ⅱ(제9판 모성간호학) ,수문사, 538-548.

유은광 외 (2015) 모성. 여성건강간호학 Ⅱ, 현문사, 158-159.

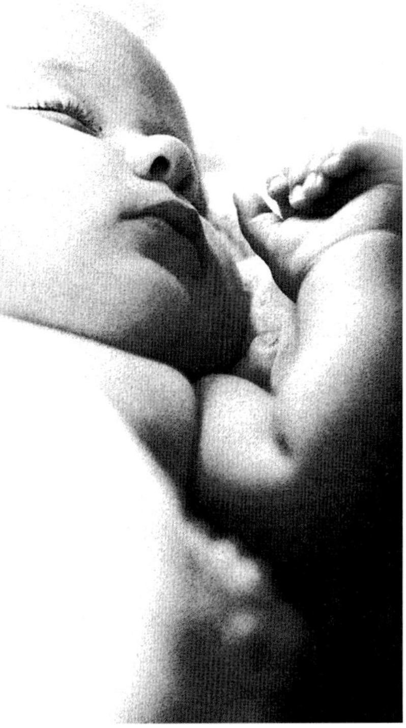

2 신생아에 대한 이해

학 습 목 표

- 신생아의 신체적, 생리적 특성을 이해한다.
- 신생아의 발달 특성을 이해한다.

(1) 신생아의 신체적, 생리적 특성

가. 신생아 체중 및 신장

- 남자신생아 : 신장→ 약 50.8cm / 체중 → 약 3.4kg
- 여자신생아 : 신장→ 약 50.1cm / 체중 → 약 3.3kg

나. 신생아 신체의 일반적 특성

신생아기는 태어나서 생후 1개월까지 기간을 말한다. 여러 가지 문제들로 민감한 시기이므로 아기를 돌보는 사람들의 세심한 관찰과 간호가 중요한 시기이다. 신생아에게 나타나는 신체적인 특징은 다음과 같다.

a. 맥박 수 :120~160(회/min) :

신생아는 몸에 비해 심장이 작아서 심장 뛰는 속도가 성인보다 약 2배 정도 빠름

b. 호흡 수 : 40~60(회/min) :

혈액에 필요한 산소를 받아들이기 위해 호흡수가 어른보다 2.5배 정도 빠르고 불규칙함

c. 체온 : 36.5°~37.5° :

실내 온도를 일정하게 유지하여 체온을 유지하는 것이 매우 중요함(24~26도 유지).

머리
머리 크기는 전체 몸통의 3분의 1이상이다. 머리 모양이 길쭉하거나 한쪽이 부풀어 있기도 하지만 점차 둥글게 된다.

뇌
신생아는 아직 뇌 발달이 미숙하고 활발히 자라고 있는 상태이다.

코
냄새가 나는 쪽으로 고개를 돌릴 만큼 후각이 민감하다.

입
입술주위와 혀의 감각이 잘 발달되어 있다.

손
가볍게 주먹을 쥐고 있다.

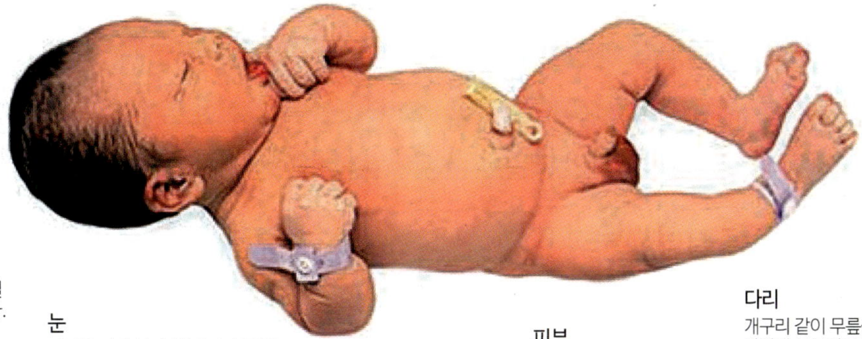

배꼽
태어나서 6~8일 이내에 떨어진다.

눈
사물을 거의 볼 수 없다. 눈동자를 서로 다른 방향으로 움직여 사시처럼 보이기도 한다. 물체를 볼 수 있는 초점거리는 20~25cm.

몸통
배는 볼록하게 약간 부풀어 있고 사지는 굽혀져 있다.

피부
불그스름하다. 아직은 미끈미끈한 백색의 태지(胎指)로 덮혀 있지만 3~4일이 지나면 저절로 벗겨진다.

다리
개구리 같이 무릎을 가볍게 구부리고 있다.

다. 신생아 수면

생후 4주 이내의 신생아는 젖 먹는 시간을 제외하고 하루 중 16~20시간의 수면을 취한다. 신생아의 수면과 각성 단계는 다음과 같이 구분할 수 있다.

[신생아 수면과 각성단계]

- 깊은 수면단계 : 눈을 감고 있으며, 호흡이 고르고, 가끔 놀라는 것 외에는 움직임이 없다.
- 얕은 수면단계 : 눈을 감고 있으며, 호흡이 불규칙하고, 잠자는 동안 작은 움직임이 있고, 소음에 깜짝 놀란다.
- 졸린 단계 : 뜬 눈을 감기 시작하고 꾸벅꾸벅 졸 수 있다.
- 조용히 깬 단계 : 눈을 크게 뜨며, 얼굴이 밝고 몸의 움직임이 조용하다.
- 활발히 깬 단계 : 얼굴과 몸이 활발하게 움직인다.
- 울음 : 운다. 몸의 움직임이 매우 조직적이지 않다.

[신생아 하루일과]

- 수면: 1,152분간(80.8%) / 잠깐 잠들기: 132분간(8.7%)
- 불쾌한 상태 : 104분간(7.2%) / 젖을 빠는 시간 : 46분간(3.1%)
- 손발 등 기타의 운동 : 15분간(1.0%)

[신생아 수면에 대한 기타 정보]

- 신생아는 낮과 밤이 바뀔 수 있다.
- 신생아의 수면 시간은 불규칙하고 예측이 어렵다.
- 신생아들이 꼭 조용한 환경에서 잘 자는 것은 아니다.
- 아기도 자신만의 잠버릇이 있다.
- 아기에게는 안전한 수면공간이 필요하다.

라. 신생아 수유

신생아(0~4주) 수유주기 및 수유량은 아래와 같다.

- 보통 2~3시간 간격으로 15~30분간 수유를 한다.
- 생후 3주 정도 지난 아기는 수유 간격을 2시간 이상 확보하는 것이 좋다.
- 분유 수유 시 생후 3~4일까지는 40mL, 4~15일까지는 80mL씩 하루에 7~8회 수유
- 표준량은 1회 60~120mL씩 하루에 6~10회 수유한다.

마. 신생아 배꼽

신생아의 탯줄은 7~10일 사이 대부분 저절로 떨어진다. 만약 2주 이상 지나도 탯줄이 떨어지지 않으면 염증이 생길 수 있고 심할 경우 패혈증까지 생길 수 있음으로 주의 깊게 관찰한다.

바. 신생아 피부

a. 몽고반점 :

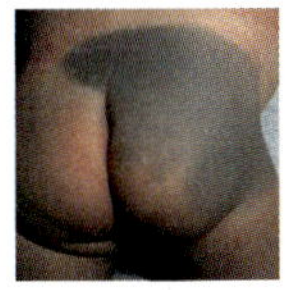

멍든 것처럼 엉덩이나 등 부위에 있는 푸른색의 커다란 평평한 점을 몽고반점이라 한다. 몽고반점은 엉덩이나 등 외에 허벅지나 어깨 등에도 나타날 수 있다. 아기가 학교 갈 무렵이면 몽고반점은 사라지게 된다.

b. 미립종 :

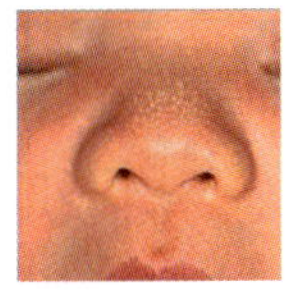

대체로 콧등이나 턱에 생기는 하얗고 작은 덩어리이다. 이는 피부의 피지선이 막혀서 생긴다. 생후 2~3주경에 없어진다.

c. 땀띠 :

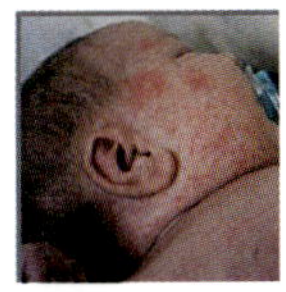

땀샘이 폐쇄되어 생기며 주로 얼굴에 많이 발생한다. 만져지는 작은 덩어리로 안에 투명하거나 우윳빛의 분비물을 가지고 있다. 정상적인 피부청결로 없어진다.

d. 모세혈관종(또는 딸기모양 혈관종) :

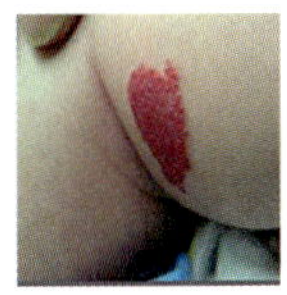

피부의 모세혈관이 확장되어 생기는 것으로, 붉은색의 말랑말랑한 덩어리가 피부에 돋아 있다. 아기가 성장하면서 점차적으로 크기가 줄어들며 결국에는 특별한 치료를 하지 않아도 사라지게 된다.

e. 중독성 홍반 :

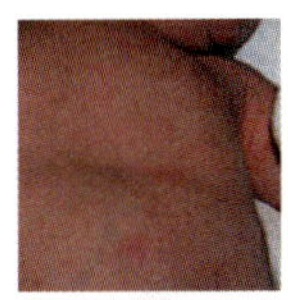

정상 신생아의 절반에서 나타나는 붉은 반점으로 얼굴과 온몸에 벌레에 물린 것처럼 생긴다. 특별한 치료가 필요 없으며 생후 1주일 이내에 자연적으로 사라진다.

f. 연어살색 반점 :

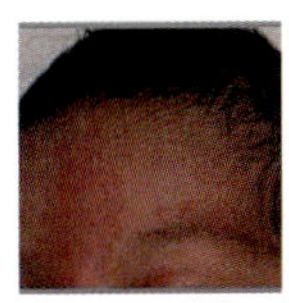

붉은색의 평평한 점으로 주로 이마나 목, 머리의 뒤쪽, 윗눈꺼풀 등에 나타난다. 생후 수개월 지나면 자연적으로 사라진다.

g. 태지 :

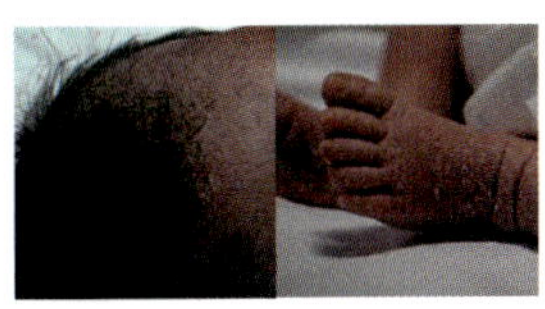

신생아가 태어날 때 피부에 하얀 막 형태로 형성되는 것으로 아기가 태어날 때 산도를 통과 시 저항을 감소시키는 역할을 하며, 100일을 기점으로 대부분 떨어져 나간다. 다만 신생아 태지 관리를 잘못할 경우에는 피부 염증 혹은 신생아 비듬의 원인이 될 수 있는 만큼 청결한 관리가 필요하다.

사. 신생아 대변

신생아의 첫 대변은 검은색의 태변으로 생후 1~2일에 배설한다. 생후 3일 정도까지 녹황색 또는 황갈색의 이행변이 배출된다. 이후 아기의 영양 공급원에 따라 변의 양상이 다르게 나타난다. 모유수유를 하는 경우는 황금색의 묽고 알갱이가 있는 변을 배설하고, 분유 수유아기는 옅은 황색의 단단한 변을 배설한다.

- 태변(암녹색)은 출생 후 2~3일 안에 모두 배출되며 태변이 늦게 배출될수록 아기의 생리적인 체중감소가 많고 황달이 심할 수 있다.
- 3~4일 후부터는 이행변(연녹색)을 본다. 5~6일 이후에는 황금색 변을 본다.
- 모유수유의 경우 하루 3~4회, 인공수유의 경우 하루 1~2회 하며 아기가 섭취하는 정도에 따라 횟수는 달라질 수 있다.

신생아 태변	이행변	지연된 이행변
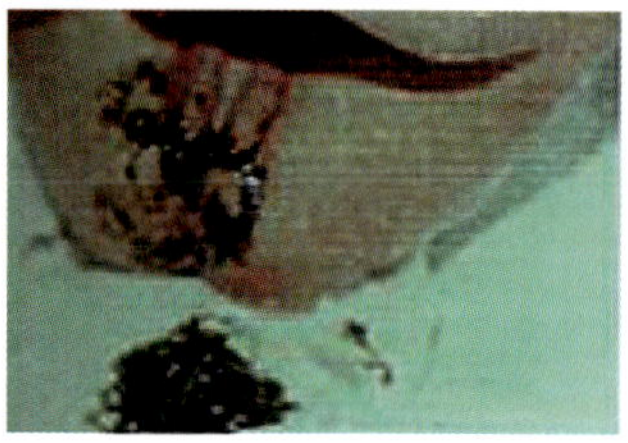	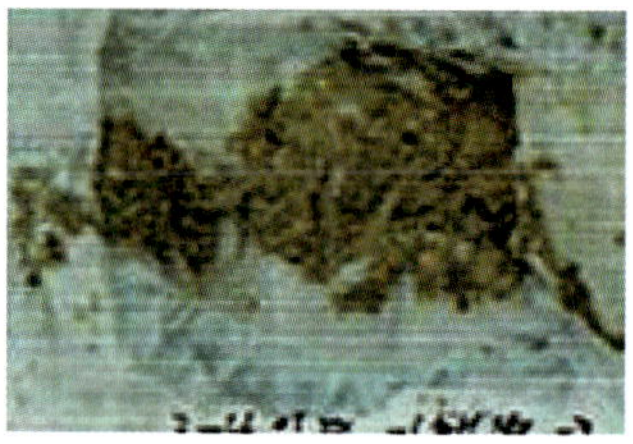	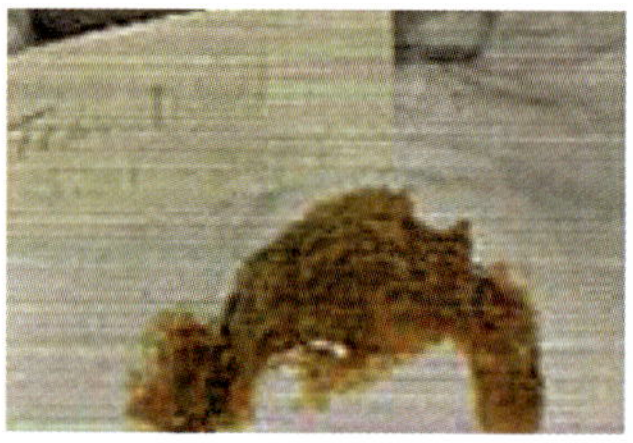
• 출산 2~3일째 • 신생아의 태변은 진녹색이며 끈적끈적 하다. • 출산 후 3~4일째까지는 모두 배출되어야 함	• 출산 3~4일경 • 모유나 분유를 먹고 소화된 대변과 태변이 섞인 Greenish & Brown • 출산 후 4~5일째부터는 배변색이 Yellow로 바뀌어야 함	• 출산 6일째 • 엄마가 수술해서 모유를 덜 먹인 상태로 섭취부족으로 인한 지연된 이행변 • 생리적 체중감소가 많이 되고 황달과 연관된 경우 반드시 보충수유가 필요

주)사진출처 : The Breastfeeding Atlas(Second Edition), Barbara Wilson-Clay, BS,IBCLC Kay Hoover, M Ed, IBCLC

- 소변은 첫 일주일에는 1~6회로 매일 1회씩 늘면 정상이다.
- 초기 소변량은 약 15cc에서 3~5일 지나 젖이 늘면서 50~100cc로 늘어난다.
- 생후 6일 이후 소변 횟수는 5~6회 정도면 정상이며, 수유량에 따라 10회 이상 되기도 한다.
- 신생아기 2~3주까지 요산은 정상이다.
- 요산이 보일 때에는 탈수가 되지 않도록 주의한다.

Seedy Stool	Curd-like Stool on day 6	Green Stool
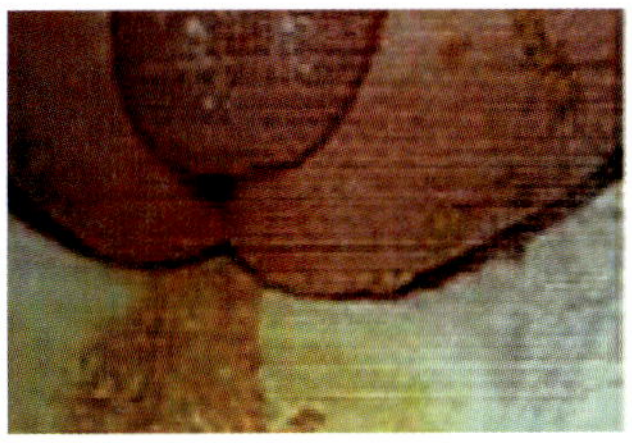	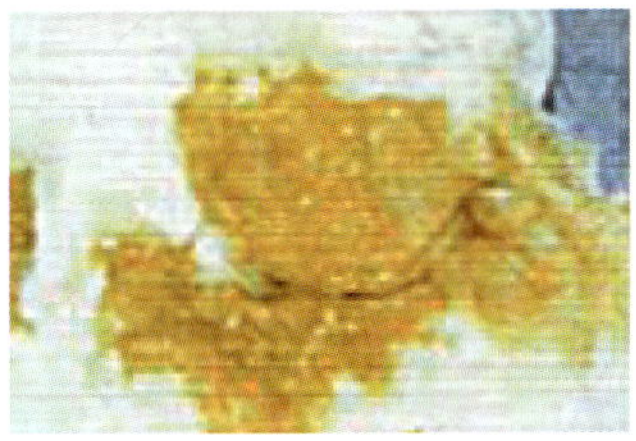	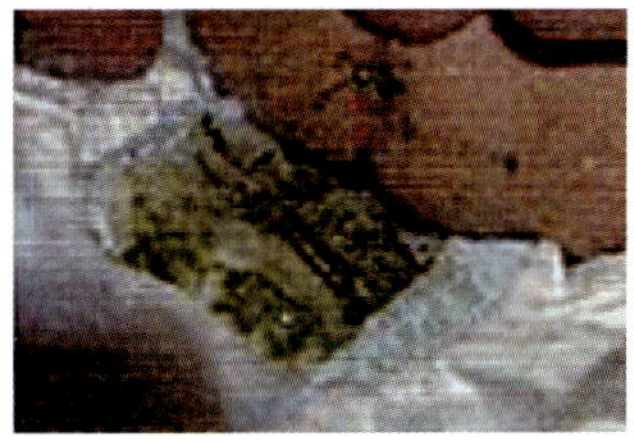
• 아기의 대변은 씨앗이 섞인 것처럼 보일 수 있다.	• 6일 된 아기가 본 대변 • 이것은 모유나 분유에 들어 있는 카제인 단백질이 소화가 안된 형태임. 특히 분유섭취량이 많은 아기들에게 뭉글뭉글한 하얀색의 대변이 많이 보이며 아기들은 영아산통으로 많이 보챌 수 있다.	• 젖양이 많아 전유를 많이 먹은 경우 • 모유수유아기의 정상적인 대변 • 엄마가 비타민 보충제를 먹었거나 엄마의 식이 중에 베타카로틴 섭취가 많거나 녹황색 채소를 많이 먹었을 경우 • 분유수유 시 철분 함유 기인

주)사진출처 : The Breastfeeding Atlas(Second Edition), Barbara Wilson-Clay, BS,IBCLC Kay Hoover, M Ed, IBCLC

Size Comparison	Coin Size Comparison	Watery Stool
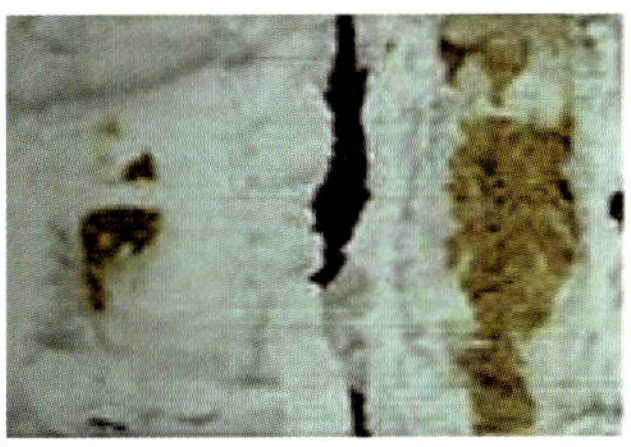	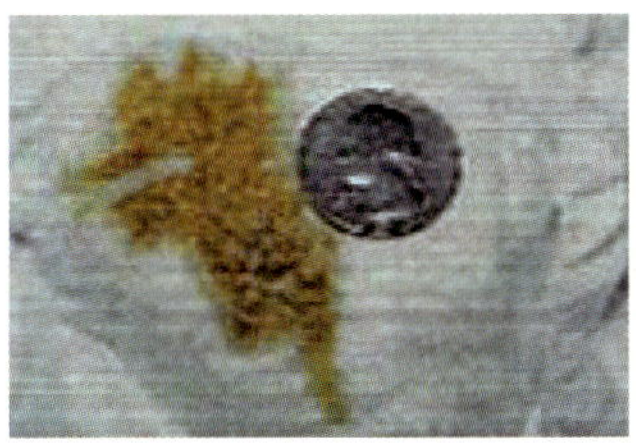	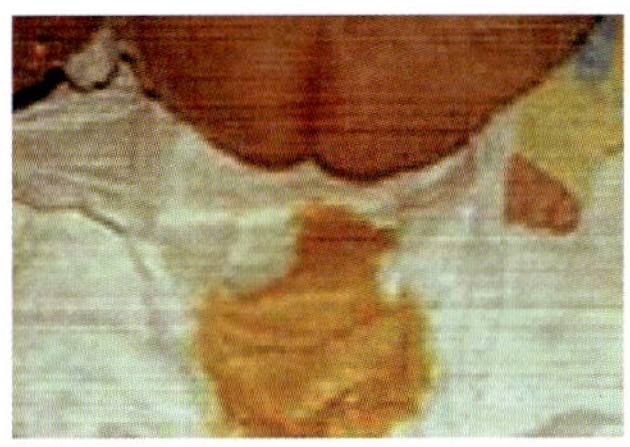
• 아기들은 하루에 대변을 한 번에 많은 양을 보거나 조금씩 자주 싸는 양상을 볼 수 있다. • 아기의 1회 섭취량이나 모유 또는 분유에 따라 대변 양상이 다르다.	• 위 동전보다 많은 양을 대변 횟수에 포함시킴	• 모유(초유)를 먹고 소화시킨 대변은 소화흡수가 잘 될수록 물처럼 묽게 보일 수 있다.

주)사진출처 : The Breastfeeding Atlas(Second Edition), Barbara Wilson-Clay, BS,IBCLC Kay Hoover, M Ed, IBCLC

(2) 신생아의 발달 특성

가. 신생아 감각능력

신생아의 감각능력은 아래와 같이 정리할 수 있다.

감각	감각능력 내용
시각	2~3일 후에는 사물을 따라 눈동자를 움직일 수 있다. 신생아의 눈은 사물이 지나치게 가깝거나 멀리 있으면 볼 수 없다.
후각	신생아의 초기 감각 중 후각은 예민하지 않으나 좋아하는 냄새와 싫어하는 냄새를 구별한다.
미각	신생아는 4가지 기본 맛인 달고, 시고, 쓰고, 짠맛 모두에 차별적인 반응을 보이며 쓴맛 보다 단맛을 선호한다.
청각	태내에서 이미 발달, 생후 3일이 되면 엄마 목소리를 듣고 좋아한다. 태어나자마자 엄마 목소리를 구별한다.
촉각	신생아의 냉각과 온각은 비교적 발달이 잘 되어 있다. 특히 냉각이 발달되어 있으므로 찬물에 대한 신생아의 반응은 민감하다.
통각	성인과 같은 아픔을 못 느낀다.

나. 신생아 반사

신생아의 반사는 신경계 발달을 반영하는 중요한 지표이다. 신생아의 신경학적 특징은 원시적인 반사로 측정하며 신생아 활동의 대부분이 반사적이다.

이러한 신생아의 행동은 태어날 때 이미 가지고 있는 자동적인 반응으로서 대부분 자연적으로 없어지는 것이 정상이나 어떤 반사들은 사라져야 할 시기 이후에도 계속 남아있거나 근 긴장도의 저하, 비대칭, 혹은 축 늘어져 있을 경우 신경계 기능에 장애가 있음을 암시하는 소견일 수도 있다.

신생아기의 대표적인 반사는 다음과 같다.

a. 모로반사 :

신생아의 머리 자세가 갑자기 바뀌거나 머리가 갑자기 떨어질 때 또는 큰 소리에 깜짝 놀랄 때 신생아는 팔과 다리를 몸 바깥쪽으로 내뻗으며 목을 펴고 손가락을 펴는 반응을 나타낸다. 이는 생후 2개월경에 사라진다.

b. 긴장성 목반사 :

신생아의 흥미로운 반사반응 중 하나로 펜싱하는 듯한 자세를 보이는 반사이다. 신생아 머리를 한쪽으로 돌리면 그 방향 팔을 쭉 뻗고 반대쪽 팔은 구부리는 반응을 보이고 이는 생후 4~5개월경에 사라진다.

c. 파악반사 :

신생아의 손바닥을 건드리면 주먹을 꽉 쥐는 파악반사가 나타난다. 이 반사는 손바닥만이 아니고 발바닥에서도 동일하게 나타난다. 신생아의 파악반사 힘이 아주 강해서 자신의 몸무게를 지탱할 정도까지 된다. 손바닥 파악반사는 생후 5~6개월에, 발바닥 파악반사는 생후 9~12개월에 사라진다.

d. 포유반사 :

신생아의 입 가까운 볼을 건드리거나 문지르면 자극이 있는 쪽으로 고개를 돌린다. 이는 생후 4개월에 사라진다.

e. 빨기반사 :

신생아의 입술이나 입안에 손가락을 가져다 대면 빨기 시작한다. 이 반사는 생후 7개월에 사라진다.

f. 보행반사 :

신생아의 겨드랑이에 손을 넣어 안은 채로 신생아의 발바닥이 단단한 면에 닿게 하면 신생아는 걸음걷기를 흉내 내듯이 다리를 구부렸다 펴기를 반복한다. 이 반사는 생후 2개월에 사라진다.

다. 신생아 월령별 발달 특성

부모와의 상호작용은 신생아가 자신과 환경에 대해 배우는 중요한 방법이다.

신생아는 날마다 무언가를 배우며 놀아주는 것을 좋아한다. 그러므로 아기에게 이야기를 많이 하고 아기의 얼굴을 보고 눈을 마주치며 부드러운 목소리로 노래를 불러주거나 가볍게 흔들어 주면 좋아한다. 또한 아기들은 밝은색과 선명한 색대비를 좋아하므로 흑백으로 대조 디자인된 모빌을 매다는 것도 좋다.

다음은 성장에 따른 월령별 새롭게 익힌 기술들이다.

월령	익숙한 기술 (대부분의 아이들)	새로 익히는 기술 (절반 정도의 아이들)	고급 기술 (소수의 아이들만)
1개월	머리 들기 소리에 반응하기 얼굴 응시하기	사물따라 시선 움직이기 "우", "아" 등의 소리내기 검은색과 흰색을 볼 수 있음	미소 짓기 웃기 머리 45도 각도로 들기
2개월	모음 소리내기 사물을 따라 시선 움직이기 짧은 시간동안 머리 들기	미소짓기, 웃기 머리 45도 각도로 들기 움직임이 부드러워짐	머리 계속 들고 있기 다리들기 머리와 어깨 들기
3개월	웃기 머리 계속 들고 있기 부모의 얼굴과 체취 인식	꽥꽥대거나 "꾸꾸", "구구" 등의 소리내기 부모목소리 인식하기 머리와 어깨 들기	소리나는 쪽을 쳐다봄 장남감 두 개를 부딪쳐 소리내기 뒤집기

생후 1년 동안 정상적인 발달 과정은 다음과 같다.

a. 머리 가누기 :

① 출생 시-엎드린 자세에서 머리를 돌린다.

② 1개월-엎드린 자세에서 머리를 잠시 든다.

③ 2개월-엎드린 자세에서 머리를 45~90도 정도 든다.

④ 3개월-어떤 자세에서든 머리를 제법 잘 가눈다.

⑤ 4개월-받쳐 주면 머리와 등을 잘 가누고 안정되게 앉는다.

b. 앉기 :

① 4개월-잡아주면 앉는다.

② 6개월-자기 팔로 방바닥을 짚고 잠시 앉아 있을 수 있다.

③ 7개월-잠시 혼자 앉을 수 있다.

④ 8개월-도움 없이 혼자 앉을 수 있다.

c. 몸동작 :

① 2개월-옆으로 누이면 몸을 등 쪽으로 뒤집는다.

② 4개월-바로 뉘어 놓으면 몸을 옆으로 뒤집는다.

③ 5~6개월-엎드려 누이면 몸을 옆으로 뒤집는다.

④ 6~7개월-잠시 혼자 앉을 수 있다.

⑤ 8개월-몸통으로 긴다.

⑥ 9개월-몸통을 바닥에 대지 않고 양손과 무릎으로 긴다.

⑦ 10개월-가구를 잡고 일어선다.

⑧ 12개월-혼자 선다.

⑨ 15개월-혼자 걷는다.

d. 잡기 :

① 3개월-손에 물체를 쥐여 주면 잠시 잡고 있는다.

② 4개월-팔을 뻗어 손가락을 갈퀴처럼 하여 물체를 잡는다.

③ 6개월-손바닥으로 능숙하게 물건을 잡는다.

④ 6~7개월-물체를 다른 손으로 옮기고 서로 맞부딪친다.

⑤ 8~9개월-손가락으로 물체를 집어 올린다.

참고문헌

여성건강간호교과연구회(2018) 여성건강간호학Ⅱ(제9판 모성간호학), 수문사, 620-635

유은광 외 (2015) 모성. 여성건강간호학Ⅱ, 현문사, 173-178

배종우, 김민희 (2014) 신생아학, 한국의학사, 40-42

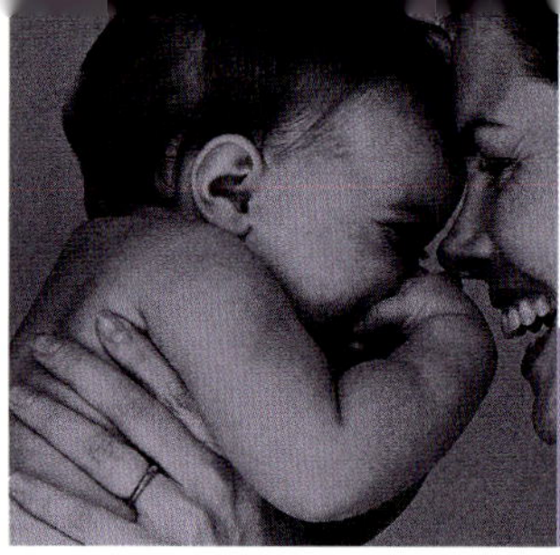

Ⅱ 서비스 내용 이해

학습 목표

- 산모와 신생아에 대한 서비스를 제공할 때 산모의 기대심리에 대해 알아본다.
- 육아 환경 및 준비물에 대해 알아본다.

1 서비스 현장의 이해

(1) 산모의 기대심리

가. 산모의 기대 서비스 우선순위

a. 산모서비스 :

2014년 보건복지부가 조사한 「산모·신생아 건강관리사 직무분석 연구」자료에 따르면, 전체적으로 **산모 25.5%가 식사에 응답하여 가장 높은 비율을 보였고, 다음으로 유방관리(19.4%), 산후체조, 체형/체중관리(18.2%) 순서**로 나타났다. 결과적으로 식사관리, 유방관리, 산후체조 체형관리 등에 대한 욕구가 많다는 것을 확인할 수 있다.

〈 산모 기대 서비스 순위 〉

(단위: 건수, %)

구분	서울·경기			그 외 지역			계
	바우처	일반산모	계	바우처	일반산모	계	
식사	17.2	42.5	30.7	14.7	25.6	22.0	25.5
유방 관리	15.3	31.3	23.8	15.5	16.9	16.4	19.4
좌욕, 찜질, 적외선 치료	12.2	7.5	9.7	13.0	17.3	15.9	13.4
산모 복부 마사지	18.0	13.6	15.6	19.1	11.0	13.7	14.5
산후체조, 체형/체중 관리	21.7	3.9	12.3	19.7	23.6	22.3	18.2
산모 피부 관리	15.6	1.2	8.0	17.8	5.6	9.7	9.0
기타	0.0	0.0	0.0	0.3	0.0	0.1	0.1
전체	1,206 (100)	1,373 (100)	2,579 (100)	1,274 (100)	2,548 (100)	3,822 (100)	6,401 (100)

[출처] 2014 보건복지부 산모신생아 건강관리사 직무분석 연구

b. 신생아 서비스 :

전체 산모들의 36.7%가 신생아 돌보기의 질적 향상을 희망한다고 답하였고, 신생아 마사지에 28.2%, 감염예방·관리에 18.5%, 건강관리 및 기본 예방접종에 16.6%가 응답하였다.

〈 신생아 서비스 순위 〉

구분	서울·경기			그 외 지역			계
	바우처	일반산모	계	바우처	일반산모	계	
감염예방, 관리	19.0	42.5	30.7	14.7	25.6	22.0	25.5
신생아 마사지	32.0	31.3	23.8	15.5	16.9	16.4	19.4
신생아 돌보기	27.5	1.2	8.0	17.8	5.6	9.7	9.0
건강관리, 기본 예방접종	21.5	0.0	0.0	0.3	0.0	0.1	0.1
전체	879 (100)	1,380 (100)	2,259 (100)	930 (100)	2,203 (100)	3,133 (100)	5,392 (100)

[출처] 2014 보건복지부 산모신생아 건강관리사 직무분석 연구

특이한 점은 서울·경기지역의 바우처 이용 산모의 경우 신생아 마사지(32.0%), 신생아 돌보기(27.5%)의 선호 순서를 갖는 반면 일반산모는 신생아 돌보기(47.1%)의 선호가 매우 강하고 그 다음으로 신생아 마사지(33.0%) 서비스를 희망하고 있다.

나. 산모·신생아 건강관리사 서비스에 대한 기대

바우처 서비스 이용자의 경우 서비스 내용과 친절도 그리고 전문성 순으로 서비스의 기대가 높았고, 일반서비스 이용자는 서비스 내용과 인력 및 기관의 전문성 및 이용금액에 대한 서비스 기대도가 높았다.

〈 산모·신생아 건강관리사 일반·바우처서비스 이용 고려 시 서비스에 대한 인식 〉

구분	바우처서비스 이용자(n=19)	일반서비스 이용자(n=17)	F=value
산모·신생아 건강관리사 서비스의 내용	3.89(315)	3.76(437)	3.89(315)
산모·신생아 건강관리사 서비스의 품질	3.68(478)	3.89(315)	3.89(315)
서비스 제공인력 및 제공기관의 전문성	3.74(452)	3.89(315)	3.89(315)
서비스 제공인력 및 제공기관의 친절도	3.89(315)	3.89(315)	3.89(315)
서비스 제공량(서비스 이용기간, 1회 이용시간 모두 고려)	3.89(315)	3.89(315)	3.89(315)
서비스 이용에 따른 본인 부담금 액수(이용료)	3.89(315)	3.89(315)	3.89(315)
서비스 제공기관에 대한 주위 평판이나 인지도	3.89(315)	3.89(315)	3.89(315)

[출처] 2014 보건복지부 산모신생아 건강관리사 직무분석 연구

〈 산모·신생아 건강관리사 서비스 이용자 대상 일대일 심층면접 결과 〉

구분	일대일 심층면접 요약
서비스 이용관련	- 산모가 자신의 몸 상태나 주변의 육아지원 가능성 등을 고려하여 이용기간에 차이가 있음 - 산후조리원에서 2주 가량의 산후조리를 마친 후 가정에서 산후조리를 하는 경우에는 2주 동안 산모신생아건강관리사 서비스를 이용하는 경우가 많음 - 병원에서 퇴원한 후 바로 가정에서 산후조리를 하는 경우는 가족이 산후조리에 도움을 줄 수 있을 때는 2주를 이용함 - 산모신생아건강관리사 서비스를 선택하는 많은 경우는 다른 자녀가 있어 같이 돌봐야 하는 상황임 - 산모신생아건강관리사 서비스의 경우 2주 이상의 기간 동안 외부인이 집으로 오기 때문에 남편을 비롯한 다른 가족들이 불편할 수 있기 때문에 꺼림 - 또한, 자신과 성향이 맞지 않는 산모신생아건강 관리사가 파견되었을 경우 산후조리 기간 동안 불편한 상황들이 있을까봐 꺼림 - 산모신생아건강관리사 서비스를 이용하게 되면 밤 시간에는 서비스를 받을 수 없기 때문에 어려움이 있을 것을 우려함
서비스 만족도	〈산모신생아건강관리사〉 - 청소, 빨래, 식사 준비 등과 같은 가사지원서비스에 대한 만족이 높음 - 동일한 비용에 추가적인 것을 받고 있다는 것에 대한 만족이 큼 - 모유수유를 할 수 있도록 지원해줌 - 가사 일과 신생아 케어뿐 아니라 낮 시간에 말벗 역할을 통해 정서적 안정 지원 - 일대일로 서비스를 통해 자신의 아이에게 제공되는 케어를 상세히 파악 - 산모신생아건강관리사로부터 자신의 아이를 스스로 돌볼 수 있는 기본적인 지식과 기술 습득 〈산후조리원〉 - 가슴마사지와 전신마사지 - 위생적인 환경, 제대 소독 등이 더 잘 이루어짐
서비스 불만족도	〈산모신생아건강관리사〉 - 신생아 방청소는 물론 간식 제공, 장보기 등이 제대로 이루어지지 않음 - 일부 바우처 건강관리사는 퇴근할 때 저녁식사를 준비를 해주지 않음 - 서비스의 범위나 질에 대해 아쉬움 - 산모신생아건강관리사가 본인의 경험을 고집하고 육아상식에서 어긋나는 행동을 함 - 제공하지 않은 서비스에 대해 추가요금 요구 〈산후조리원〉 - 프로그램이 업체를 홍보하는 식으로 운영
추가서비스 경험 및 개선의견	〈산모신생아건강관리사〉 - 인간적인 신뢰감이 형성되기도 함 - 산모신생아건강관리사의 전문성(간호조무사 출신)을 더 신뢰함 - 현장 실습이 부족한 건강관리사에게 신생아를 믿고 맡기는 것에 대한 불안감 - 일의 속도가 늦을 때 불편함 〈산후조리원〉 - 간호사 자격이 있는 관리사 배치

(2) 육아 환경 및 육아 준비물의 이해

가. 육아환경 차이 이해

육아환경 차이 이해	육아환경 구성요소

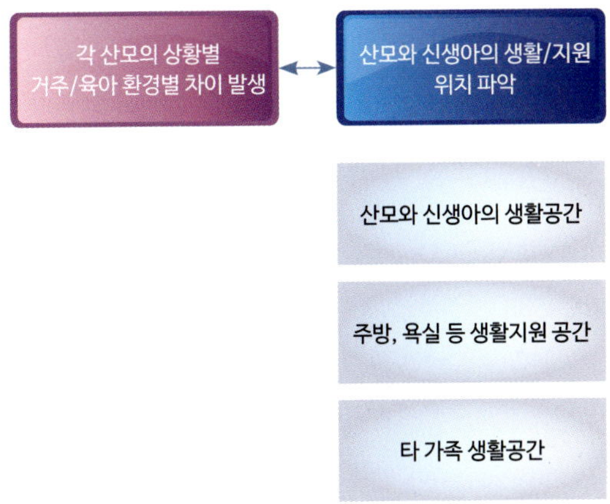

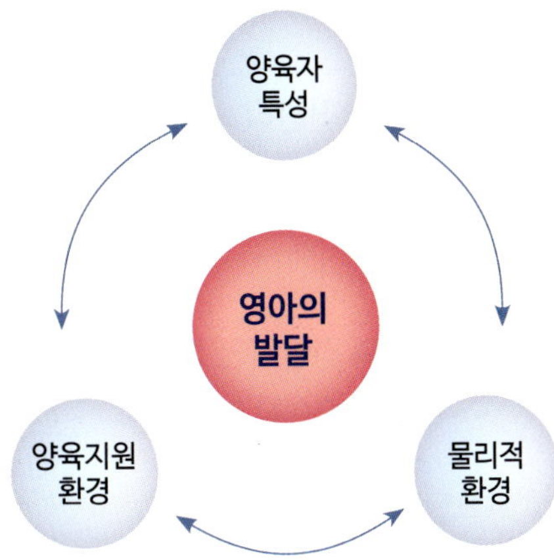

나. 바람직한 물리적 육아환경

바람직한 물리적 환경은 놀이용품을 비롯해 영아를 위한 침실 및 놀이공간의 구성, 조명 및 일조량, 안전 및 위생 등의 영아 양육을 위한 구체적인 물리적 환경 등이 포함된다.

물리적 양육환경 지표는 실내 환경 구성과 위생 및 안전의 두 가지 요소로 구성되어 있다.

a. 실내 환경 구성 :

실내 환경 구성은 기본 실내 환경, 자율성 촉진 환경, 발달 적합한 놀잇감 및 용품 구비의 세 가지 지표요소로 구성되어 있다.

① 기본 실내 환경

- 영아에게 쾌적한 실내 환경 제공
- 1세아 놀이 공간 확보
- 놀이공간에 사진 및 미술 작품 등 시각적 자극 제공 정도

② 자율성 촉진환경

- 만 1세아 놀이공간의 놀잇감 및 책 접근성
- 발달에 적합한 양육용품 구비 여부
- 놀잇감, 정리장소 구분되어 있음

③ 발달 적합한 놀잇감 및 용품 구비

- 다양한 영역 놀잇감 구비
- 위험한 놀잇감이나 발달에 부적절한 놀잇감 구비
- 발달 적합한 그림책 구비
- 그림책 활용 정도

b. 위생 및 안전관리 :

위생 및 안전은 청결 위생, 안전의 2가지 지표항목으로 구성되어 있다.

① 청결 위생

- 실내의 전반적인 정리환경
- 전반적 육아용품

② 안전

- 거실, 욕실, 놀이 공간 등에서의 적절한 안전장치 구비 여부
- 지름 3센티 이하 삼킬 수 있는 물건, 칼, 세제 등 위험요소 제거 정도
- 놀잇감 및 유아용품의 물품 구입 시 안전마크 확인

이에 바람직한 물리적 육아환경이란 위의 지표요소를 기준으로 각 지표가 상위의 점수가 나왔을 때 보다 바람직한 물리적 육아환경이라 볼 수 있다.

이와 더불어 신생아의 경우 특히 아기의 방 온도가 중요한데 여름에 26~28도, 겨울 22~24도의 온도를 유지하는 것이 좋다. 신생아가 있는 방의 습도는 40~60% 정도, 낮에도 방안의 조명을 끄지 않고 중간 이하 빛의 밝기로 조명을 조절하고 밤에는 부분등 또는 간접등을 사용하길 권고한다. 아기를 눕히는 바닥에 깔아놓는 요는 너무 두껍고 푹신하지 않도록 한다.

다. 육아용품의 종류 및 용도

산모는 출산/육아를 위해 다양한 준비물을 준비하고 관리사는 해당 물품의 종류와 구비사항을 잘 파악하여 활용한다.

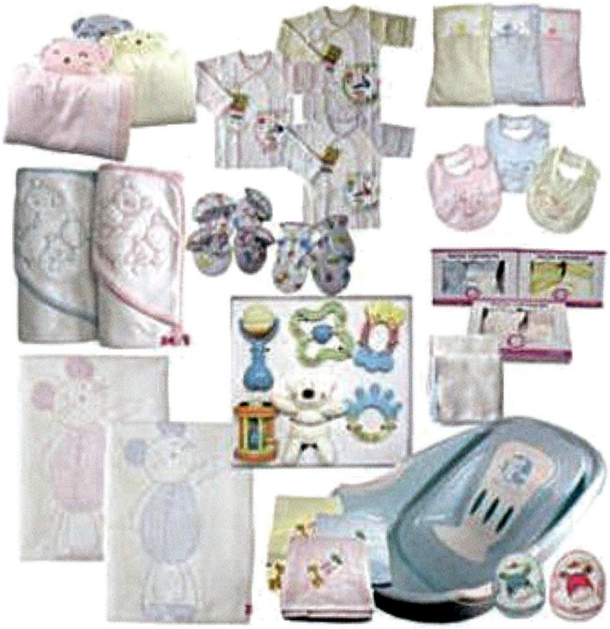

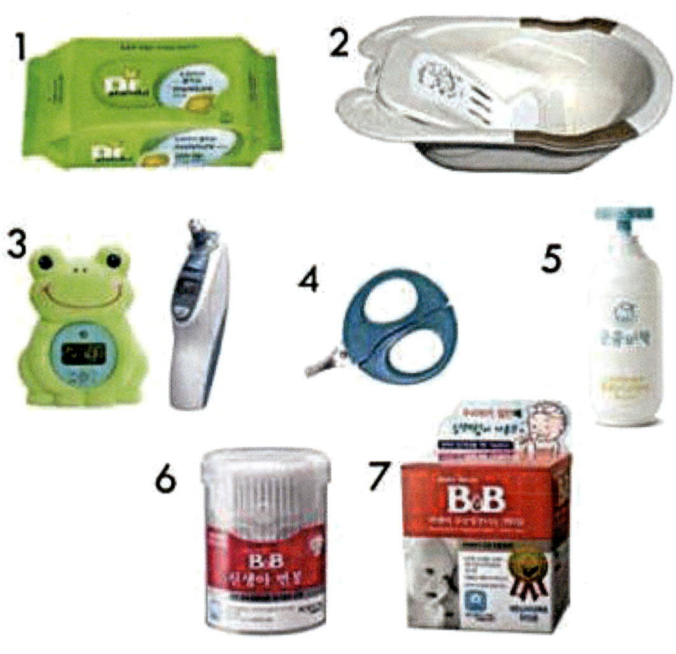

2 서비스 표준의 이해

학습 목표

- 서비스 표준을 작성할 수 있다.
- 산모와 서비스 표준에 대하여 공유한다.

(1) 서비스 표준

가. 표준서비스 개요

표준화 서비스란 산모·신생아 건강관리지원사업 정부바우처 이용자에게 기본적으로 제공되는 서비스이며 내용은 아래와 같다.

1. 산모의 산후 건강회복 지원(유방관리, 부종관리, 좌욕, 위생관리 등)
2. 산모 영양관리(식단구성, 식사, 간식 제공 등)
3. 신생아 건강관리(건강상태 확인, 청결관리, 수유지원, 접종지원 등)
4. 산모 정보 제공(응급상황 발견 및 대응, 감염예방, 산모교육 등)
5. 가사 활동 지원(청소, 세탁, 취사, 장보기 등)
6. 산모 정서 지원(정서상태 이해 및 정서적 지지 등)

나. 표준서비스 세부항목

표준화 서비스 세부항목의 기본원칙은 다음과 같다.

〈 기본원칙 〉

▶ 산모·신생아 돌봄 서비스 제공에 있어 의료행위 및 의료적 판단이 필요한 서비스는 제공할 수 없음

▶ 서비스 일정은 산모와 협의하여 결정

▶ 표준일정이 있어도 산모의 불편이나 필요사항 우선 해결

▶ 표준 서비스의 범위를 초과하는 사항에 대해서는 이용자의 추가 비용 부담을 전제로 별도의 계약을 체결한 후 서비스를 제공할 수 있음

〈 서비스 세부항목 〉

산모 건강관리	
산모식사	밥/국/반찬/간식하기, 식탁청소, 설거지, 행주삶기, 음식물쓰레기 분리수거
신체지원	산욕기 위생관리, 좌욕 지원, 유방관리 (젖몸살 예방 등), 산후체조, 부종관리
수유	수유간격 확인, 산모 수유 보조
건강지원	출산 후 산모상태 관찰 및 조사 (산후통, 제왕절개부위, 체중변화)

가사활동 지원	
청소 주변정돈	산모와 신생아가 주로 활동하는 장소(방, 거실), 화장실 청소, 쓰레기 분리수거, 이부자리 정돈 등
세탁	산모와 신생아의 옷, 수건, 기저귀 등 세탁과 삶기 등
장보기	간단한 장보기

신생아 건강관리	
신생아 돌보기	신생아 목욕, 옷 입히기, 수분섭취
신생아 위생관리	제대관리, 기저귀 교환, 젖병 세정/소독, 사용물품 정리·보관
기타	산모·신생아 병원진료 및 예방접종 동행

가사활동 지원	
정보제공	응급상황 발견 및 대응, 수유, 산후회복, 신생아 케어관련 산모교육
정서지원	심리·정서적 안정감 제공, 생활상 문제 등 상담 및 조언

(2) 표준 일정

가. 서비스 표준일정표(예시)

산모·신생아 건강관리사는 최초 방문 시 산모에게 제공기관의 표준 서비스 일정표를 제시하여 서비스 내용 및 진행일정 등에 대한 사전 정보 제공해야한다. 서비스 내용·범위·일정 등에 대한 예측성을 높여 불필요한 혼선 또는 갈등 최소화할 수 있기 때문이다.

서비스 표준일정표는 서비스 아이템 또는 특장점 등을 반영하여 표준일정을 수립하고 표준 일정은 이용자의 욕구나 필요 우선순위 등에 따라 탄력적으로 조정 운영될 수 있어야 한다.

〈 서비스 표준일정표 예시 〉

시간	표준 일과
09:00 ~ 09:10	• 앞치마 갈아입기, 손씻기 • (서비스 제공 첫 날의 경우) - 제공인력 신분확인 증명 제시 - 서비스 안내(계약사항, 서비스 내용, 표준일과, 결제방법 및 산모 협조사항 등) - 계약서 서명(2부 작성 후 1부씩 보관)
09:10 ~ 11:00	• 산모 아침식사 준비 및 뒷정리 • 식사 후 환기 및 간단한 청소
	• 산모, 아기 기초체온 체크 • 아기 침상 및 산모·아기 세탁물 정리
	• 젖병 세척·소독 • (유축기 사용 시) 유축기 깔때기 세척·소독
	• 모유수유 돕기 * 인공수유 산모는 인공수유 돕기 • (유축기 사용 시) 유축 돕기 및 유축모유 보관
11:00 ~ 12:00	• 산모 점심식사 준비 • (수시로) 아기 수면 상태 및 기저귀 상태 확인
12:00 ~ 13:00	• 점심식사 겸 휴식시간 * 제공인력 점심식사는 산모가 제공함
13:00 ~ 14:00	• 산모 식사 지원 및 뒷정리 • 식사 후 환기 및 간단한 청소
14:00 ~ 15:00	• 산모 체조 및 스트레칭 돕기

시간	표준 일과
15:00 ~ 16:00	• 아기목욕 및 배꼽소독
	• 모유수유 돕기(또는 인공수유 돕기)
	• 아기 배냇저고리 세탁 및 삶기 • (필요 시) 산모 세탁물 세탁
16:00 ~ 17:00	• 복부관리 또는 부종관리 * 제왕절개 수술 산모는 복부관리 제외
	• 산모 좌욕 지원 • 적외선 요법
17:00 ~ 18:00	• 젖병 세척·소독 • (유축기 사용 시) 유축기 깔때기 세척·소독
	• 집안 정리정돈 • 산모 저녁식사 준비 및 상차림
	• 산모·아기 기초체온 체크
	• 쓰레기 처리
	• 서비스 제공 기록지 작성 • 비용결제(이용자카드(국민행복카드) 및 제공인력카드 결제)

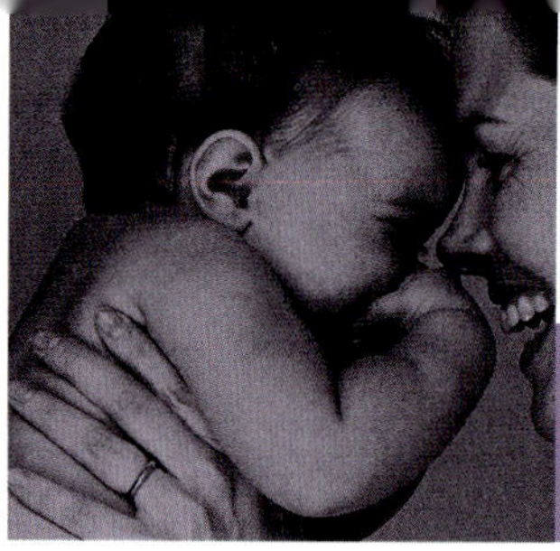

Ⅲ 방문준비

학습 목표

- 기본 에티켓을 익힌다.
- 의사소통을 이해한다.

1 기본 에티켓

(1) 건강관리사 서비스 마인드

가. 서비스의 개념

〈 Service의 어원 〉

▶ 라틴어 servus : 노예를 의미

▶ 영어의 servant, servile : 사람에게 시중을 들다.

▶ 현대적 의미 : 자기의 정성과 노력을 남을 위해 사용하여 이익 및 가치를 창출한다.

예전의 서비스 정의란 물건을 사면 부수적으로 제공하는 무엇으로 정의하였지만 지금은 고객에게 핵심적 가치를 전달하는 무엇으로 바뀌고 있다. 본 업무에서 서비스란 가치 있는 행동으로 고객과 회사와 본인에게 이익을 창출하는 행동을 넘어 고객만족으로 정의할 수 있다.

나. 고객만족의 개념

고객만족(customer satisfaction; CS)이란 “고객이 기대하고 있는 수준 이상의 우수한 상품, 서비스, 부가가치를 고객에게 제공하고 고객으로 하여금 만족감을 느끼게 하고 아울러 고객으로부터 신뢰와 존경을 얻는 것”으로 순간의 만족으로 끝나는 것이 아니라 그것이 지속적으로 유지될 때 비로소 진정한 고객만족이라고 할 수 있다.

사전기대 < 현실 = 만족

사전기대 > 현실 = 불만족

다. 서비스 기본자세

〈 서비스 자세 : 3S 〉

▶ Smile : 밝은 얼굴, 단정한 용모, 명랑한 음성

▶ Service : 친절한 응대, 고객의 입장 이해, 약속이행

▶ Speed : 재빠른 행동, 신속한 처리, 일의 표준화

a. 마음가짐 : 고객서비스의 기본

현재는 동일한 제품 혹은 서비스를 선택할 수 있는 대안이 많아 이른바 "고객경제 시대"를 살아가고 있다. 그래서 보다 차별화되고 수준 높은 서비스를 제공할 필요가 있다. 따라서 고객만족 서비스의 기본조건을 재확인하고, 고객만족실천을 위한 적극적이고 능동적인 마음가짐이 필요하다.

b. 용모와 복장 :

단정한 용모와 복장은 나의 이미지를 결정짓는 매우 중요한 요소이다. 용모와 복장은 상대방에게 본인의 인격이 표현되고, 산모·신생아 건강관리사의 이미지를 대표한다는 마음가짐으로 직업에 맞는 단정한 모습으로 서비스를 제공해야 한다.

c. 표정 :

- 첫인상이 중요하다. / 자신과 상대방을 즐겁게 한다.
- 상대를 편안하게 해준다. / 온화한 표정과 시선
- 첫인상의 84%가 시선임을 기억하자.
- 눈과 입에 미소를 담는다.
- 상대의 눈과 눈 사이를 바라본다.

d. 바른 인사 :

- 친절의 시작 : 서비스의 성패를 좌우하는 첫 번째 관문
- 고객 맞이 기본 : 모든 업무는 인사로 시작해서 인사로 끝남
- 만남의 첫걸음 : 인간관계가 시작되는 신호
- 심리적 거리를 좁히는 첫걸음 : 인간관계의 윤활유 역할
- 업무의 활력소
- 따뜻한 인사 : 탄탄한 신뢰감 형성
- 내가 먼저 : 인사의 주도권은 내가 먼저
- 인사는 돈이 들지 않는 투자
- 몸을 상대쪽으로 향하여: 밝고 명랑한 표정으로 친밀함을 담아서
- 상대의 눈을 보고 미소 지으며 : 눈은 대화의 통로
- 인사말을 다정하게 : 상황에 맞는 인사말

e. 바르지 못한 인사 :

- 눈을 쳐다보지 않고 하는 인사 / 망설임이 느껴지는 인사
- 고개만 까딱하는 인사 / 말로만 하는 인사
- 마지못해 하는 인사 / 무표정한 인사
- 반가운 마음이 없는 인사 / 아쉬울 때만 하는 인사

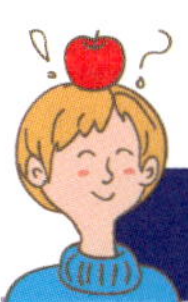

생각해봅시다!!

올바른 서비스 또는 상담 방법에 대해 동료들과 토의해봅시다.

-"가슴관리만 하시기에 여기는 가슴관리밖에 없냐고 했더니
복부관리도 있는데 내가 제왕절개를 해서 가슴만 하는 거라고 하셨어요.
그런데 나중에 회사에 물어보니 발관리도 해준다고 하더라구요.^^ "-

(2) 건강관리사 복장과 이미지

산모·신생아 건강관리사의 기본 복장과 이미지메이킹은 아래와 같다.

항목	내용
근무복장	기관에서 제공한 근무복 착용(청결)
	여벌의 앞치마 준비(청결)
손/발 관리	손톱은 청결상태 유지(매니큐어 금지, 길이 관리)
	서비스 단계에서 항상 손씻기, 신생아 용품 취급 시 고무장갑 착용 금지
	양말 항상 착용
화장과 향수	짙은 화장 금지, 향수 사용 금지
머리관리	머리가 긴 경우 망 머리/묶음 머리, 짧은 경우에도 단정하게

가. 근무복장

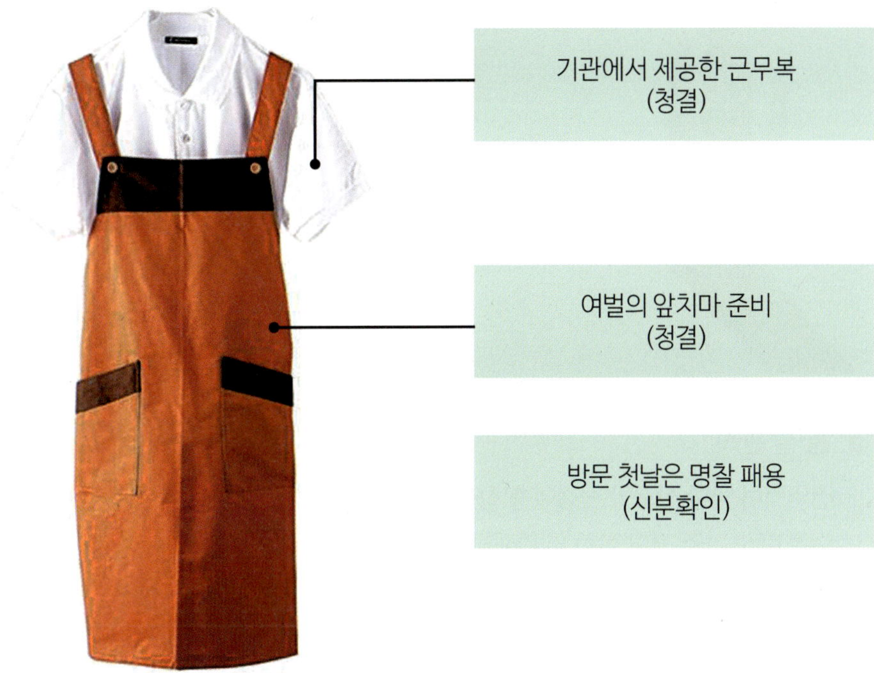

a. 명찰 :

- 명찰은 복장 규정의 일부이다.
- 항상 바른 위치에 부착해야 하며, 신뢰를 줄 수 있도록 한다.
- 명찰은 본인을 대표하는 것으로 고의적 훼손, 분실은 안됨

b. 복장 :

- 모든 건강관리사의 복장은 단정하고 깨끗이 한다.
- 앞치마는 구김이나 얼룩이 없어야 하고 오염 시 깨끗이 세탁한 후 반드시 다림질하여 착용한다. (여벌의 앞치마 준비 필수)
- 제공복장 및 스커트 및 블라우스는 솔기에 실밥이 나오지 않도록 주의한다.
- 기타 : 근무 전 반드시 입 냄새 제거 등을 하고 구강 상태를 점검한다.

c. 액세서리 :

- 팔찌, 체인, 목걸이, 반지 등의 액세서리는 착용을 금한다.
- 시계는 작고 단정한 것은 가능하나 돌봄 업무 시 착용금지
- 산모와 아기를 접촉하는 직업이므로 치장은 반드시 지양

나. 손·발·머리 관리

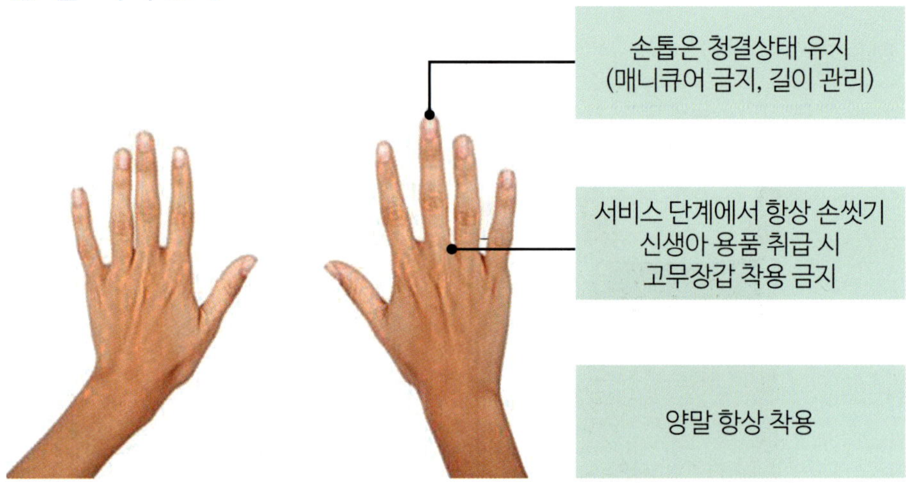

a. 손·발 관리 :

- 면역력이 약한 산모와 신생아를 접함으로 반드시 청결유지 필수
- 손은 항상 자주 씻어 항상 청결하게 하며 손톱은 짧게 유지한다.
- 산모와 신생아를 접하기 때문에 매니큐어는 반드시 금한다.
- 양말을 항상 착용한다.

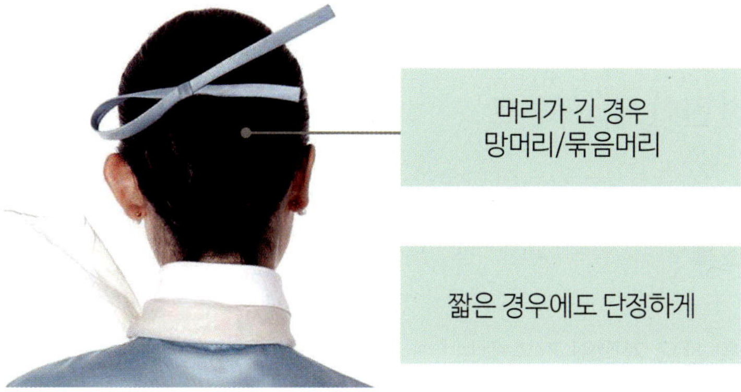

b. 머리관리 :

- 머리는 항상 단정하고 깨끗하게 유지한다.
- 긴 머리는 망머리 혹은 묶음 머리로 하여 옷깃이 닿지 않는 위치에 고정한다.
- 앞머리는 눈을 가리지 않으며 옆머리는 흘러내리지 않도록 한다.
- 크고 화려하거나 칼라가 있는 핀은 사용을 피한다.
- 유행에 민감한 머리형은 삼가한다.

다. 화장, 향수

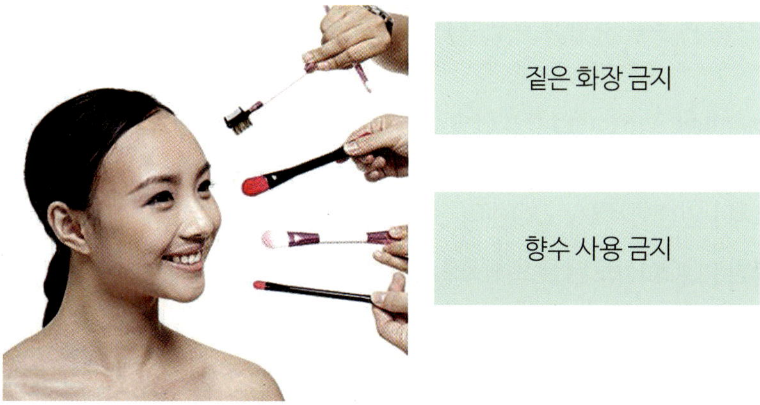

a. 화장 및 향수 :

- 진한 화장 및 향수는 반드시 금지. 화장 시 옅고 자연스러워야 한다.
- 눈 화장(eye shadow, eyeliner)은 자연스러운 색상이어야 한다.
- 윤이 나는 립스틱과 짙은 루즈는 피하며 엷고 자연스러운 색상을 사용한다.

(3) 방문 시 유의사항

가. 방문 전 전화 체크포인트

산모·신생아 건강관리사는 방문 전 다음과 같은 내용을 체크해야 한다.

a. 자기소개

b. 산모 및 산모 가정의 기본 정보

- 집주소, 현재 건강상태, 출산시기(월령), 산후조리서비스 유무 등

c. 서비스 제공 가능 여부

- 바우처 서비스 이용대상 여부를 사전에 반드시 체크해야 한다.
- 태아 유형, 출산순위, 서비스 기간에 따라 바우처가 차등지원 되기 때문이다.

d. 표준서비스와 부가서비스

- 표준서비스의 범위와 부가서비스 범위에 대해 간략하게 설명한다.

e. 기타 방문 및 방문 상담에 필요한 제반 정보

나. 방문 전 대화 시나리오(예시)

[자기소개] 안녕하세요? OO센터 OOO관리사입니다. 서비스 의뢰하셔서 전화드렸습니다.
[산모확인] OOO산모님 맞으시죠? (출산 축하 드려요)
[약속확인] 내일(OO일)부터 OO일 까지 서비스 의뢰하신 거 맞으시죠?
[장소확인] 제가 내일 OO시까지 OO아파트 OO동 OO호로 찾아 뵈면 되나요?
[마무리 인사] 내일 뵙겠습니다. 감사합니다. (안녕히 계세요)

[자기소개] 안녕하세요? OO센터 OOO관리사입니다. 서비스 의뢰하셔서 전화드렸습니다.
[산모확인] OOO산모님 맞으시죠? (출산 축하 드려요)
[약속확인] 내일(OO일)부터 OO일 까지 서비스 의뢰하셨지요?
[장소확인] 제가 내일 OO시까지 OO아파트 O동 OO호로 찾아가면 될까요?
[마무리 인사] 내일 뵙겠습니다. 감사합니다. (안녕히 계세요)

방문 전 전화는 대상자와 만나기 전, 약속을 정하기 위해서 또는 서비스 이해정도 및 대상자의 건강상태를 모니터링하기 위해 필요하다. 산모·신생아 건강서비스를 받을 예정이거나 받는 대상자들은 일반인과는 다른 상황에 있음으로 **전화 혹은 대화를 할 때 반드시 아들, 딸을 구분하여 평가하면 절대로 안 된다.** 또한, **가정사 혹은 경제력, 외모 등 개인 프라이버시와 관련된 내용은 직접적으로 물어봐서는 안 되고 업무에 기재하거나 알아야 할 사항에 대해 우선 양해**를 구하고 물어봐야 한다. 산모·신생아 건강관리사는 이용안내문 등을 참고하여 대상자와 상담을 하는 것도 좋다.

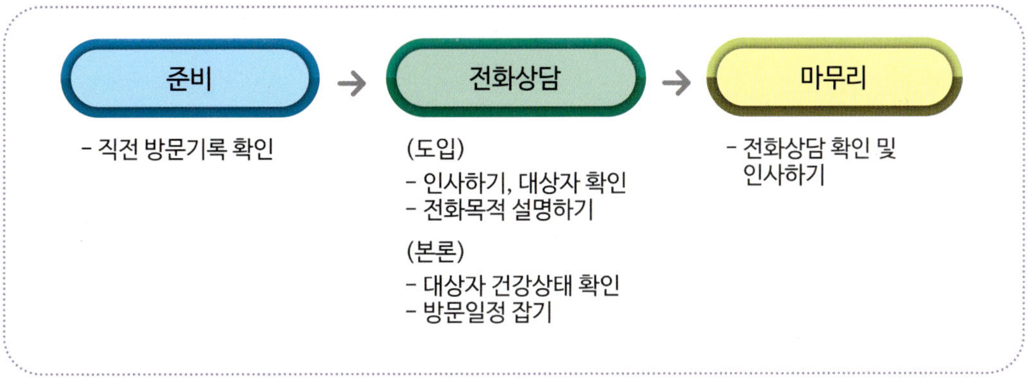

a. 준비 :

[전화상담 원칙]

① 전화시간 : 오전 9-10시, 11-12시, 오후 4-5시를 활용한다.

② 대상자 직전 방문기록 확인(아기 개월 수, 산모건강상태, 서비스이해도 등)

③ 전화상담 시간을 충분히 확보한다(단순 방문 약속 시는 짧게)

- 전화상담을 시간에 쫓겨서 대답을 재촉하거나 따지듯이 하면 안 된다.

④ 상대방에 대한 기본예절을 지킨다.

- 상대가 누구든 정중한 말씨로 응대하며, 전문용어, 속어, 외래어는 삼간다.
- 냉담하고 무뚝뚝한 말씨가 되지 않도록 하며 용건은 간결하게 전달한다.
- 상대가 이해할 수 있는 적당한 속도와 간격을 유지하여 말한다.
- 낮은말, 혹은 예의에 벗어난 말씨는 절대로 하지 않는다.
- 대화 중에는 적절한 맞장구로 상대에 대한 이해를 표현한다.
- 잘 들리지 않는다고 할 때는 소리를 크게 하는 것보다, 말을 천천히 하고, 발음을 똑똑히 하는 것이 더 중요하다.

b. 전화상담 :

[인사하기와 전화목적 설명하기]

① 인사하기

② 대상자 확인하기 & 안부 묻기

③ 전화목적 설명하기

➡ 시간이 없다고 할 때 : 이후 가능한 시간에 약속을 하고 인사 후 통화 종결

➡ 짧게 얘기하라고 할 때 : 간단히 설명하고 통화 종결

[대상자 건강상태 확인]

① 출산 개월 수 및 산모와 아기 건강상태를 확인한다.

② 산후관리 서비스 경험 및 바우처 서비스 기본내용 인지 여부 등 확인한다.

③ 기타 대상자의 필요 부분이 있는지 확인한다.

[방문일정 잡기]

[기타 상담]

① 부가서비스 및 바우처 사용 및 방법상담

③ 기타 산후관리 및 육아에 대한 상담

c. 마무리 :

[전화 상담 내용 중 중요한 부분을 다시 강조하기]

[다음 방문일정을 확인하기]

[마무리 인사하기]

다. 방문 기본예절

a. 사전약속 :

- 오후 3시~5시가 이상적이며 오전·출퇴근 시간 방문은 삼가한다.

b. 방문 시 필기구나 자료집 지참 :

- 상담이나 대화를 하면서 필요한 정보를 메모하기 위해 필요하다.
- 이용 안내문 및 팸플릿, 브로슈어 등을 준비하고 효과적인 서비스 소개를 위해 태블릿 pc 혹은 노트북을 활용한 시청각 교재를 이용한 장비를 구비해도 좋다.

c. 상담 시 단답형이나 폐쇄형 질문은 지양

- 상대방과 커뮤니케이션을 활성화 시킬 수 있는 개방형 질문유도가 필요하다. 이때 주의할 점은 서비스 대상자가 대답하기 곤란한 질문은 간접적으로 질문하고 만약 서비스대상자가 바쁘거나 몸 상태가 안 좋다고 느껴지면 관련 사항만 간결히 이야기한 후 재방문 혹은 재상담 약속을 잡는다.

d. 상담 중에는 휴대전화 전원 차단 :

- 또한 휴대전화를 손에 들고 있거나 앞에 두는 행동은 삼가야 한다. '눈앞의 당신보다 걸려올 전화가 더 중요하다'라는 인상을 줄 수 있기 때문이다.

라. 방문 기본예절

▶ 산모에게 존댓말 사용

▶ 관리사 소지품을 퇴근 시 산모 집에 보관 금지

▶ 산모 집에서 목욕/샤워/관리사 옷 세탁 금지

▶ 업무 시간에 개인용무의 전화, 문자, 인터넷 검색, 게임 등 금지

2 의사소통

(1) 효율적인 산모와의 의사소통

가. 의사소통 정의

의사소통이란 다른 사람과 정보를 서로 주고받는 과정이지만 단지 언어적 소통뿐만 아니라 다양한 방법으로 정보와 마음이 전달되는 것을 의미한다. 이렇듯 의사소통은 상호 간 의미를 공유하고 태도를 변화시키는 중요한 방법이다.

나. 의사소통 중요성

의사소통은 두 가지 방법으로 이루어진다.

하나는 언어를 통한 의사소통으로 이는 인간이 하는 의사소통의 30% 정도를 차지한다. 또 다른 의사소통의 방법은 상대방과 눈을 맞추고, 상대의 말에 귀 기울이고 경청하는 것, 말하는 사람의 표정, 시선, 몸짓, 그리고 적절한 반응 등과 같은 비언어적 의사소통이다. **그리고 의사소통의 내용과 의미를 곧바로 인식할 수 있는 직설적 의사소통과 직설적 의사소통에 질적인 의미를 부여하는 유추적 의사소통이 있다.**

예를 들면, 어떤 사람이 말로는 좋다고 표현하면서도 눈살을 찌푸리거나 입을 실룩거리며 못마땅하다는 표정을 짓는다면 그것을 받아들이는 사람은 명확하게 의사가 전달되었다고 생각하지 않거나 불쾌감을 느끼거나 그 사람의 의도를 오해할 수도 있다. 따라서 의사소통을 함에 있어서는 직설적 의사소통도 중요하지만, 그보다 더 중요한 것은 유추적 의사소통이다.

유추적 의사소통은 주로 비언어적으로 표현되는 경우가 많은데 특히 산모·신생아 도우미 서비스를 주고받는 상황에서는 서로의 의견이나 요구 등이 적절한지 아닌지를 염려하여 잘 표현하지 못하거나 상대방의 감정을 상하게 할까 봐 자신의 생각을 분명하게 전달하지 못하는 경우가 흔히 일어날 수 있다.

이러한 언어적, 비언어적 표현들이 적절해야 상대방과 공감하며 진심으로 이해하려고 하는 마음이 전달된다. 따라서 상호 간에 바람직한 의사소통이 일어나도록 두 가지 의사소통 방법을 적절하게 활용하는 방법을 익힐 필요가 있다.

다. 효율적 의사소통 방법

a. 듣는 기술(경청) :

① 부드러운 시선으로 산모에게 관심과 주의를 기울이고 있음을 전달한다.

② 눈 맞춤을 피하거나 너무 뚫어지게 쳐다보아서는 안 된다.

③ 머리를 가볍게 끄덕이거나 '그랬군요' 등의 반응을 보여 경청함을 알려준다.

④ 자신과 의견이 다르다고 상대방을 비판하지 않는다.

⑤ 긴 표현은 요약하여'OO라는 것인가요?' 등으로 상대 의사를 확인한다.

⑥ 다소 혼란스러운 내용은 명료·간결하게'그것은 OO하다는 말이군요' 등으로 정리하여 자신이 이해한 것이 정확한지 검토한다.

⑦ 비언어적 메시지의 의미를 파악하여야 한다. 얼굴 표정, 몸자세, 동작, 목소리의 크기, 속도, 명확한 발음, 억양을 주의 깊게 살핀다.

b. 경청 시 주의할 점 :

① 대답을 안 하거나 건성으로 듣는 것

② 눈을 쳐다보지 않고 무관심한 태도를 보이는 것

③ 팔짱을 끼고 듣거나 손장난을 하는 것

④ 말을 중간에 끊는 것

⑤ 말끝이나 실언을 트집 잡고 늘어지는 것

⑥ 말참견을 하는 것

⑦ 주위를 두리번거리고 시계를 자꾸 쳐다보는 것

⑧ 상대를 너무 뚫어지게 보는 것

c. 말하기 기술 :

① 상대에게 직접적으로 어떤 일의 원인으로 돌리지 않는다.

② 자신의 감정에 정직하기

③ 적절하게 자기 개방하기

④ 분명하게 말하기

⑤ 비판적인 단어 사용하지 않기

⑥ 부정적인 비교하지 않기

다. 의사소통 시 주의사항

출산 직후의 산모는 본인의 몸조리는 물론 신생아 돌보는 일 등 새롭게 처한 상황에 몰입하여 다소 자기중심적일 수 있기 때문에 산모·신생아 건강관리사들은 특히 세심한 주의를 기울이고 서로 간에 불편한 감정이 생겨나지 않게끔 원만한 관계를 이끌어나가야 한다.

건강 관리사들은 대부분 출산과 양육의 경험이 있기 때문에 산모의 입장과 감정을 누구보다 잘 이해할 수 있다. 그러나 자신의 경험에 기준을 두고 일방적으로 판단하거나, 산모들은 다 비슷비슷하다고 여기거나, 건성으로 반응하지 않도록 유의해야 한다. 자신의 의사소통이 어떠한지를 스스로 깨닫거나 갑자기 바꾸기는 쉽지 않으므로 기본적인 기술을 실습하고 동료로부터 자신의 모습에 대한 평가를 받으면서 보다 효과적인 서비스 제공자가 되도록 노력해야 한다.

a. 의사소통을 방해하는 요인들 :

① 상대방과 말할 때 남과 비교하는 것

②'원래 그래요', '다 그렇다니까요' 등 단언하기

③ 남의 말을 끝까지 듣기 전에 자신의 답변을 미리 준비하는 태도

④'알겠으니 그만해요', '이제 내 얘기 좀 들어봐요' 등 상대방의 말을 중간에 자르기

⑤'나는 어땠는지 알아요?', '나도 그랬는데' 등 자신의 경험으로 화제 전환하기

⑥ 듣고 싶지 않은 말을 흘려버리는 습관

⑦ 상대방의 말을 충분히 듣지 않은 상태에서 성급하게 사사건건 충고하는 태도

⑧'왜 그렇게 했어요?', '도대체 무슨 일이죠?' 등의 분석조사하기

⑨ 반박하고 논쟁할 거리에 집중하거나 '무슨 소리예요?', '내가 언제?' 등 따지기

⑩ 자신의 자존심을 내세우며 잘못을 인정하지 않거나 고집 피우기

⑪ 상대방의 얘기가 마음에 들지 않을 때 슬쩍 대화를 피하는 것

⑫ 무조건 상대방의 비위를 맞추는 것

⑬ 자신이 모든 것을 다 안다는 태도, '그건 이렇게 해야죠'

⑭ 나에게는 잘못이 없고 항상 자신이 옳다고 주장하는 태도

(2) 질문에 대한 효과적인 대처와 상담(토론)

다음의 몇 가지 실제 사례에 대해 토론해보자.

함께 해봅시다

사례 1. 건강관리사가 제공한 정보와 서비스에 대한 산모의 불만족

산모 A : "병원에서는 거들을 입어도 된다고 하였는데 건강관리사는 절대 안 된다고 하셨어요. 또 제가 우유가 먹고 싶어서 먹으려 하는데 우유는 절대 먹으면 안 된다고 말리셨어요. 하지만 조리원에서는 권하고 병원에서도 상관없다고 했기에 의문이 들었어요"

산모 B : "손목과 허리가 아파 마사지를 부탁했더니 해주셨어요. 그런데 너무 아팠어요. 무턱대고 문지르는 것 같았어요. 한의원에 갔더니 놀라시더라고요. 그렇게 무작정 문지르면 안된다고..."

산모 C : "애 낳은 지 얼마 되지 않아서 젖이 막 돌고 있는 산모에게 계속 젖이 모자라니 분유를 먹여야 한다고 하셨어요. 젖이 모자라다고 지속적으로 스트레스를 줘서 우울했어요. 후에 전문 마사지사가 와서 보더니 젖 양이 쌍둥이가 먹어도 될 정도로 많다고 했어요."

토론 1. 무엇 때문에 갈등 또는 불만이 생겼다고 봅니까?

토론 2. 내가 모르는 것을 산모가 물어보았을 때는 어떻게 대처해야 할까요?

함께 해봅시다

사례 2. 건강관리사의 근무 태도와 관련된 갈등상황

산모 A : "거실에 나가보니 안 계시기에 친정엄마가 쓰시는 방에 들어가 보니 건강관리사 이모님께서 누워계셨습니다. 엄마 침대 위에 베개까지 내려놓고 베시고요. 제가 들어가니 얼른 일어나시더라고요. 피곤하시겠다고 이해는 되지만요."

산모 B : "아무리 할일이 없다고 해도 다른 방에 들어가 책을 읽고 앉아있는건 너무 하지 않나요? 나름 눈치 주느라 인터넷을 한다고 옆에 앉았는데도 아랑곳하지 않고 가지고 온 책을 읽더라고요."

산모 C : "빨래는 널기만 하고 개키지도 않고, 휴지통에 기저귀가 가득차도 쓰레기 봉투 바꿀 생각도 안 하고, 꾸역꾸역 넣고, 보다 못해 제가 묶어 문에 내놓았는데도 갈 때 음식쓰레기 봉투만 달랑 들고 나가셨어요. 할일이 전혀 없는 것도 아니고 프로그램에 분명히 써있는 할 일이 있는데도 찾아보지 않고 책을 읽고 앉아있는 모습을 보니 이건 아니라는 생각이 들었어요."

토론 1. 무엇 때문에 갈등이 생겼나요? 각자의 입장을 이해할 수 있습니까?

토론 2. 산모, 건강관리사, 관리자의 입장에서 이런 상황을 어떻게 해결하면 좋을까요?

함께 해봅시다

사례 3. 서비스 내용에 대한 상호 간의 의견

산모 A : "반찬거리가 없어 장을 봐달라 했더니 자기네는 장 봐주지 않는다며 여태 남편들이 장을 봐줬대요. 저희 남편은 오밤중에 퇴근하는 사람이라 당황했고 프로그램에 포함된 걸로 알았기에 더 당황했죠. 업체에 확인해보니 장보기가 포함되어 있었어요. 다음날 얘기했더니 말을 바꾸며 원래는 장보기가 있는데 여태 남편들이 사다 놔서 안 했다고 하더라고요.

산모 B : "가슴 마사지만 하시기에 여기는 가슴마사지밖에 없냐 했더니 복부마사지도 있는데 내가 제왕절개수술을 해서 가슴만 하는 거라고 하셨어요. 그런데 나중에 회사에 물어보니 발마사지도 해준다 하더라고요."

산모 C : "남편 와이셔츠 3개 다림질 부탁을 했어요. 그런데 순식간에 얼굴빛이 바뀌고 정말 기분 나쁜 표정을 지으셨어요. 본인은 평생 와이셔츠 한 번도 다려본 적이 없다면서 다른 산모들은 다 이런 것 안 시킨다고 다림질시킨 산모는 저밖에 없다며 순식간에 절 이상한 여자로 만드시더군요. 와이셔츠 다림질 천 원이면 해 준다며 얼마 하지 않는다는 둥, 계속 다른 산모들은 다 세탁소에 맡긴단 말만 한 3~4번 반복하시구요. 그러면서 자기는 다림질하는 사람 본 적이 없다고 하더라구요."

토론 1. 무엇 때문에 갈등이 생겼나요?

토론 1. 산모가 업무 외의 일을 요청할 때 나는 주로 어떻게 반응하나요?
이런 일에 있어서는 어떻게 대처할까요?

역할극을 통하여 대처하는 법을 연습해 봅시다.

함께 해봅시다

사례 4. 산모의 의견이나 입장을 고려하지 않는 건강관리사

산모 A : "아이를 낳고 잇몸이 약해져서 이가 다 들떴어요. 근데 그걸 이해 못 하시더라고요. 이가 아프니 밥도 질게 해달라고 요구했는데 반찬은 딱딱한 멸치볶음, 꼭 씹어서 먹어야 하는 양상추 샐러드, 소고기 집어넣은 호박전, 오이 집어넣은 샐러드를 해주셨어요."

산모 B : "샌드위치를 해주신다기에 오이를 먹지 못하니 빼달라고 했더니 안 된다고 하셨어요. 본인이 만들어 놓은 것이 아직 남았으니 다 먹으면 그때 다시 해주겠답니다. 그럼 죽을 해달라고 했더니 흰죽밖에 못 한다며 안 해주셨고, 감자를 삶아달라 하니 감자는 먹겠냐고 물어보며 안 해주셨어요."

산모 C : "일주일 계시는 동안 집 주방 살림을 자기 멋대로 다 바꿔놨어요. 내 집인데 내 물건이 어디에 있는지 찾을 수가 없었어요. 도우미가 가신 다음에 주방정리를 다시 다했고 힘만 더 들었습니다."

산모 D : "자기가 싱겁게 먹는다고 짜게 먹는 거 건강에 안 좋다고 거의 간을 안한 미역국을 매일 주셨는데 먹기 괴로웠습니다."

토론 1. 위 사례와 같은 경험을 한 적이 있나요?

토론 2. 위와 같은 건강관리사에 대한 산모의 평가에 대해 어떻게 생각합니까?

3 서비스 준비물

(1) 계약 및 서비스 제공관련 서류

가. 방문 시 준비서류 종류 및 용도

의사소통이란 다른 사람과 정보를 서로 주고받는 과정이지만 단지 언어적 소통뿐만 아니라 다양한 방법으로 정보와 마음이 전달되는 것을 의미한다. 이렇듯 의사소통은 상호 간 의미를 공유하고 태도를 변화시키는 중요한 방법이다.

첫날	매일	마지막날
계약서 서비스 표준 일정표 이용자 안내문 배상책임보험 가입 증명서 건강관리사 신분증 교육 수료증 건강 진단서	제공 기록지 서비스 참고 자료 메뉴얼	서비스 평가표

(2) 서비스 실행 보조 도구

가. 방문 시 준비물 종류 및 용도

서비스 보조도구		관리사 개인용품
좌욕기	좌욕 대야	유니폼
유축기	유축기 깔때기	앞치마
배꼽 소독약	손소독제	개인수건
찜질기	기타 대여물품	결제 단말기

※ 방문 시 : 제공기록 작성

- 제공인력은 당일 제공한 서비스 내용에 대해 산모의 확인 서명을 받아 보관
- 서비스 제공 여부는 시스템 및 제공기록지 기록 기준으로 판단함

산모·신생아 건강관리 서비스 제공기록지

산 모		생년월일		분만형태	□자연분만 □제왕절개
신 생 아		출생일자		몸 무 게	
제공인력		제공기관		제공시간	00시~00시

구분	제공 일자	. .	. .	. .	. .	. .	. .
산모	① 회음절개부위 (또는 수술부위)	□열상 □혈종 □불편감 □이상없음	□열상 □혈종 □불편감 □이상없음	□열상 □혈종 □불편감 □이상없음	□열상 □혈종 □불편감 □이상없음	□열상 □혈종 □불편감 □이상없음	□열상 □혈종 □불편감 □이상없음
	② 유방상태	□울혈 □통증 □이상없음	□울혈 □통증 □이상없음	□울혈 □통증 □이상없음	□울혈 □통증 □이상없음	□울혈 □통증 □이상없음	□울혈 □통증 □이상없음
	③ 배뇨/배변	□불편감 □이상없음	□불편감 □이상없음	□불편감 □이상없음	□불편감 □이상없음	□불편감 □이상없음	□불편감 □이상없음
	④ 좌욕	□실시 □미실시	□실시 □미실시	□실시 □미실시	□실시 □미실시	□실시 □미실시	□실시 □미실시
	⑤ 유방/복부/부종관리	□유방 □복부 □부종 (부위 :) □미실시	□유방 □복부 □부종 (부위 :) □미실시	□유방 □복부 □부종 (부위 :) □미실시	□유방 □복부 □부종 (부위 :) □미실시	□유방 □복부 □부종 (부위 :) □미실시	□유방 □복부 □부종 (부위 :) □미실시
	⑥ 식사/간식	식사 회 간식 회	식사 회 간식 회	식사 회 간식 회	식사 회 간식 회	식사 회 간식 회	식사 회 간식 회
신생아	⑦ 체온	체온 : ℃	체온 : ℃	체온 : ℃	체온 : ℃	체온 : ℃	체온 : ℃
	⑧ 수면 양상	□잘 잠 □잘 못잠	□잘 잠 □잘 못잠	□잘 잠 □잘 못잠	□잘 잠 □잘 못잠	□잘 잠 □잘 못잠	□잘 잠 □잘 못잠
	⑨ 모유수유	횟수 :	횟수 :	횟수 :	횟수 :	횟수 :	횟수 :
	⑩ 분유수유	횟수 : (회당 ml)	횟수 : (회당 ml)	횟수 : (회당 ml)	횟수 : (회당 ml)	횟수 : (회당 ml)	횟수 : (회당 ml)
	⑪ 배변양상	□정상변 □이상변 (색깔등)	□정상변 □이상변 (색깔등)	□정상변 □이상변 (색깔등)	□정상변 □이상변 (색깔등)	□정상변 □이상변 (색깔등)	□정상변 □이상변 (색깔등)
	⑫ 목욕·제대관리	□실시 □미실시	□실시 □미실시	□실시 □미실시	□실시 □미실시	□실시 □미실시	□실시 □미실시
기타 서비스 (필요시, 직접 기재)							
특이사항 (산모·신생아 상태 또는 서비스 제공 계약 관련 특이사항 기재)							
산모 확인서명							

* 해당란에 체크 또는 직접 기재. 단, ①~③ 항목은 산모에게 물어서 기재할 수 있음

제3편

서비스 실행

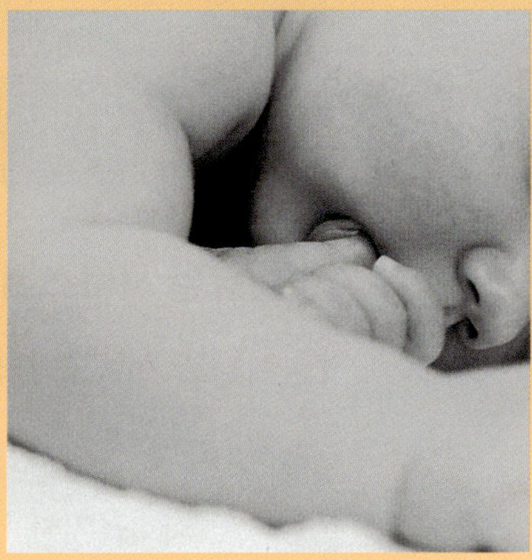

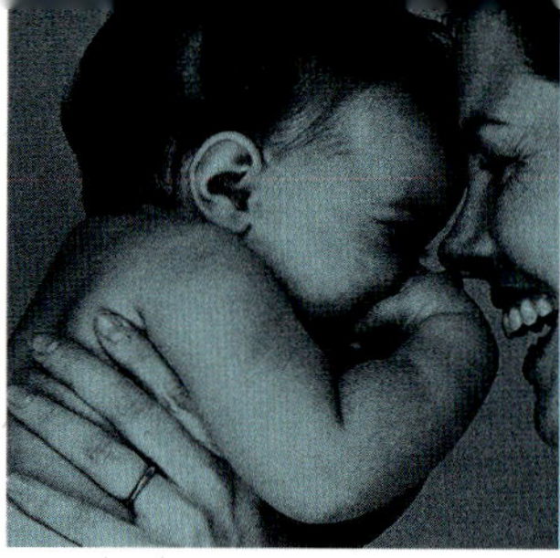

Ⅰ 최초 방문

학습 목표

- 가정환경 및 욕구를 파악한다.
- 서비스 관련 정보를 제공한다.

1 가정환경 및 욕구 파악

(1) 가정환경별 서비스 제공

가. 가정환경별 서비스 제공 원칙

산모의 가정환경은 가족구성원, 경제수준,
사회적 지위, 주거형태, 생활양식 등에 따라 천차만별입니다.
관리사는 산모 가정의 특성을 존중하고 산모의 욕구를 반영하여
편견 없이 최선의 서비스를 제공해야 합니다.

(2) 서비스 욕구 파악을 위한 산모 상담

가. 기본 서비스 영역

산모 지원	신생아 지원	일상생활 지원
산모 위생관리	신생아 목욕	청소 / 주변정돈
유방 관리	신생아 위생관리	세탁
산후 체조 지원	수유 지원	취사 / 식사 지원
산모 좌욕 지원		장보기

나. 산모 욕구파악 및 서비스 범위 설정

서비스는 다음과 같이 바우처로 제공하는 표준서비스와 부가서비스로 나뉜다.

산모를 위한 서비스	표준서비스에 포함되지 않는 서비스(부가서비스 예시)
- 산모 신체 상태 조사 - 유방관리, 산후 부종관리, 산후 체조지원 - 산모 영양관리 및 식사준비 - 좌욕지원, 산모 위생관리 - 수유, 산후회복, 신생아 케어 관련 산모 교육 - 응급상황 발견 및 대응 - 산모 신생아 주 생활공간 청소 - 산모 신생아 의류 등 세탁 - 상담 및 말벗 **신생아를 위한 서비스** - 신생아 건강상태 확인 - 신생아 청결관리 - 신생아 수유지원 - 신생아 위생관리 - 예방접종 지원 - 감염 예방 및 관리 - 응급상황 발견 및 대응	- 산모 신생아 주 생활 공간 이외 청소 - 다른 가족 방 화장실, 공용 공간(현관, 서재, 드레스 룸, 베란다, 창고, 유리창, 마당 등), 수납 공간(싱크대, 냉장고, 장롱, 찬장, 신발장 등), 기타 비일상적인 집안 대청소 - 산모 신생아 의류 등 이외 세탁 - 다른 가족 빨래, 고가의류, 대형 빨래(침구, 커튼, 신발류, 가방류, 부피 큰 계절 옷, 묵은 빨래 등) - 산모 신행아 이외 가족 친지 식사 준비, 자택 외 다른 장소에서의 식사준비, 잔치음식, 저장식품(김치 장류 장아찌 등), 차 접대 수준을 넘는 손님 접대 - 기타 - 부피가 크거나 무거운 가구/물건 옮기기 - 큰아이 또는 다른 가족 돌보기 - 운전 대행 - 애완동물 돌보기 등

부가서비스는 표준서비스의 항목과 범위를 초과하는 제공기관이 바우처 상품으로 책정·공표한 서비스 상품(가격)에 포함되지 않아 서비스 이용 시 이용자가 전액 자부담으로 추가 구매해야 한다.

서비스 제공기관과 제공자는 계약 전 반드시 구체적인 사례를 들어 서비스 가능범위를 알려 줘야하며 첫 방문 시 계약사항에 대해 다시 한번 서비스 이용자와 확인할 필요가 있다.

〈 우선 서비스 영역파악과 범위설정 방법 예시 〉

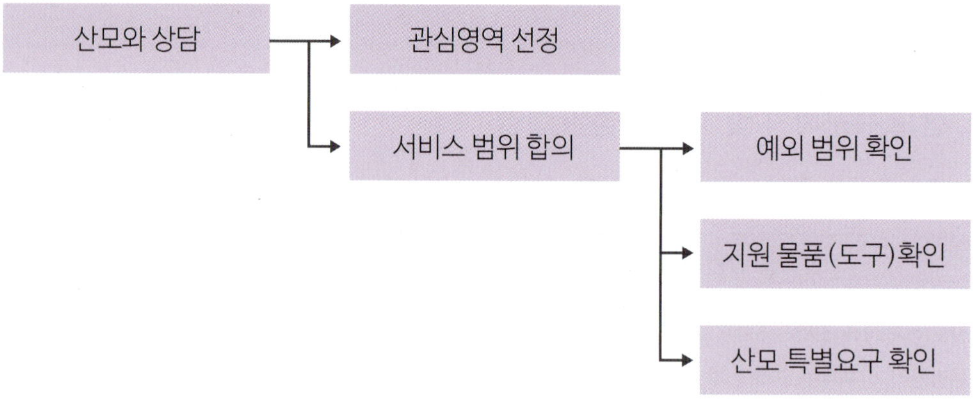

〈 우선 서비스 영역파악과 범위설정 방법 예시 〉

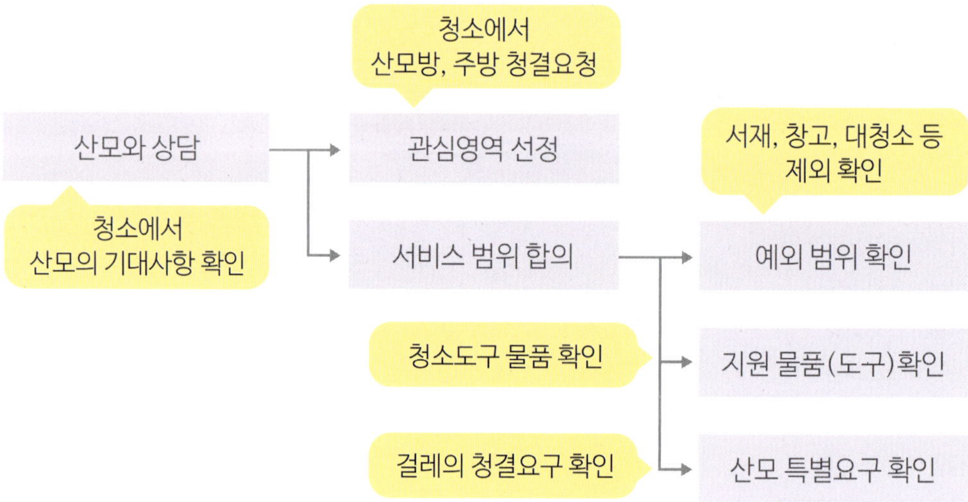

2 서비스 관련 정보제공

(1) 서비스 범위 및 이용자 준수사항 안내

가. 서비스 제공범위(인적, 공간적 범위)

본 서비스는 산모와 신생아 돌봄을 목적으로 하고 있어 제공범위는 아래와 같다.

	사람	공간
기본	산모/신생아 + 남편	산모/신생아 생활공간 (방, 거실, 주방, 욕실)
추가	큰아이 + 기타 가족(부모/형제 등)	제외공간 (현관, 베란다, 다용도실 등)

※ 기본적으로 제공되지 않는 서비스 예시

a. 산모·신생아 주생활 공간 외 다른 공간 청소 :

- 다른 가족의 방, 화장실 청소, 가족 공용 공간 청소 / 비일상적 대청소 (현관, 서재, 드레스룸, 베란다, 창고, 유리창, 마당 등)
- 수납공간 일체 정리(싱크대, 냉장고, 장롱, 찬장, 신발장 등)

b. 산모·신생아 외 가족의 의류 세탁, 고가의류 세탁, 대형 빨래 세탁 :

(침구, 커튼, 신발류, 가방류, 부피 큰 계절 옷, 묵은 빨래 등)

c. 산모·신생아 외 다른 가족 식사 준비, 자택 외 다른 장소에서의 식사준비, 잔치 등 대량 음식 조리, 김치·장류·장아찌 등 저장식품 준비, 손님접대 등

d. 기타

- 부피가 크거나 무거운 가구 또는 물건 옮기기
- 큰아이 또는 다른 가족 돌보기
- 운전 대행, 애완동물 돌보기 등

나. 이용자 준수사항

- 본인부담금 납부(제공기관에 납부)
- 계약서에 명시화되지 않은 서비스 요구 안됨
- 산모·신생아 외 기타 가족 관련 서비스 요구 안됨(필요 시, 별도 비용을 지불하고 추가 계약)
- 관리사의 휴식, 점심식사 보장
- 관리사 점심식사 제공
- 관리사 인격 존중

(2) 계약서 작성 및 결제방법 안내

가. 계약서 작성법(계약서 + 계약금 산출내역서)

산모·신생아 건강관리 서비스 이용계약서

(정부 바우처 서비스용)

계약당사자

○ 서비스 이용자 ☞ *산모*
- 성명 : 생년월일 :
- 주민등록주소지 :
- 서비스제공지(주민등록주소지와 다를 경우만 기재) :
- 전화번호 : 휴대전화 : 이메일:

* 대리인 ☞ *산모가 미성년자 등일 때 기재*
- 성명 : 생년월일 : 이용자와의 관계 :
- 주소 :
- 전화번호 : 휴대전화 : 이메일:

○ 서비스 제공자
- 제공기관명 : (제공기관의 장 :) 제공기관 등록번호 :
- 소재지 : 연락처 : 홈페이지 :

상기 계약 당사자(이하, '이용자', '제공자' 라 한다) 또는 대리인은 다음 계약내용에 의거 '산모·신생아 건강관리 서비스 이용계약서'를 작성하고 기명날인 한 후 각 1통씩 보관한다.

1. 계약내용

○ 계약기간 : ○○년 ○○월 ○○일 ~ ○○년 ○○월 ○○일
○ 계약금액 : 총 원(정부지원금 ○○원, 본인부담금 ○○원)
○ 서비스 시간
- (예시)1주 5일 : 09:00~18:00(휴게시간 12:00~13:00)
  * 점심시간 겸 휴게시간 1시간이 포함되어 점심식사는 이용자가 제공함
○ 서비스 내용 : [계약서 별지]와 같음
○ 서비스 제공인력(1) : (성명) (연락처)
서비스 제공인력(2) : (성명) (연락처) (변경일) (이용자 서명)

☞ *서비스 제공인력(2)는 서비스 이용 도중 제공인력이 변경된 경우에 추가 기재 후 상호 서명*

〈계약서 작성 예시 – 1〉

산모·신생아 건강관리 서비스 이용계약서
(정부 바우처 서비스용)

당사자

서비스 이용자(산모)
- 성명 : 김 산모　　생년월일 : '82. 3. 1
- 주소 : 세종시 한솔동 10　　연락처 : 044-200-1234　휴대전화 010-123-4567　이메일 sm@hanmail.net

• 대리인(산모가 미성년자일 때)
- 성명 :　　생년월일 :　　이용자와의 관계 :
- 주소 :　　연락처 :　　휴대전화　　이메일

서비스 제공자
- 기관명 : 아이사랑돌봄센터(대표자 : 김대한)　제공기관 등록번호 : 123-456-78
- 소재지 : 세종시 아름동 20　연락처 : 044-200-5678　홈페이지 : www.baby.co.kr

상기 계약 당사자(이하, '이용자', '제공자'라 한다) 또는 대리인은 다음 계약내용에 '산모·신생아 건강관리 서비스 이용계약서'를 작성하고 기명날인 한 후 각 1통씩 한다.

계약내용
- 계약기간 : 2015. 2. 23 ~ 2015. 3. 7 (12일)
- 계약금액 : 총 750000원(정부지원금 594,000 원, 본인부담금 156,000 원)

정부바우처 계약금액 명기 / 추가구매 부가서비스는 제외

- 서비스 시간　※서비스 시간 변경 시에는 변경 내용에 맞추어 기재
  - 평일(월~금) : 09:00~17:00
  - • 점심시간 겸 휴식시간 1시간이 포함되며 점심식사는 이용자가 제공함
  - 토요일 : 09:00~13:00　• 휴식시간 30분이 포함됨
- 서비스 내용 : [계약서 별지]와 같음
- 서비스 제공인력(1) : (성명) 나미녀　(연락처) 010-000-1234
- 서비스 제공인력(2) : (성명) 김 사랑　(연락처) 010-111-2244 (변경일) 2015. 3.

※ 산모요청으로 제공인력 변경

※서비스 제공인력(2)는 서비스 이용 도중 제공인력이 변경된 경우에 추가 기재

〈계약서 작성 예시 – 2〉

16조(분쟁의 해결)
본 계약의 이행과 해석에 있어 발생하는 분쟁은 당사자가 간 원만한 합의에 의해 처리하며, 당사자 간 합의에 도달하지 못한 경우에는 관련 법규 또는 판례에 따른다

2015 년 2 월 23 일

계약당사자　서비스 이용자 김 산모 (서명)　　(대리인　　서명)
　　　　　　서비스 제공자 아이사랑 돌봄센터장　직인 또는 서명 (직인)

계약금액 산출내역(이용자 : ○○○)

[1] 서비스 가격([2]+[3]+[4])

구분	합계	표준서비스	부가서비스	물품대여료
합계				
정부지원				
본인부담				

[2] 표준 서비스

서비스 상품		□ 기준	□자율
서비스 가격	총가격	****원	***원
	본인부담금	****원	***원

[3] 추가계약 부가서비스

구분	항목	단가			추가수량
서비스 시간	□ 일수 추가	평일	1일	**원	
		토·일·공휴일	1일	**원	
	□ 시간 추가	평일	1시간	**원	
		토·일·공휴일	1시간	**원	
서비스 범위	□ 큰아이 돌봄 (초등생 이하)	취학	1인당 일	**원	
		유치원/어린이집재원	1인당 일	**원	
		자택	1인당 일	**원	
	□ 기타 공간 청소	방(구획공간) 기준	방1개	**원	
	□ 가족 전체 세탁물 관리	주3회 기준(세탁기)		**원	
	□ 가족 식사 준비	추가 인원기준	1인당	**원	
서비스 내용	□ 모유수유 전문 지원	회당	회당	**원	
	□ 체형관리	회당 또는 부위당	전신 회당 복부 회당 안면 회당 기타 회당	**원 **원 **원 **원	
	□ 다림질	셔츠*장, 주2회 기준		**원	
	□ 장보기	주2회 기준		**원	
	추가 계약 서비스 가격 총액			***** 원	

[4] 대여물품

무료대여	유료대여	(단가)
□ 유축기	□ 적외선 조사기	**원
□ 좌욕기	□	**원
□	□	
대여물품 대여료 총액		*** 원

〈계약금액 산출내역서 작성 예시 - 1〉

정부 바우처용 산모·신생아 건강관리 서비스 계약서 [별지] (앞면)

계약금액 산출내역(이용자 : 김산모)

① 서비스 가격(②+③+④)

정부바우처 계약부분

구분	합계	기본서비스	추가서비스	물품대여료
합계	998,000	750,000	248,000	0
정부지원	594,000	594,000		
본인부담	404,000	156,000	248,000	0

② 기본 서비스

서비스 등급		□ 베이직	□베스트	✓프리미엄
서비스 가격	총가격	원	원	750,000 원
	본인부담금	원	원	156,000 원

〈계약금액 산출내역서 작성 예시 - 2〉

③ 추가계약 부가서비스

구분	항목	단가		추가수량
서비스 시간	□ 일수 추가	평일	1일 원	
		토·일·공휴일	1일 원	
	□ 시간추가	평일	1시간 원	
		토·일·공휴일	1시간 원	
서비스 범위	✓ 큰아이 돌봄 (초등생 이하)	취학	1인당 원/일	
		유치원/어린이집재원	1인당 4,000원/일	12일
		자택	1인당 원/일	
	□ 기타 공간 청소	방(구획공간) 기준	방1개 원	
	□ 가족 전체 세탁물 관리	주3회 기준(세탁기)	원	
	□ 가족 식사 준비	추가 인원기준	1인당 원	
서비스 내용	□ 모유수유 전문 지원	회당	회당 원	
	✓ 전문마사지 또는 체형관리	회당 또는 부위당	전신 회당 100,000원 복부 회당 원 안면 회당 원 기타 회당 원	2회

〈계약금액 산출내역서 작성 예시 - 3〉

구분	항목	단가		추가수량
	□ 베이비 마사지	주2회 기준	원	
	□ 우울증 상담	주2회 기준	원	
	□ 다림질	셔츠( )장, 주2회기준	원	
	□ 장보기	주2회 기준	원	
	추가 계약 서비스 가격 총액		248000 원	

④ 대여물품

무료대여	유료대여	(단가)
□ 유축기	□ 적외선 조사기	원
✓ 좌욕기	□	원
□	□	
대여물품 대여료 총액		0 원

나. 서비스 비용 결제

- 서비스 비용은 매일 근무시간 내에 전용단말기를 이용해 결제
- 결제과정에 입력하는 인증번호는 산모의 휴대전화로 매일 전송되므로 산모의 협조 필요
- 서비스를 중도에 해지한 경우, 규정에 따라 본인부담금을 정산하여 산모에게 환급함

(3) 개인정보보호

가. 관리사가 접하는 개인정보 유형

개인정보란 개인의 신체, 재산, 사회적 지위, 신분 등에 관한 사실, 판단, 평가 등을 나타내는 일체의 모든 정보이며 관리사가 접하는 개인정보는 다음과 같다.

① 계약 등을 통해 알게 되는 정보

- 산모 또는 보호자 이름, 주민등록번호, 주소, 전화번호, 이메일, 가족인적사항, 계좌번호 등 개인정보 부분

② 서비스 중 알게 되는 정부

- 산모 또는 가족의 가족관계, 생활형편, 가정형편, 생활습관, 질병, 종교 등 개인 사생활 부분

나. 개인정보 제공 동의서

대표적인 개인정보 제공 동의서는 아래와 같다.

■ 사업운영 자체 서식 〈적용 2016.11.30.〉

개인정보 수집·이용 및 제3자 제공 동의서

□ 개인정보 및 고유식별정보 처리 안내

○ 수집·이용 항목
- 신청서에 기재된 내역 일체 : 성명·주민등록번호·주소·연락처 등
- 자산조사 및 자격정보 일체 : 소득·재산 등 자산정보 및 장애유형·등급 등 자격정보
- 국민행복카드 정보 일체 : 신청정보·카드번호·이용내역 등

○ 수집·이용 목적
- 전자이용권 제도 관련 본인 확인 및 자격 결정에 관한 업무
- 바우처포인트 생성 및 이용대금 정산(본인부담금 납부·환급 포함)에 관한 업무
- 전자이용권 서비스 제공·결제(보육료 및 유아학비 호환결제 포함)에 관한 업무
- 국민행복카드 카드 제작 및 배송에 관한 업무
- 전자이용권 서비스 중복수혜 및 부정수급 확인에 관한 업무
- 전자이용권 서비스 만족도 조사 및 각종 안내문 발송에 관한 업무
- 기타 전자이용권 서비스 제도 운영에 관한 업무

○ 보유 기간 : 전자이용권 이용자격 종료 후 5년까지

□ 개인정보 및 고유식별정보(민감정보 포함) 처리 근거 안내

○ 고유식별정보 : 주민등록번호, 외국인등록번호
○ 민 감 정 보 : 장애 및 질병 등 건강정보
○ 관 련 법 률
- 「사회보장급여의 이용·제공 및 수급권자 발굴에 관한 법률」시행령 제27조(민감정보 및 고유식별정보의 처리)
- 「사회서비스 이용 및 이용권 관리에 관한 법률」 시행령 제8조의2(민감정보 및 고유식별정보의 처리)
- 「신용정보의 이용 및 보호에 관한 법률」시행령 제37조의2(민감정보 및 고유식별정보의 처리)

□ 개인정보 제3자 제공(목적·항목·제공처) **안내**

○ 국민행복카드 발급
- 성명, 주소, 연락처 : 해당 카드사

○ 보육료·유아학비 호환결제
- 국민행복카드번호 : 보육통합정보시스템

○ 중복수혜 및 부정수급 확인 등 제도 운영
- 성명, 주민등록번호, 서비스 이용내역 : 유관 정부기관 또는 공공기관

□ 개인정보 및 고유식별정보 처리에 관한 동의

○ 개인정보 처리에 동의하십니까?	[ ] 동의함	[ ] 동의하지 않음
○ 고유식별정보(민감정보 포함) 처리에 동의하십니까?	[ ] 동의함	[ ] 동의하지 않음
○ 제3자 제공에 동의하십니까?	[ ] 동의함	[ ] 동의하지 않음

□ 동의를 거부할 권리 안내

○ 귀하는 상기 개인정보를 수집·이용하거나 제3자에게 제공하는 데 동의하지 않을 수 있으며, 동의를 거부하는 데 따르는 불이익은 없습니다. 다만, 동의 거부 시에는 전자이용권 서비스 대상자로 선정될 수 없음을 알려드립니다.

본인은(대리신청인 포함)은 상기 내용을 확인합니다.
※만 14세 미만 아동인 경우 반드시 법정대리인의 동의가 필요함.

20　　년　　월　　일

신청인(대리신청인) :　　　　　　　　(서명)

■ 사업운영 자체 서식 〈적용 2018.1.1.〉

개인정보 수집·이용 및 제3자 제공 동의서(제공인력)

본 기관(특별자치시·도, 시·군·구, 보건복지부 및 사회보장정보원)은 「사회서비스 이용 및 이용권 관리에 관한 법률」 「개인정보보호법」 등에 의거하여 개인정보를 수집합니다.

□ 개인정보 수집 항목

○ 고유식별정보 : 주민등록번호, 외국인등록번호

○ 개인정보

- 성명, 생년월일, 주소, 연락처(전화번호, 휴대폰번호), 이메일, 예금계좌

□ 개인정보 수집 및 이용·제공 근거

○ 「사회서비스 이용 및 이용권 관리에 관한 법률」 제10조(신청에 따른 조사), 같은 법 시행령 제8조의2(민감정보 및 고유식별정보의 처리) 및 같은 법 시행규칙 제3조(사회서비스이용권의 발급 신청)/제6조(서비스 이용권의 기재사항)

○ 「개인정보 보호법」 제15조(개인정보의 수집·이용) 및 제17조(개인정보의 제공)

□ 개인정보 수집 및 이용 목적

○ 사회서비스 전자바우처 제도 관련 본인 확인

○ 서비스 제공을 위한 제공인력 카드 제작 및 배송

○ 사회서비스 관련 각종 안내문 발송 또는 전송

○ 사회서비스 관련 만족도 등 조사

○ 정부 재정일자리 지원사업 현황 관리

○ 기타 사회서비스 전자바우처 제도 운영에 필요한 자료로 활용

□ 개인정보 보유 및 이용기간

○ 상기 개인정보는 전자바우처 제공인력 퇴사 후 5년 동안 보유 및 이용됩니다.

□ 동의를 거부할 권리 및 거부시 불이익

○ 상기 내용은 사회서비스 전자바우처 업무와 지원을 위해 필요한 최소한의 정보에 해당하며 그 내용에 관하여 개인정보 제공 동의를 거부할 권리가 있으며, 동의 거부에 따른 불이익은 없음. 다만, 전자바우처 서비스를 제공하는 제공인력 카드를 발급 받을 수 없음을 알려 드립니다.

□ 고유식별정보 수집 및 이용에 관한 별도 동의(「개인정보 보호법」 제24조 제1항 관련)

○ 고유식별정보 : 주민등록번호, 외국인등록번호

위 고유식별정보 수집에 동의하십니까?

□ 동의함　　□ 동의하지 않음

□ 개인정보의 제3자 제공에 관한 별도 동의(「개인정보 보호법」 제18조 제2항 관련)

○ 상기 목적을 위하여 수집한 개인정보를 아래와 같이 제3자에게 제공할 수 있습니다.

- 사회서비스 관련 만족도 조사 기관
- 사회서비스 제공인력 카드(실물카드) 제작, 배송 기관
- 중복수혜, 부정수급 확인 등과 관련한 유관 정부기관 또는 공공기관
- 정부 재정일자리 사업 관련기관

위와 같이 개인정보의 제3자 제공에 동의하십니까?

□ 동의함　　□ 동의하지 않음

개인정보 보호법에 명기된 법률상의 개인정보처리자가 준수하여야 할 개인정보보호 규정을 준수하고, 관련법령에 의거하여 대상자의 권익보호에 최선을 다하며 허가된 이용 목적 외에는 사용하지 않을 것을 약속드립니다.

※ 만 14세 미만 아동인 경우 반드시 법정대리인의 동의가 필요함.

20　년　월　일

신청인(대리인) :　　　(서명)

(필요시) 법정대리인 :　　　(서명)　　연락처:

다. 개인정보 보호를 위한 금지사항

특히 산모와 가족 개인정보가 누출되지 않게 각별히 주의해야 한다.

금지사항	업무상 알게 된 개인정보를 누설하거나 다른 사람이 이용하도록 제공하는 행위 거짓이나 부정한 방법으로 개인정보를 취득하는 행위 다른 사람의 개인정보를 변경, 위조, 유출하는 행위
예외사항	급박한 생명, 신체, 재산상의 이익을 위하여 필요한 경우만 예외

개인정보보호 위반 시 처벌 : 법에 따라 최대 5년 이하 징역, 7천만원 이하 벌금

라. 개인정보 보호를 위한 행동수칙

개인정보 보호를 위한 중요한 행동수칙은 다음과 같다.

- 계약서, 제공기록지 등 개인정보가 기재된 서류 관리 철저
- 업무 과정에서 알게 된 개인정보 외부 발설 금지
- 업무 과정에서 알게 된 개인정보를 허락 없이 다른 사람과 공유 금지
- 업무상 가지고 있던 개인정보는 용도가 끝나면 폐기

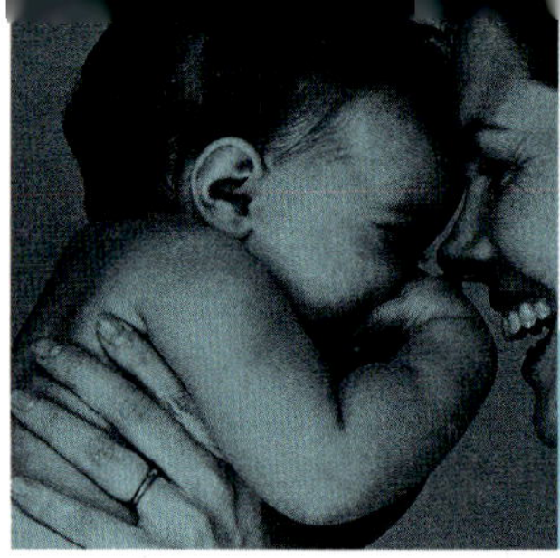

Ⅱ 신생아 돌보기

학습 목표

- 신생아 청결과 위생관리를 학습한다.
- 신생아 모유수유에 대해 학습한다.
- 신생아 인공수유에 대해 학습한다.
- 신생아의 목욕방법을 익힌다.
- 신생아의 건강 및 안전관리를 학습한다.

1 신생아 청결 및 위생관리

(1) 손 씻기

- 산후관리사나 아기를 돌보는 분들은 아기를 돌보기 전, 돌보고 나서 손 씻기를 생활화한다.
- 이러한 손 씻기는 아기를 감염으로부터(호흡기 감염, 로타바이러스, RSV 예방) 보호한다.

손씻기 365란 무엇일까요?

건강을 위한 3가지 약속! 자주, 올바르게, 깨끗하게 씻어요

올바른 손씻기 6단계

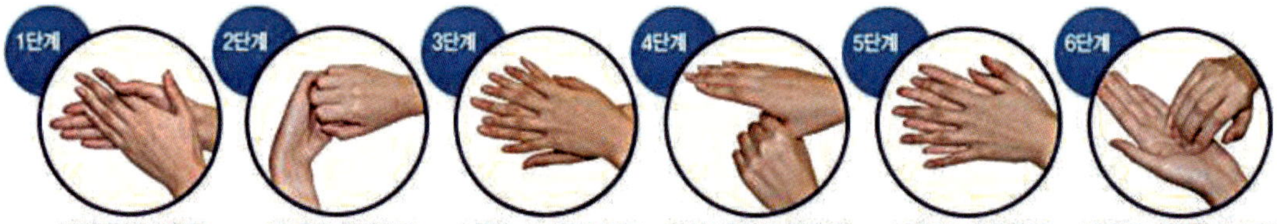

1단계: 손바닥과 손바닥을 마주 대고 문질러 줍니다.
2단계: 손가락을 마주 잡고 문질러 줍니다.
3단계: 손등과 손바닥을 마주 대고 문질러 줍니다.
4단계: 엄지손가락을 다른 편 손바닥으로 돌려주면서 문질러 줍니다.
5단계: 손바닥을 마주 대고 손깍지를 끼고 문질러 줍니다.
6단계: 손가락을 반대편 손바닥에 놓고 문지르며 손톱 밑을 깨끗하게 합니다.

5늘부터 실천하세요.

(2) 신생아 침구관리

신생아 침구는 땀과 수분 흡수가 잘되는 면제품을 사용하며 부드러운 제품을 사용하는 것이 좋다.

- 이불은 너무 두껍거나 너무 부드러운 것은 피하는 것이 좋다.
- 요의 두께는 약 5cm 높이가 되는 것이 좋고 부드러운 것보다는 약간 단단한 것이 좋다. 그래야 아기가 엎어졌을 때 코가 덮이지 않는다.
- 방수 커버 :특히 신생아기의 아기는 수시로 토하거나 흘리거나, 대변과 소변(하루에 8~10장 이상)을 하니 자주 기저귀를 교환해주어야 하며 이 과정에서 새는 것이 많다.
- 그러므로 방수커버를 적당하게 활용하는 것도 도움이 된다. 또한 세탁하기 편안하고 잘 마르는 제품을 선택한다.

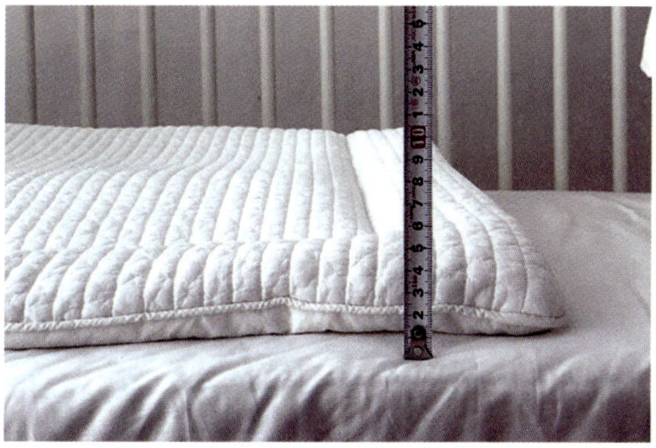

[요의 높이]

(3) 신생아 용품 소독

가. 신생아 젖병 세척 및 소독

젖병을 사용해야 한다면 모든 도구들이 소독되어 있는지 반드시 확인해야 한다. 젖병과 젖꼭지, 유축기, 손으로 짜낼 때 사용한 사발 등이 모두 포함되며 한번 소독한 기구는 12시간까지 보관할 수 있다. 소독방법은 열탕 소독, 증기이용 스팀 소독, 젖병 세정제 소독, 전자레인지 소독 등 크게 4가지인데 가장 많이 이용되는 것은 열탕 소독법이다.

a. 열탕소독 :

- 젖병과 젖꼭지를 분리하고(젖꼭지도 젖병뚜껑 테두리까지 분리한다) 미지근한 물로 깨끗이 세척하는데 뜨거운 물로 씻으면 남아있는 찌꺼기가 응고될 수 있기 때문이다. 젖꼭지에서 찌꺼기를 완전히 제거하기 위해서는 젖꼭지의 바깥쪽부터 문질러 씻은 후 다음 젖꼭지를 뒤집어 안쪽을 문질러 씻는다. (필요하면 젖병세제를 사용한다).
- 젖병도 젖꼭지처럼 미지근한 물로 병의 안쪽을 솔을 이용해 깨끗이 씻는다. 세척제를 따뜻한 물에 타서 병 안을 흔들고 긴 솔로 돌려 문지른 후 맑은 물에 타서 병 안을 흔들고 긴 솔로 다시 돌려 문지른 후 맑은 물에서 헹궈야 한다. 그리고 나서 섭씨 100도 이상의 물에서 적어도 5분간 끓인다. 고무젖꼭지는 2~3분간만 소독해야 늘어나지 않는다.
- 다 끓였으면 집게를 이용하여 건져 낸 다음 깨끗한 채반이나 젖병 건조기에 걸어서 말린다.
- 다음에 사용 시에는 따뜻한 물로 먼저 헹구어서 사용하던지 그냥 사용해도 된다.

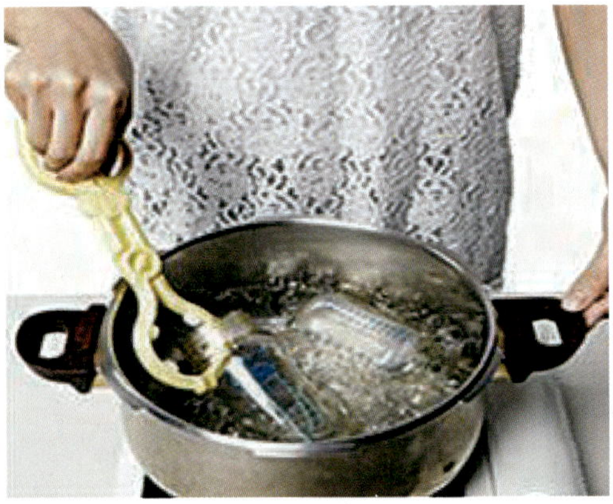

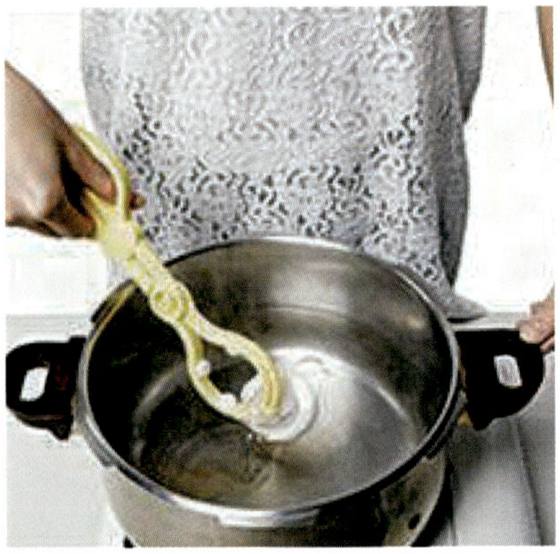

※ [출처] http://happykorea.ca/

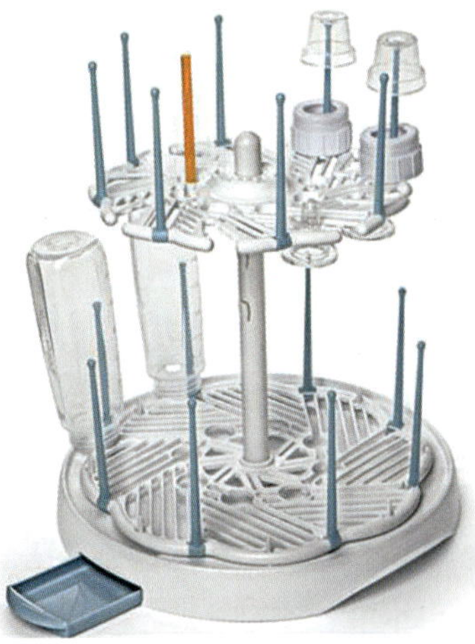

[젖병 건조기] - 깨끗한 곳에서 엎어서 건조시킬 수 있으면 좋다.

b. 증기소독 :

깨끗이 씻은 병의 입구가 밑으로 가도록 증기 전용 소독기에 모두 끼워 넣는다. 물은 우유병 고정대 높이의 1/3 정도만 붓고 물을 5~7분 끓이면 증기가 나오는데 이를 활용하여 소독하는 방식이다. 이 방법의 장점은 빠른 시간 내에 병과 젖꼭지를 소독할 수 있다는 것이다(ex. 브레짜 스팀소독기 등).

c. 젖병세정제 소독 :

주로 유럽에서 많이 쓰는 방식으로 상당히 편리하게 소독할 수 있다. 세정제는 한번에 2~3g 정도 사용하고, 보통 거품이 일 정도면 적절하다고 판단하면 된다.

d. 전자레인지 소독 :

반드시 제품 설명서를 꼼꼼히 읽어 수유기구가 손상되지 않도록 한다. 소독시간은 1분~7분 정도로 제품마다 소독시간이 상이하다. 이 방법을 사용 시 젖병에 물을 1/4가량 넣고 똑바로 세우거나 거꾸로 세우는데 주의할 점은 노리개 젖꼭지는 사용할 수 없다는 점이다. 무엇보다 소독시간을 잘 지키는 게 중요하다.

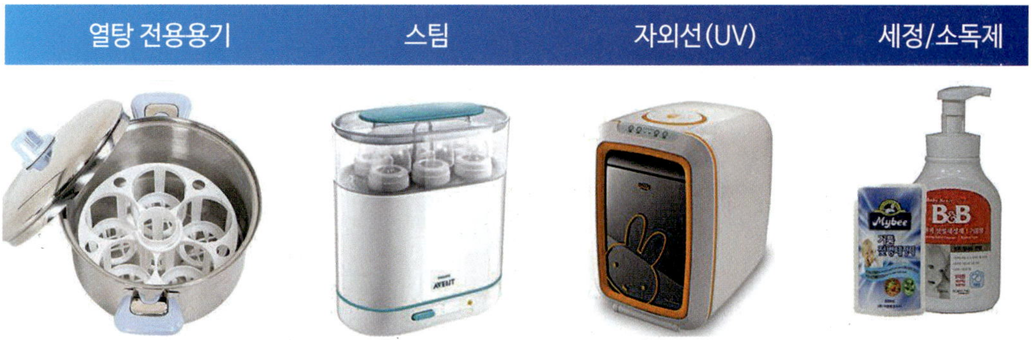

※ [출처] http://www.ezday.co.kr/bbs/view_board.html?q_id_info=156&q_sq_board=1909826

(4) 기저귀 교체

가. 기저귀 교체

a. 기저귀 교체 전 준비사항 :

기저귀를 갈기 전에 아기를 닦을 만한 젖은 티슈나 천, 보호크림, 깨끗한 옷을 준비하고 이러한 물건이 모두 손이 닿을 수 있는 편한 위치에 있는지 확인한다.

만약 천 기저귀를 사용한다면 좀 더 자주 교체해야 한다(정상아의 경우 1일 소변 기저귀는 6~8장, 대변은 3회 정도 천 기저귀를 사용할 경우는 1일 8~10장 정도가 정상이라고 본다).

b. 기저귀 교체 방법 :

- 새 기저귀와 물티슈를 준비한다.
- 아기의 기저귀가 오염되었는지 확인한다.
- 만약 오염되었다면 양쪽 발목을 한 손으로 잡고 다리를 잡은 손이 아기의 배 방향으로 가게 한 다음 기저귀를 교체한다.
- 대변을 본 경우에는 기저귀의 앞쪽 안 묻은 부분으로 위에서 아래로 살짝 문지르면서 아래로 닦아서 아기의 엉덩이에 기저귀 바깥쪽이 닿도록 하고 내려놓는다.
- 그 후 물티슈나 물수건, 물에 적신 수건으로 깨끗이 닦아주는데 여자아이는 위에서 아래로 대음순 주위를 깨끗이 닦아서 음순 안에 분비물이 남아있지 않게 해준다. 질염이나 보채는 원인이 된다. 남자아이는 음낭 주위 주름에 대변이 묻어있지 않도록 세심히 닦아주며 아래에서 위로 올려서 닦아주면 된다.
- 더러워진 기저귀는 돌돌 말아 버리고 새로 준비한 기저귀는 완전히 펴서 아기 허리까지 깊숙이 넣는다. 여자 아기는 뒤쪽이 도톰하거나 길게, 남자아이는 앞쪽이 도톰하거나 길게 넣는다.
- 기저귀를 덮을 때 탯줄이 떨어지기 전까지 배꼽을 덥지 않도록 한번 접어 탯줄이 밖으로 나오게 한다. 만약에 탯줄에서 냄새가 나거나 마르지 않고 물기가 있다면 배꼽을 내어놓아서 빨리 건조될 수 있도록 도와준다.

대변 기저귀 갈아주기

아기가 대변을 보면 먼저 아기의 두 다리를 아기의 머리 방향에서 잡고 그 사이에 검지 손가락을 끼운다. 안그러면 아기 다리가 빠지게 된다.

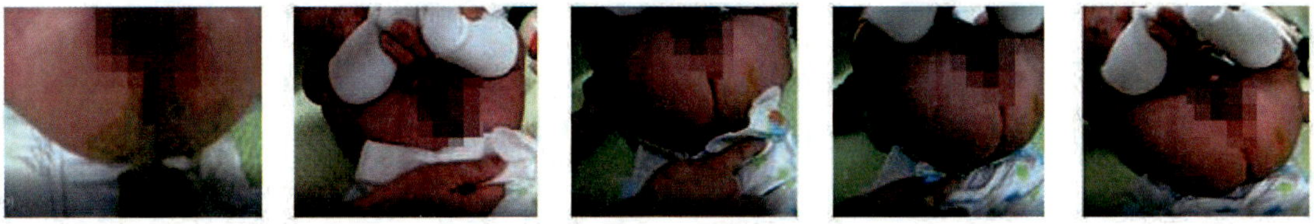

위에서 부터 아래로 닦아 내려가고 깨끗이 닦인 기저귀는 겉면이 아기의 등에 닿게 깔아 놓는다.

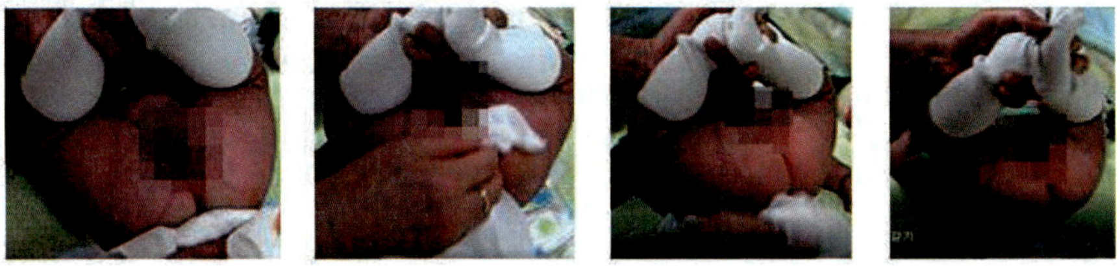

젖은 수건이나 물티슈로 남자 아기는 아래에서 위로, 여자 아기는 위에서 아래로 닦어준다.

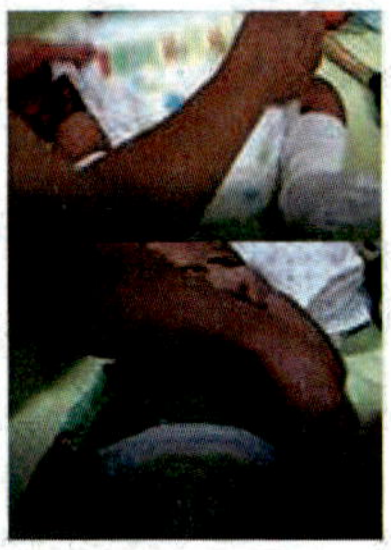

※ [출처] 맘스비티 자료 사진

이렇게 하면 혼자서도 아기를 잘 제어할 수 있고 기저귀 갈기가 쉬워진다.

오염된 기저귀는 돌돌 말아서 쓰레기통에 버려준 다음 손을 씻고 아기 돌보기를 한다.

(5) 신생아 세탁물 관리

가. 세탁물 분류

아기용 이불이나 요는 매일 매일 밖에서 털어서 먼지를 제거해 준다.

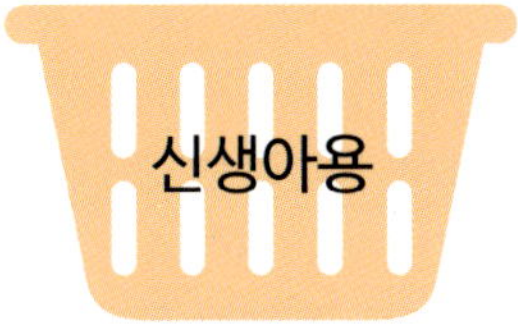

신생아 세탁물은 소재와 세제의 특성이 있음으로
다른 세탁물과 분리

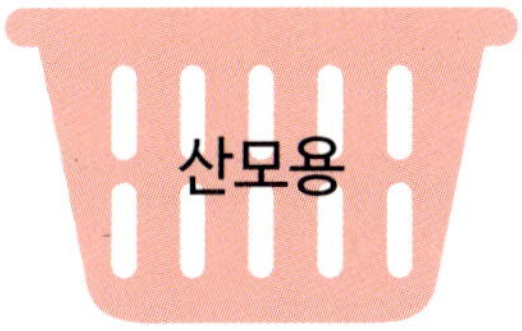

산모 세탁물은 감염의 안전을 위해
따로 세탁 분리

신생아 세탁물 관리 유의사항

① 세탁 전 세탁조 청소 : 세탁조전용세제, 천연세제 이용

② 가급적 아기 옷은 아기 전용세탁기 사용하고 어른 것하고는 분리해서 세탁한다. 특히 어른의 속옷하고는 철저히 분리한다.

③ 대변이 묻은 천 기저귀는 따로 세탁하고 꼭 삶아서 사용

④ 아기 세탁 전용 세제 사용(無방부제, 無계면활성제, 無인공향)

⑤ 아구창이 있거나 대변을 자주 보는 경우는 모든 아기 옷은 삶는다.
만약에 아구창 진단을 받았다면 집에 있는 모든 옷(어른 용품도)과 침구, 아기 장난감은 일광소독을 하고 자주 사용하는 아기 옷이나 젖병, 아기 손수건은 삶은 다음 밝은 빛에 일광소독을 한다.

⑥ 천연소재의 경우 삶게 되면 오히려 항균력이 떨어지고 소재가 상하기 때문에 세탁 전 안쪽 라벨 확인하기

나. 신생아 옷 빨래

아기용 이불이나 요는 매일 매일 밖에서 털어서 먼지를 제거해 준다.

구분	세탁 방법
겉싸개, 속싸개	손빨래 시 미지근한 물에 유아용 세제를 풀어 1시간 정도 담가둔다. 손세탁으로 여러 번 헹구어 햇빛에 바짝 말려둔다. 세탁기 사용 시 30~40도 수온에서 가볍게 빨아준다.
배냇저고리, 내복, 우주복	전용세제를 풀어 30분 정도 담가둔 뒤, 손세탁 후 여러 번 헹구어 준다. 양말과 모자는 뒤집어서 유아세제로 빨고 말릴 때도 뒤집어서 말려준다. 세탁기 사용 시에도 애벌빨래 후 세탁망에 넣어서 빨래해 준다. (요즘 배냇저고리와 내복은 따로 삶지 마시오라는 표시가 되어있다) 배냇저고리의 경우 가급적 손빨래 권장
유기농 제품	염소 표백제 사용 금지 30도 이하 미지근한 물이나 찬물에 세탁해 준다. 삶거나 뜨거운 물로 세탁 시 제품 이상이 생갈 수 있다(주의).
방수요 기저귀 커버	원단에 방수처리를 한 패드로 미지근한 물에 손빨래하여 그늘에서 말려준다. 탈수기나 세탁기는 사용 금지. (방수필름 손상)
이불, 베개	세탁기에 커버만 세탁 헹굼 시 한번더 추가해준다. 이불솜이나 베개솜은 속커버채로 일주일에 한 두 번 정도 햇빛에 널어준다. (세탁하기 전 미지근한 물에 30분 정도 담가 먼지 제거)

[출처] 뚜아, http://blog.naver.com/PostView.nhn?blogId=sua8044&logNo=140144580367

다. 신생아 옷 삶기

천 기저귀는 아기 손수건, 배냇저고리와는 따로 삶아주는 것을 권장한다.

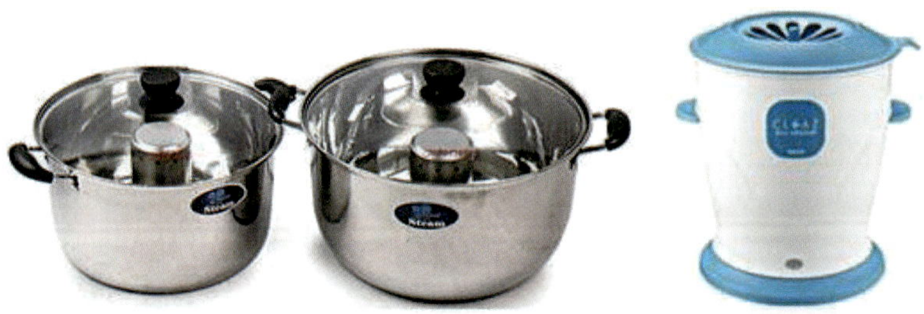

신생아의 천 기저귀 및 가제수건을 주로 삶음
빨래의 양과 삶는 시간, 거품을 주의한다.

라. 세탁기 조작

최근 들어 산모가정에 아기전용세탁기가 급격하게 확대되어 산모·신생아 건강관리사들 세탁기 사용 경험이 없거나 기능과 효과를 잘 몰라 애를 먹는 경우가 있다.

물론 세탁기 제조사 등에 따라 조작법은 다를 수 있어서 이번 장에서는 통상적으로 사용하는 기능과 기본적인 조작법에 대해서만 다뤄보기로 한다.

실제 현장에 파견 시 가정에서 쓰고 있는 아기전용세탁기의 제조사 및 사용설명서를 확인해야 하며 만약 이해가 안 가는 내용이 있으면 서비스 이용대상자에게 즉시 문의토록 한다.

〈세탁코스〉

① 일반세탁 : 매일 갈아입는 속옷, 아동의류, 수건 등

② 찌든 때 : 양말, 와이셔츠 등 더러움이 심한 의류 혹은 찌든 때가 있는 의류

③ 표준 삶음 : 면내의, 양말 등 삶아 빨아야 할 세탁물

④ 베이비 케어 : 신생아의류, 유아복 등 꼭 삶아야 하는 아기 옷

⑤ 섬세 코스 : 더러움이 적은 섬세한 의류

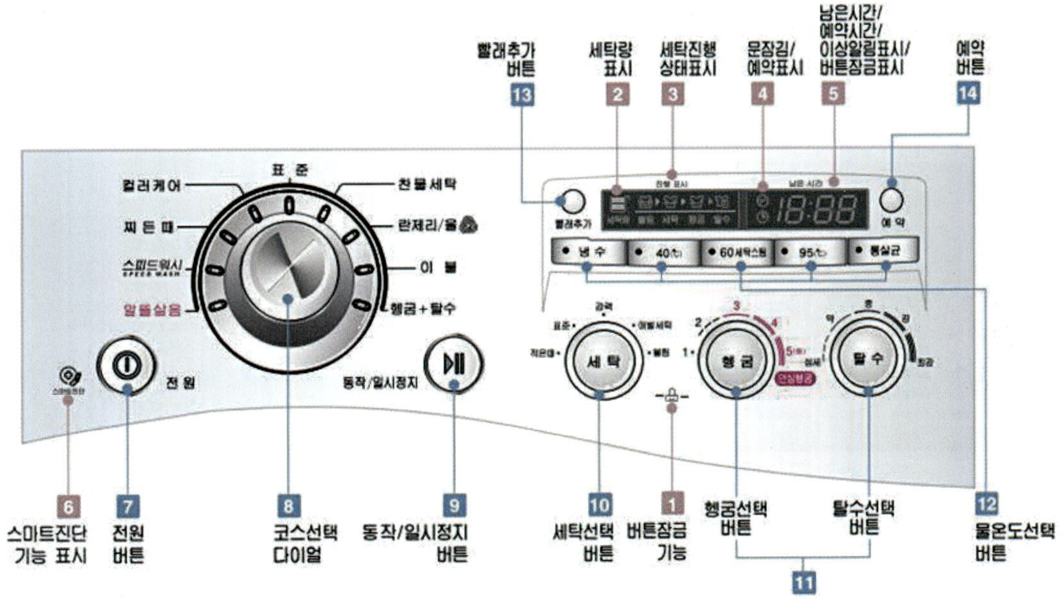

마. 세제사용

영 유아나 어린이의 피부는 예민하기 때문에 신생아 피부에 직접 닿는 옷을 빠는 세탁세제를 사용할 때는 더욱 신중하고 깐깐하게 살펴볼 필요가 있다.

시중에 판매되는 세탁세제에는 전 성분을 확인할 수 없는 경우가 많고 대게 화학성분이 포함되어 있는 경우가 많다. 일반적으로 쓰는 액체세제나 섬유 유연제를 아기 빨래 시 사용하게 되면 화학성분이나 세제 잔여물로 인해 아기 아토피, 알레르기 피부를 유발할 수 있다는 사례가 늘고 있어 주의해야 한다. 따라서 아기 옷에 사용하는 세탁세제는 일반 세제가 아니 천연성분이 들어간 천연세제나 친환경 세제를 사용하는 것이 좋다. 신생아 전용세제는 산모에게 사용량 문의 후 사용한다.

그리고 섬유유연제는 천연인 경우가 매우 드물며 아기는 아직 후각이 완성된 시기가 아니므로 엄마의 냄새만 맡을 수 있으면 좋다. 그러므로 사용량을 줄이거나 식초를 이용하여 유연제를 대신하는 방법을 권장한다.

바. 정리, 수납

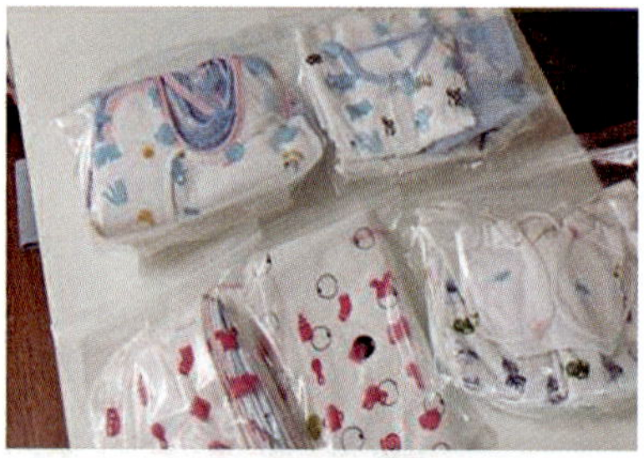

세탁된 옷의 수납은 산모의 취향 존중
(항균팩 포장 / 옷을 개는 방식)

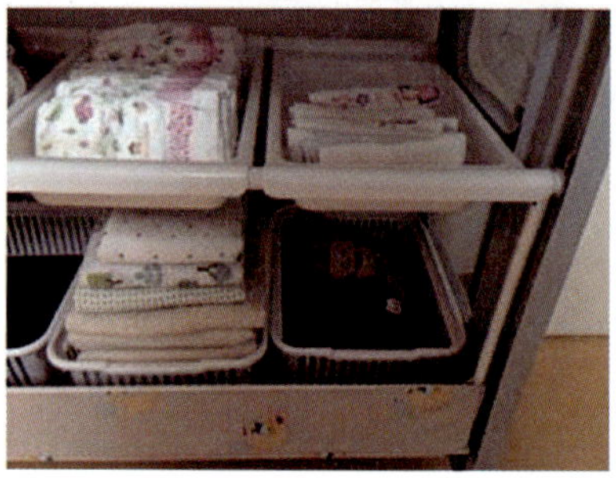

가제손수건, 배냇저고리, 속싸개, 목욕타월,
손/발싸개 등을 효율적으로 분류, 정리 필요

2 신생아 모유수유

(1) 모유수유 장점

모유수유는 아기에게 뿐만 아니라 산모에게도 좋은 영향을 미치며 구체적으로 모유수유의 장점을 살펴보면 다음과 같다.

마. 모유수유 장점(산모)

- 모유가 엄마에게 좋은 점

① 자궁퇴축을 돕는 옥시토신(옥시토신은 젖 사출 반사를 유도하는 호르몬이고 근육을 수축시키는 효과가 있다.) 분비 촉진으로 산후출혈 감소

② 아기에 대한 친밀감 증진과 심리적 안정과 모성애(평화의 호르몬) → 아가와 엄마 간의 접촉으로 인한 수유는 아기의 정서적 안정과 만족감을 주고 수유 시 분비되는 호르몬은 엄마의 감정을 안정시킨다.

③ 임신 전의 체중으로 회복 도움 즉 체중조절 효과가 있다. 임신 중 증가된 체중은 수유 시 에너지로 소비되어 산후 체중감소에 효과적이다. 한 달에 2Kg 이상 줄이기는 금지한다.

④ 난소암, 자궁암, 유방암에 걸릴 가능성을 줄여준다. → 여러 자녀에게 모유를 오래 먹일수록 예방효과가 높다.

⑤ 항상 적합한 온도로 유지, 번거로움 없이 아기에게 수유할 수 있음

⑥ 골다공증 위험의 감소 → 모유수유를 하게 되면 엄마의 식사로 섭취되는 칼슘의 흡수율을 높인다.

⑦ 피임효과 → 완전 모유수유를 하게 되면 6개월 동안 무배란성으로 98%의 피임효과가 있다.

⑧ 사회, 경제적 이득 → 분유수유에 필요한 경비 부담이 없고 아기가 건강하므로 의료비가 절감된다.

- 모유가 아기에게 좋은 점

① 건강해요!

첫 예방주사이다. 면역체계를 강화시켜 의료비를 절감하게 한다.

감염의 예방 → 분유를 먹는 아기보다 호흡기계, 중이염, 장염에 적게 걸린다.

알레르기의 예방 → 분유 속에 있는 베타-락토글로불린이라는 알레르기를 일으키는 성분이 모유 속에는 없다. 최상의 소화 흡수된다.

❖ 단백질 → 분유의 단백질은 카제인으로 입자가 크고 소화가 어려우나 모유 속의 단백질은 훼이 단백질(whey protein)로 부드러우며 소화가 잘되는 양질의 단백질이다.

❖ 지방 → 젖 안의 지방분은 약 4%이며 아기의 성장에 적절한 양으로 엄마의 음식섭취에 영향을 받는다.

모유의 지방은 불포화지방산이며 뇌의 성장에 필요하고 오메가3 지방산은 뇌와 망막조직의 발달을 촉진시킨다.

모유 속의 콜레스테롤은 호르몬의 생성이나 신경조직의 발달을 도우며 성인병을 예방하고 지방 분해 효소인 리파아제는 뇌의 발달을 도와준다.

❖ 유당 → 뇌의 발달을 도와주고 장에서는 비피더스 유산균의 성장을 촉진시키며 유해한 세균의 증식을 억제한다.

❖ 철분 → 모유 속의 락토페린은 철분의 흡수율을 높여주어 빈혈 예방에 도움이 된다.

모유 49%, 분유 10%, 철분 강화우유에서는 4%가 흡수된다.

❖ 비타민 → 모유에 들어 있는 비타민 B1과 콜린은 기억력을 증진시킨다.

❖ 무기질 → 모유에는 염분 칼슘인 칼륨이 적당량 함유되어 있어 아기의 신장에 부담을 주지 않는다.

칼슘과 인의 비율이 적당하여 칼슘 부족으로 오는 근육의 강직 현상이 거의 없다.

❖ 수분 → 모유성분 중 수분이 차지하는 비율은 약 80%이므로 수분 보충이 필요하지 않다고 모유수유학회에서는 주장한다.

② 똑똑해요!!

❖ IQ지능 발달 → 모유에는 뇌 발달을 도와주는 성분이 충분하고 만삭아는 10, 미숙아는 11이 분유 수유아 보다 높다.

❖ 황달의 예방 → 출산 직후에 분비되는 초유는 완화제 역할을 하여 아기의 태변 배출을 도와 황달을 예방한다.

❖ 면역 강화 → 모유 속에 들어 있는 항체는 아기를 보호하며 아기가 아플 때 특히 더 모유가 필요하다.

③ 행복해요!!!

❖ 정서적 안정과 애착 형성 → 모유를 먹은 아기들은 신뢰감 형성이 잘 되며 정서적으로 안정되어 엄마와 애착형성이 잘 된다.

❖ 기타 좋은 점 → 충치, 치아의 배열, 턱관절의 발달을 돕는다.
또한, 영아 돌연사 증후군을 예방한다.

♥ 엄마젖은 살아 있는 역동적인 물질이다 → 수유 시마다 변화, 날마다 변화, 수유 동안 에도 변화, 이유(젖 끊기) 동안에도 변화 → 우리도 아침 점심 저녁이 다르듯이 아기도 다르다.

♥ 모자 동실과 분리아이인 경우 스트레스는 6배 이상의 차이가 난다.

♥ 모유수유와 인지 발달 → 8개월 또는 그 이상 모유수유를 할 때 지능지수, 독해력, 학습능력 등이 증가한다고 한다.

유니세프에서 정한 모유수유의 5단계

1. 엄마젖에서 직접수유　2. 짠 젖　3.남의 젖
4. 짠 젖 + 분유　5. 분유

(2) 수유지원 기본원칙

가. 관리사 수유지원 기본원칙

산모·신생아 건강관리사의 수유지원 기본원칙은 다음과 정의할 수 있다.

① 수유방법 선택권을 가진 사람은 산모이다.

② 관리사는 엄마와 아기의 상황을 공감하면서 경청하고 수유방법은 조언만 한다.

세상에 똑같이 생긴 사람이 없듯이 엄마들마다 유방의 모양도 유두의 모양도 모두 다르다. 모유 수유율이 현저히 떨어지는 이때, 만약 산모가 모유수유를 원한다면 모유수유 방법은 본능이 아닌 학습이라는 점을 인지시키고 성심껏 도와줘야 한다.

모유 수유율은 3개월 전후로 많은 변화가 있음으로 초기에 교육과 많은 도움이 필요하다. 그러므로 관리사의 역할은 중요하다고 본다.

〈모유와 분유의 수유실태〉

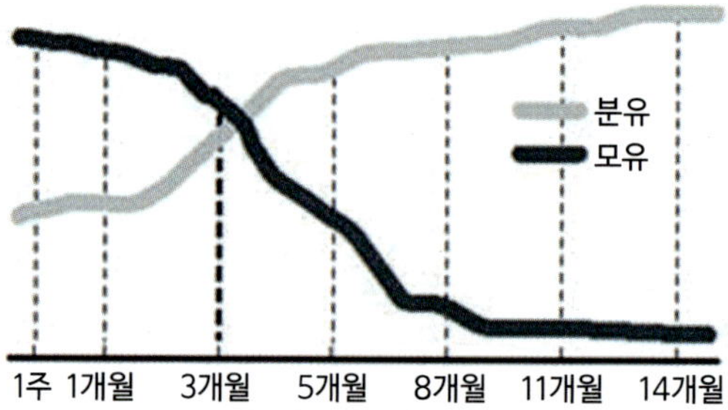

자료: 인구보건복지협회. 2006년 10월 서울·경기지역
직장인 남녀 760명 설문조사

(3) 모유수유 방법

가. 젖 먹고 싶을 때의 반응

a. 아기가 먹고 싶은 신호 :

① 아기가 눈을 뜨고 주위를 살필 때

② 손 등을 입으로 가져가든지 혀가 동그랗게 말려 있을 때

③ 아기가 입을 벌려 입 주위에 닿는 것은 무엇이든지 빨려고 할 때 아기 입에 손을 대보는 것은 근원반사를 자극하는 것이므로 배고프지 않아도 빨 수 있기 때문에 주의한다.

④ 주먹을 입에 밀어 넣거나 주변에 민감한 반응을 보일 때

⑤ 아기가 울 때 하는 수유는 아기의 신호 중 가장 늦은 신호이다.

→ 잘 먹지 못하고 지쳐 5분 이내에 잠들어 버린다.

⑥ 아기를 곁에 두고 잘 살펴 울기 전 이른 신호에 반응한다(모자동실 필수!!).

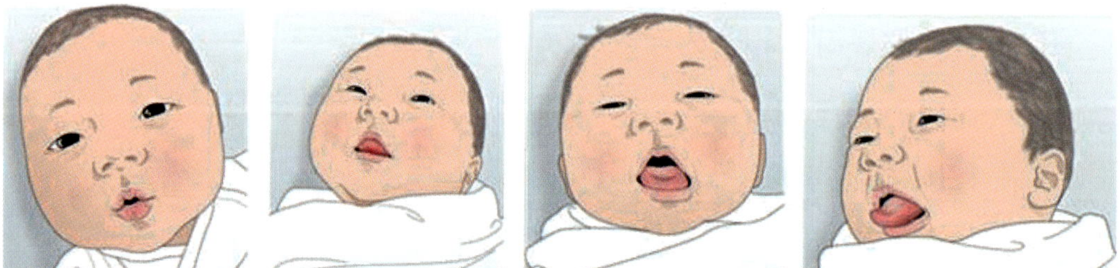

※ [출처] 일러스트 by 맘스비티

입을 동그랗게 말거나, 혀를 입천장에 대거나, 앞으로 내밀거나, 혀를 밖으로 내밀거나 들어올린다. 그래도 젖을 주지 않으면 운다. 우는것은 가장 늦은 신호이다.

b. 수유시간과 간격 :

① 분만 직후 30분에서 1시간 이내에 젖 물리기를 한다.

② 아기가 먹고 싶어 하는 신호를 보내면 원하는 횟수를 원하는 시간동안 먹이기를 원칙으로 한다.

③ 24시간 하루 기준으로 평균 8회에서 12회 이상 수유한다.

④ 신생아기의 특징은 먹는 시간대와 자는 시간대가 일반적으로 몰려 있는 경우도 많다(밤에 주로 먹고 배설하기도 함).

⑤ 정해진 수유간격보다 24시간 동안의 수유횟수가 중요하다.(8~12회)

c. 양쪽 유방을 빨려야 하나요? :

① 생후 첫 주 라면 한쪽 유방을 최소 15분 이상 총 30~40분 충분히 물리고 양쪽 먹일 것을 추천한다.

② 2주 이후 양상은 다양하다.

젖양이 충분하고 아기가 잘 빤다면(특히, 묽은 변을 자주 보고, 소변 기저귀 숫자는 충분하지만 포만감이 없어는 보이는 경우) 한쪽 수유만으로도 만족해하며, 더 이상 먹지 않아도 한 번에 한 쪽 모유수유만을 충분히 먹이는 방법 추천된다. 모유량이 보통인 경우라면 양쪽 모유수유를 충분히 먹이도록 권장한다.

c. 아기가 젖을 먹고 있다는 증거 :

① 엄마 측 : 이완, 오로증가, 자궁수축, 갈증, 핀 포인트 현상. 다른 쪽에서 젖이 흐르고 정신이 몽롱하며 자고 싶다. 젖을 먹고 난 후 유방이 부드러워졌다.

② 아기 측 : 삼키는 소리, 대변을 일일 2~5회, 수유 후 만족스러워함, 포만감, 먹을 때 아기 아래 턱의 움직임

d. 어떻게 물릴 것인가? 젖 물리기(Latch on) :

① 젖 물리기(젖 잡기) ; C-hold, U-hold, 가위잡기 → 엄마 유두와 아기 코의 높이가 같게, 젖을 조금 짜서 아기의 입술에 립스틱 바르듯이 살짝 발라주고 입을 크게 벌렸을 때 넣어준다. (flang out). 아래턱은 엄마의 가슴에 닿고 코는 약간 떨어지거나 살짝 닿은 상태. 아래 유륜을 더 크게 물린다.

② 아기의 아랫입술이 닿는 곳이 유두에서 3cm, 위쪽은 2cm 되는 곳이어야 한다. 그래야 깊은 젖물림(연구개와 경구개의 정점)으로 엄마의 유두와 유륜을 빨 수가 있고 유두에 상처가 생기지 않는다. 엄마의 엄지는 유두 위쪽에 있고 아래 손가락 4개는 유방을 받쳐준다.

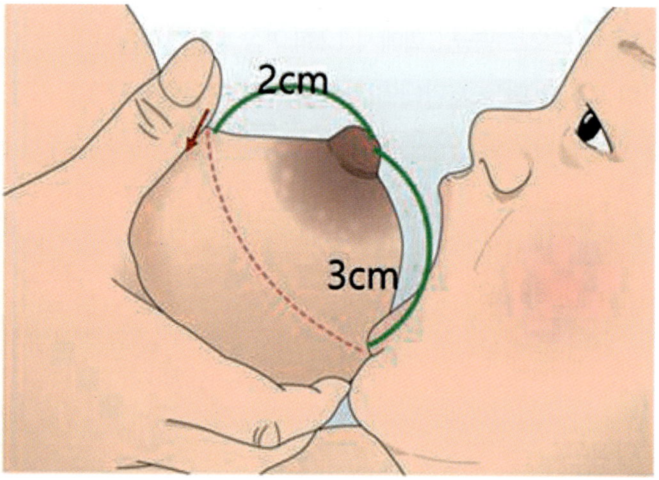

※ [출처] 일러스트 by 맘스비티

e. **물림 시 손 모양 :** 알파벳의 U자 모양

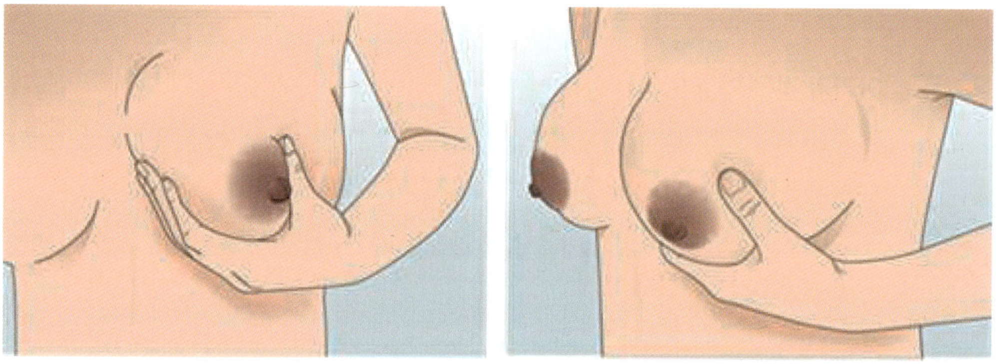

※ [출처] 일러스트 by 맘스비티

알파벳의 U자 모양으로 잡는다.

나. 수유자세 종류

요람식 자세, 교차 요람식 자세, 풋볼 자세(미식축구공 자세), 누워서 먹이는 자세, 테이블 이용하기

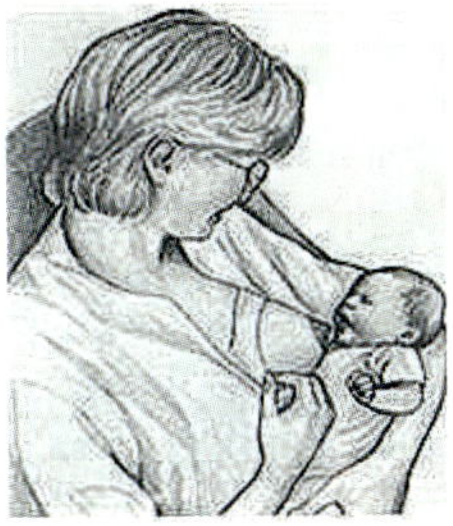

요람식 자세

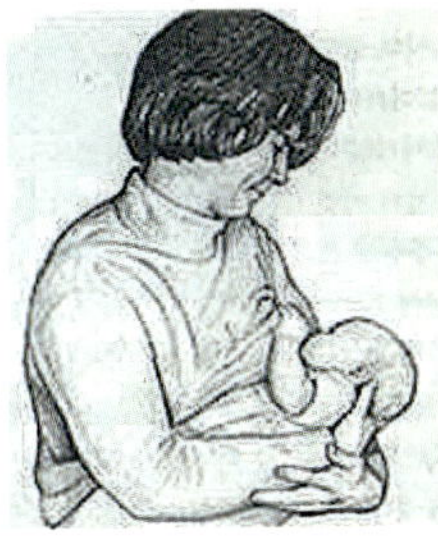

교차요람식 자세

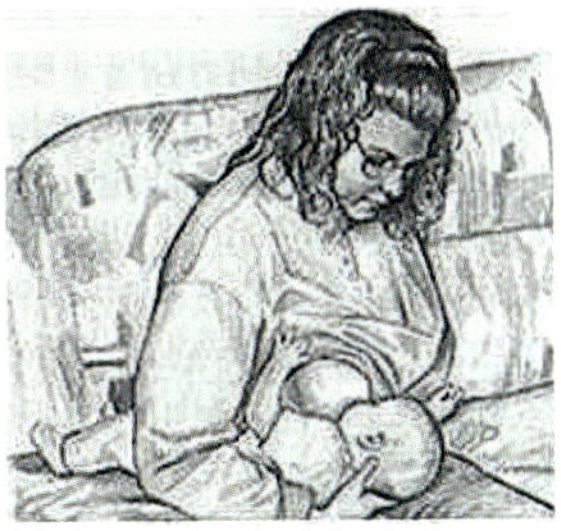

미식축구공 자세

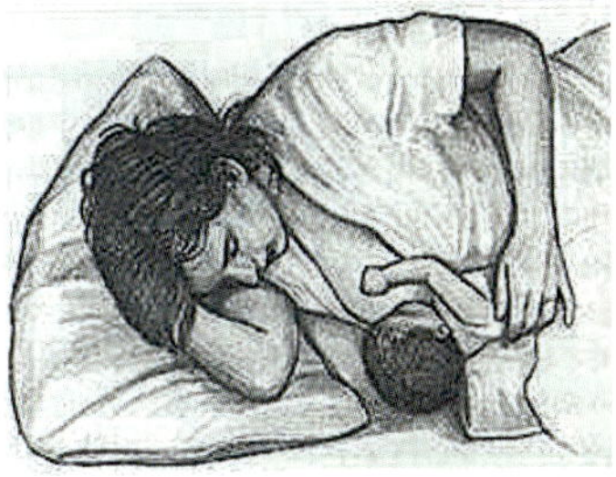

누워서 먹이기

※ [출처] 초보 엄마를 위한 모유수유 지침서-미국소아과학회 지음/대한 모유수유 의사회 옮김 E-Public

a. 요람식 자세(cradle hold position) :

젖을 줄 때 일반적으로 사용하는 자세이다. 앉아서 아기는 팔로 안으며 엄마의 팔뚝으로 아기 등을 받쳐주고 엄마의 손으로 아기 엉덩이를 감싼다. 아기의 배와 엄마의 배가 닿게 하고 아기는 옆으로 누운 자세를 취하고 귀, 어깨, 엉덩이가 일직선이 되게 한다. 이 자세는 6주에서 8주 사이에 하는 것이 좋다.

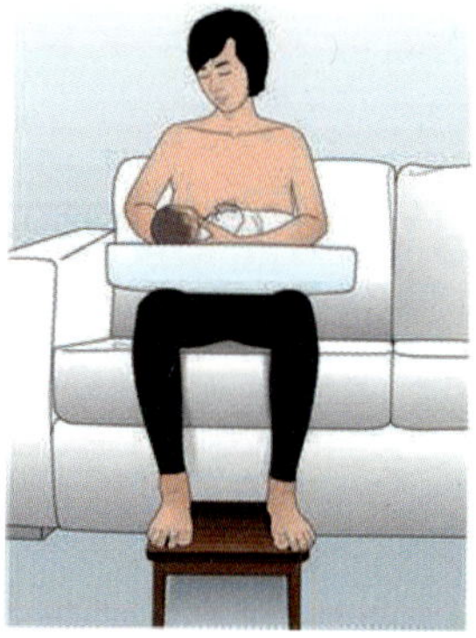

수유자세를 잡을 때는 무릎이 고관절 보다 약간 올라간 상태가 좋고 수유쿠션은 약간 단단해서 아기의 자세가 흐트러지지 않게 한다.

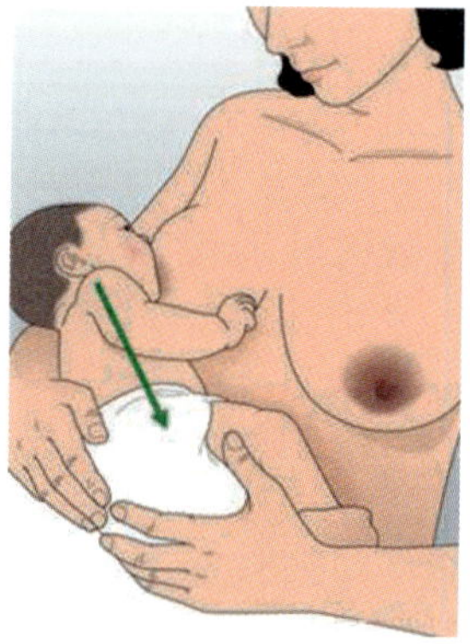

※ [출처] 일러스트 by 맘스비티

귀, 어깨, 고관절이 일직선이 되게 안아야 한다. 그래야 잘 먹을 수 있고 자세가 틀어지지 않게 중력선을 유지한다.

수유쿠션과 엄마 유방의 높이 차이는 엄마의 주먹 하나 정도 들어가게 하면 된다.

b. 교차 요람식 자세(Cross craddle position) :

이 자세는 아기를 손으로 안지 않고 수유쿠션이나 베개 위에 올린 다음 아기 머리의 반대쪽에 있는 엄마 손으로 아기의 목을 살짝 잡는다.

이 자세는 초보 엄마나 출생 직후 취하기 좋은 자세이다. 이때 뒤통수를 크게 잡지는 않는다. 근원반사를 유도해서 아기가 엄마젖을 깊게 물지 않게 되기도 한다.

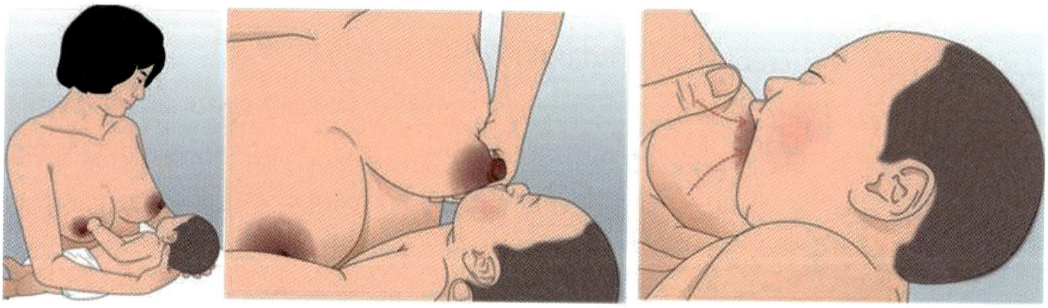

※ [출처] 일러스트 by 맘스비티

먹이고자하는 유방 쪽 손으로 유방을 잡고 반대손으로는 아기의 목덜미를 잡고 아기를 엄마 쪽으로 당긴 다음 아기 입 깊숙이 젖을 물린다.

c. 누워서 먹이는 자세(side lying position) :

이 자세는 아기가 젖을 먹는 동안 쉴 수 있는 자세이다. 엄마의 머리 밑에 베개를 놓은 다음 옆으로 눕고 아기의 몸도 옆으로 누워서 엄마의 배와 아기의 배가 닿게 한 다음 수건이나 베개로 아기의 등 뒤를 받쳐 주어 아기의 자세가 흐트러지지 않게 한다.

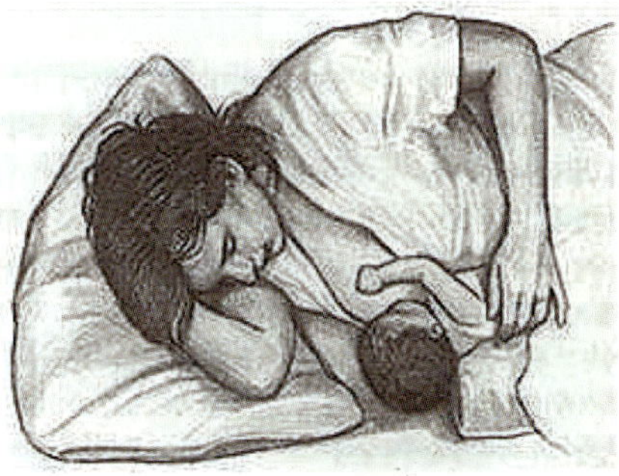

d. 미식 축구공 잡기 자세(Football Hold position) :

엄마는 소파나 벽의 모서리를 이용하여 앉아 있고 아기의 몸을 팔 아래쪽으로 끼워 아기의 얼굴이 젖을 향하도록 한다. 아기의 엉덩이는 엄마의 팔꿈치 근처에 있는 베개 위에 놓이게 한다. 제왕 절개나 미숙아, 빠는 힘이 약한 아기에게 잘 맞는다. 아기를 더 잘 볼 수 있고 아기 머리를 더 잘 통제할 수 있으며 함몰 유두 시에도 도움이 된다. 아기를 잘 통제할 수 있다.

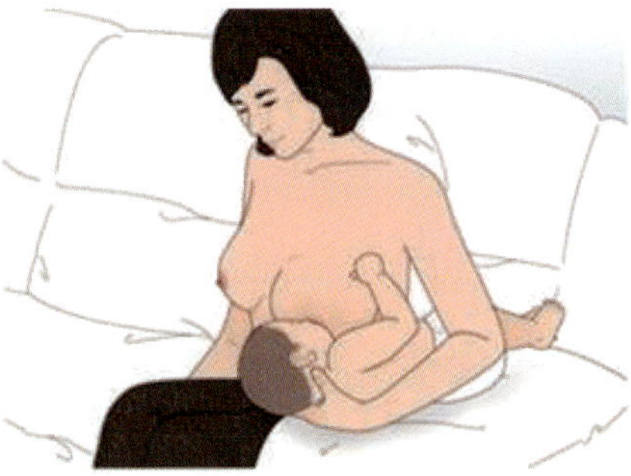

※ [출처] 일러스트 by 맘스비티

e. 테이블에 올려놓고 먹이는 교차 요람식 자세와 서서 먹이기 :

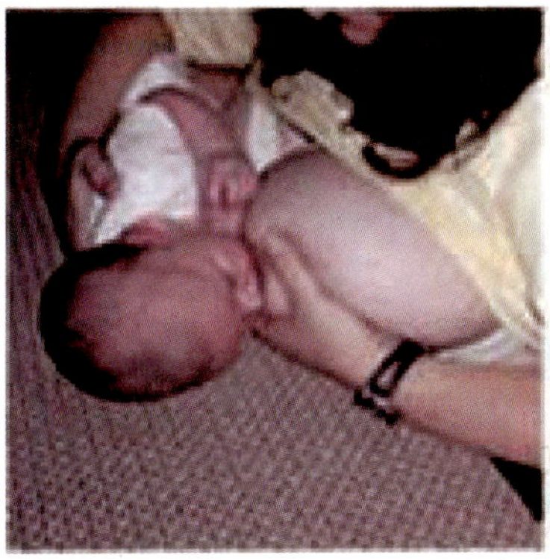

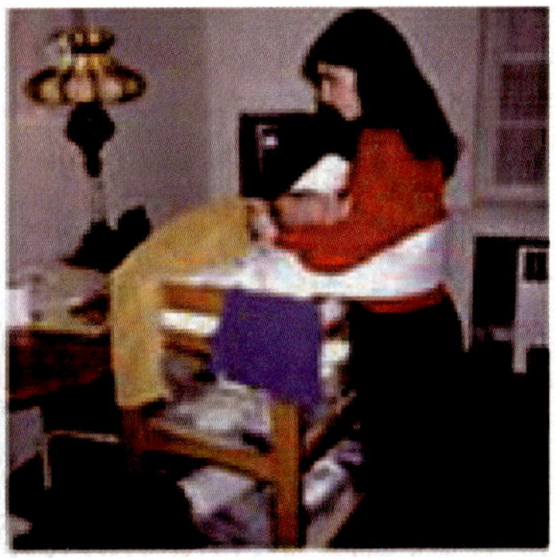

※ [출처]
The Breast feeding Atlas 4th edition

테이블에 올려놓고 먹이는 경우는 가슴이 너무 커서 통제를 할 수가 없을 때 테이블이나 식탁에 올려놓고 먹이면 엄마의 어깨가 아프지도 않고 무거운 가슴을 들지 않아도 되어서 편안하다.

서서 먹이는 자세는 회음절개의 부종으로 인해 앉을 수가 없는 경우에 많이 사용한다.

오랫동안 누워있어서 힘들거나 할 때, 아기가 가만히 있으면 보채는 경우에는 이렇게 수유쿠션에 아기를 올려놓고 돌아다니면서 먹이면 아기가 얌전해지는 경우에 사용한다.

또한 제왕절개수술 후 누웠다가 일어나기가 힘든 경우 이렇게 서서 먹이는 것이 편하다고 하는 산모분들도 있다.

다. 잘못된 수유자세

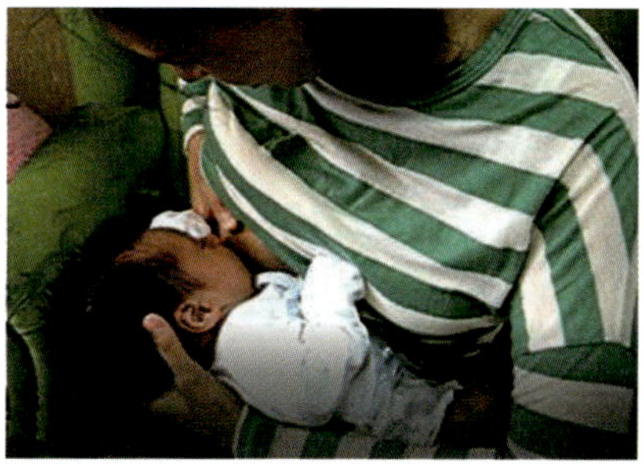

1. 아기를 수유쿠션 없이 안아주다 보니 안은 자세가 불안정하다.
2. 아기의 머리 뒷부분을 너무 크게 잡으면 근원반사가 유도되어 지양한다.
3. 아기의 배와 엄마의 배가 닿아야 하는데 아기가 약간 틀어져 있다.
4. 엄마는 아기에게 잘 물리고 싶어 아기 쪽으로 다가가지만 사실 엄마 몸이 오른쪽 뒤쪽을 향하고 있다.
5. 깊은 젖물림을 위해 손을 C자형으로 잡아 오히려 아기 입 구조와 반대방향으로 잡은 상태이다.

▶ 너무 아기가 아래에 있는 경우

▶ 수유쿠션이 너무 부드럽거나 커브가 있어서 그 사이로 아기가 자꾸 빠지는 경우

▶ 엄마가 누워서 먹이면서 등 뒤에 받침이 없어서 본인도 모르게 자꾸 뒤로 넘어가서 깊게 물린 엄마 젖이 아기 입에서 자주 빠지게 되는 경우

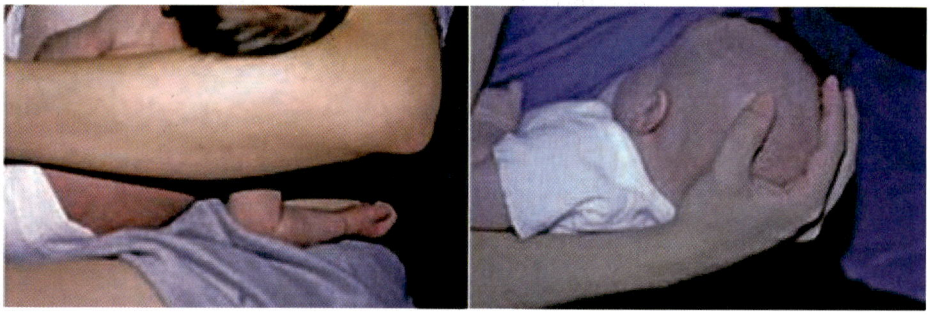

※ [출처] The Breast feeding Atlas Fourth edition

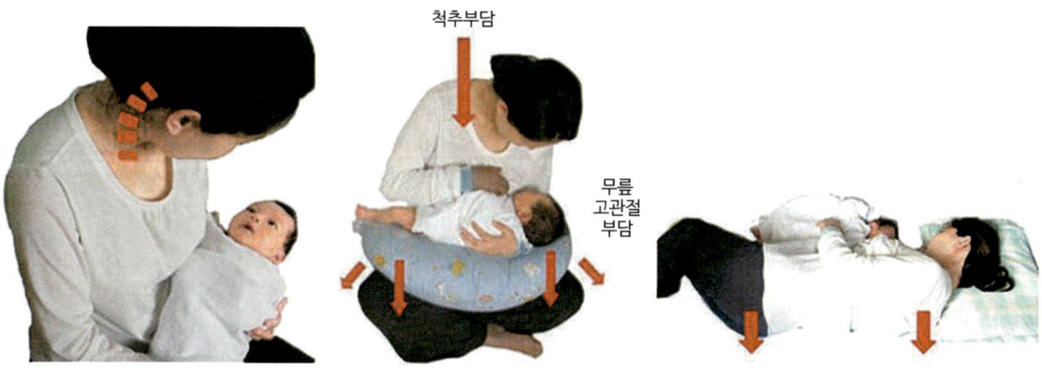

[출처] http://news.donga.com/It_List/3/08/20091124/24318704/2

라. 모유수유 자세 주의사항

산모는 하루에 여러 번 수유함으로 긴장되지 않는 편안한 자세를 취해야 한다. 아기를 가까이 안을 수 있도록 하고 편한 자세를 잡을 수 있는 쿠션이나 베개 등의 지지대를 허리나 팔에 두는 것이 좋다. 아기 또한 수유 하는 동안 편안한 자세여야 하고, 아기의 귀, 어깨, 엉덩이가 일직선이 된 상태로 수유해야 한다.

〈 올바른 젖 물리기 과정 〉

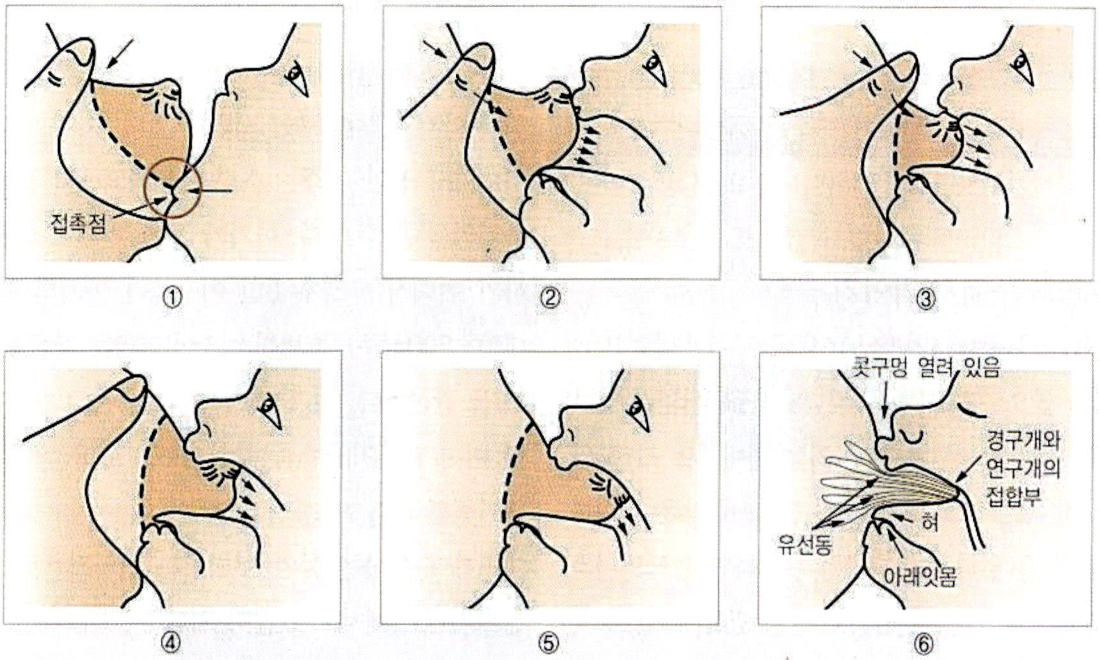

수유 시 그림과 같이 엄지손가락을 유두에서 위쪽 2cm, 아래쪽 3cm 정도 네 손가락을 아래쪽에 놓아 손 모양이 C자가 되도록 유방을 잡는다. C 자 모양으로 잡게 되면 아기 입의 모양과 젖을 잡은 손 모양이 다르게 된다. 약간 U자 형으로 잡아야 하며 아기가 수유를 위해서 수유쿠션에 누우면 아기 입이 아래위로 즉, 수직 모양이 된다. 엄마의 유방과 아기 입의 모양과 같게 잡아주어야 유두에 상처가 생기지 않으며 깊게 잘 먹음으로써 유방에 문제가 생기지 않는다.

수유부의 유방 크기가 다르더라도 반드시 손 모양이 U자 모양이 되게 하며 젖을 물리기 전 먼저 엄마의 젖꼭지 끝으로 아기 입술에 가볍게 스쳐 아기가 입을 벌리도록 자극하고(엄마젖을 조금 짜서 흘려주거나) 아기가 입을 벌리면 아기를 엄마 쪽으로 당겨서 젖을 물려준다. 이때 아기가 젖을 빨 때까지는 젖꼭지 주위의 검은 유두륜 부위가 아기 입속에 전부 들어가도록 깊은 젖물림 중요하다. 유두가 크면 다 안 들어 갈 수도 있고, 작으면 얕게 물어 유두상처를 초래하게 된다. 이에 엄마 유방을 기준으로 아기의 아랫입술쪽은 약 3cm, 위쪽은 약 2cm정도로 깊게 물리는 것이 중요하다. 유륜까지 물려야 한다면 오히려 아기나 산모에게 거부감이 있을 수 있다.

〈 올바른 젖 물리기 〉　　〈 잘못된 젖 물리기 〉

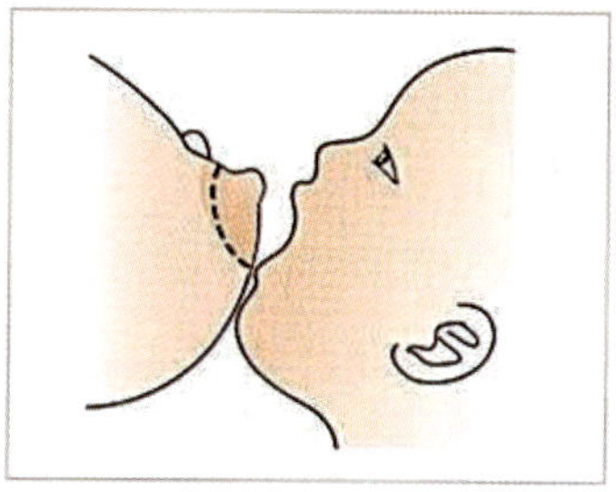

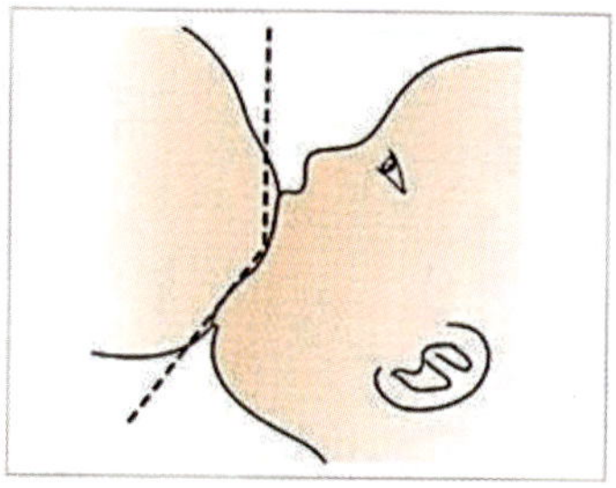

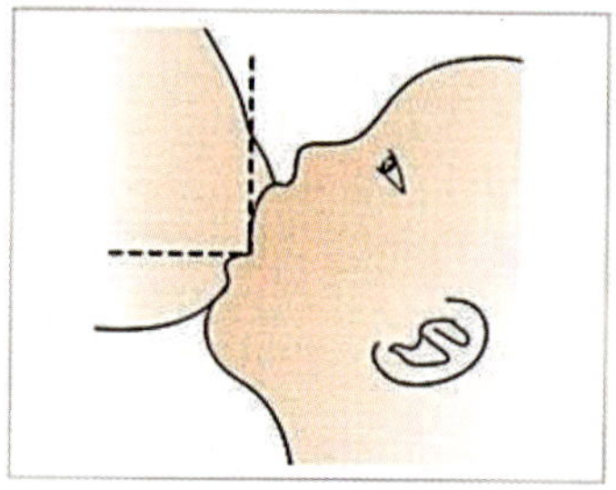

〈 잘못된 젖 물리기 〉

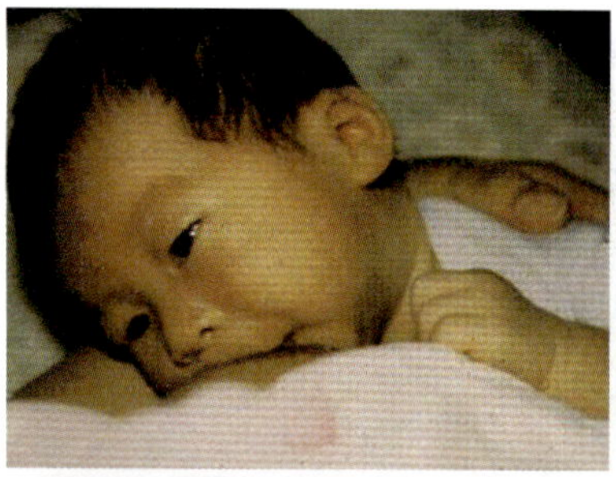

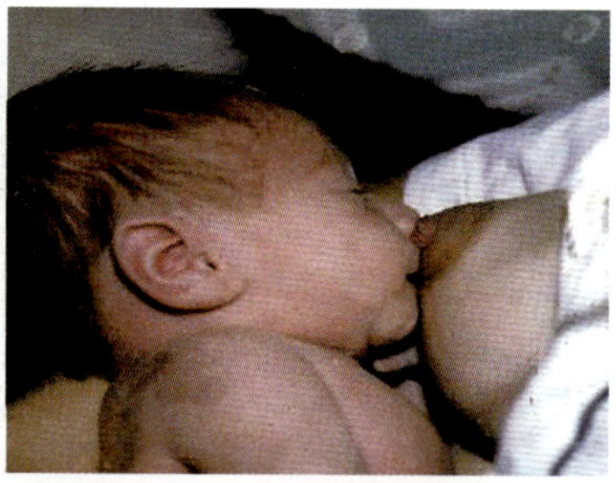

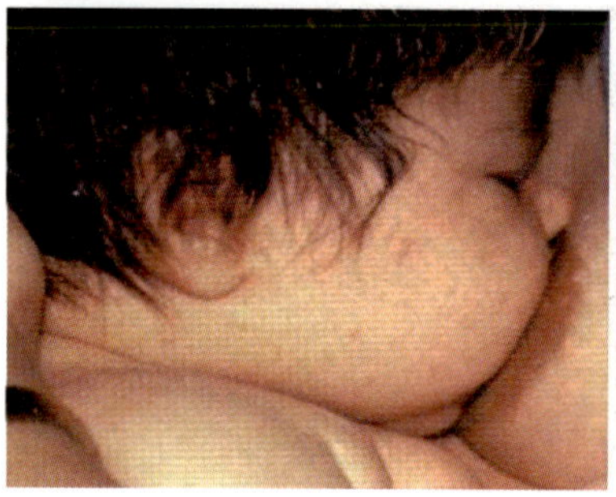

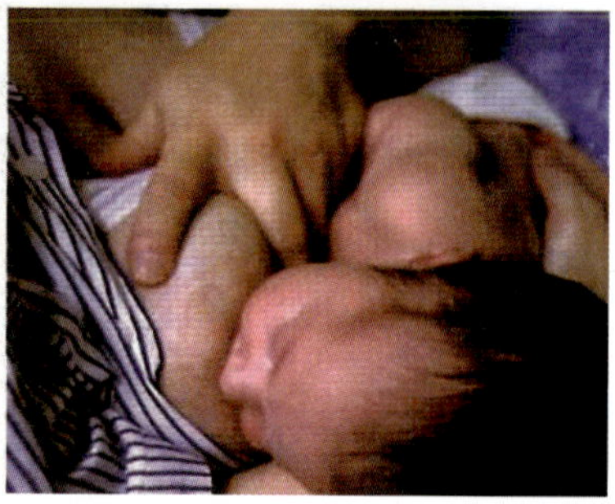

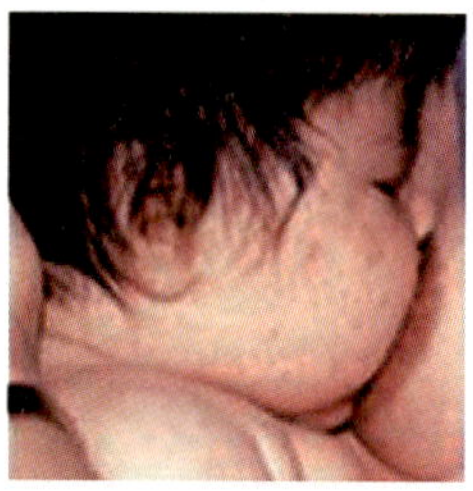

빰이 가슴에 너무 붙음

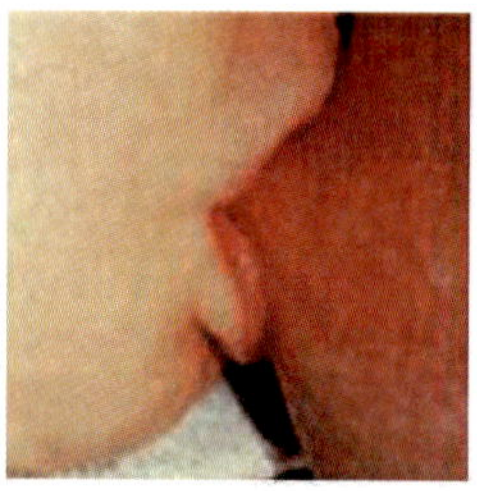

아래턱이나 빰이
가슴에서 떨어짐

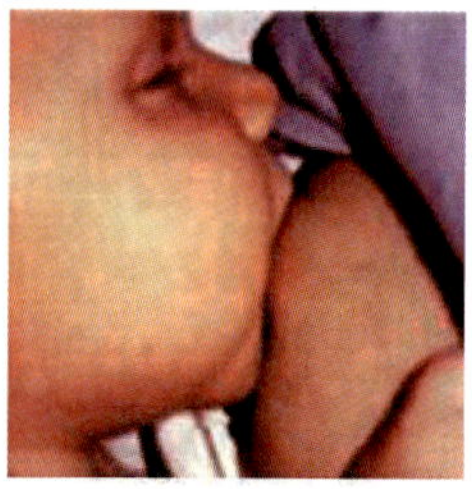

얕게 물음

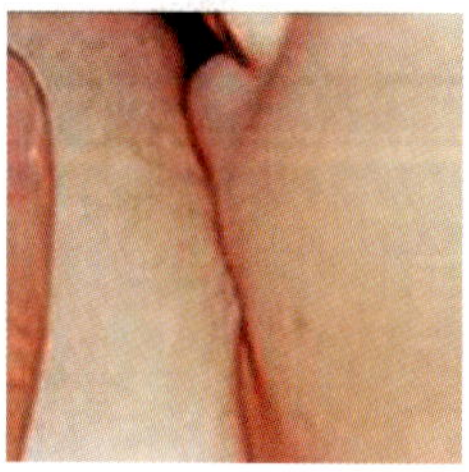

입술이 말려들어감

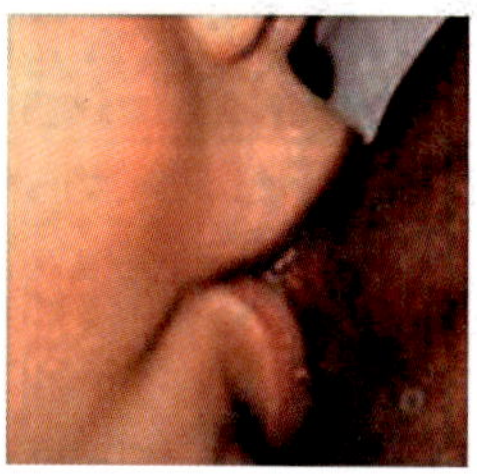

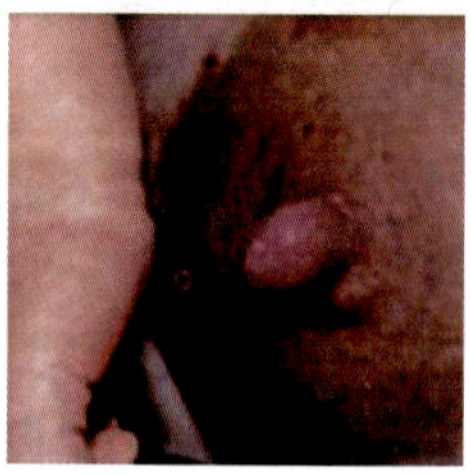

얕게 물면 먹고나서 유두의 모양이 변형되고 아프다.

※ [출처] The Breast feeding Atlas 4th edition

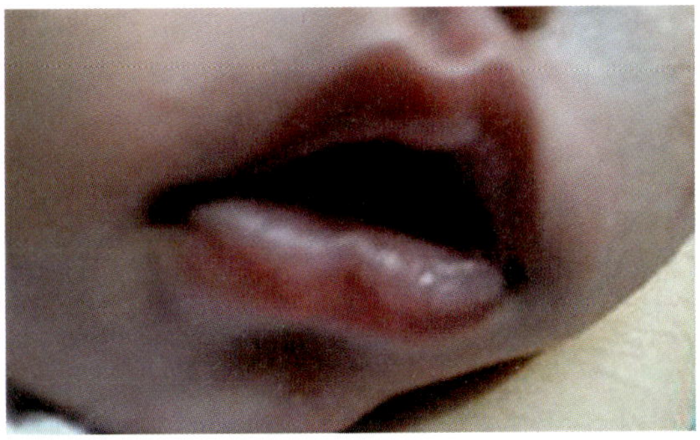

입술에 물집이 생기는 것은 입술이 말려들어갔다 나왔다해서 그렇게 된 것이다.
나쁜 것은 아니지만 아기가 효과적으로 젖을 먹기가 조금 힘이 든다.

마. 쌍둥이 모유수유

쌍둥이를 수유할 경우에도 요람자세, 미식축구공 잡기 자세로 수유할 수 있으며, 이 경우 양쪽 유방을 활용해 동시에 수유할 수 있다.

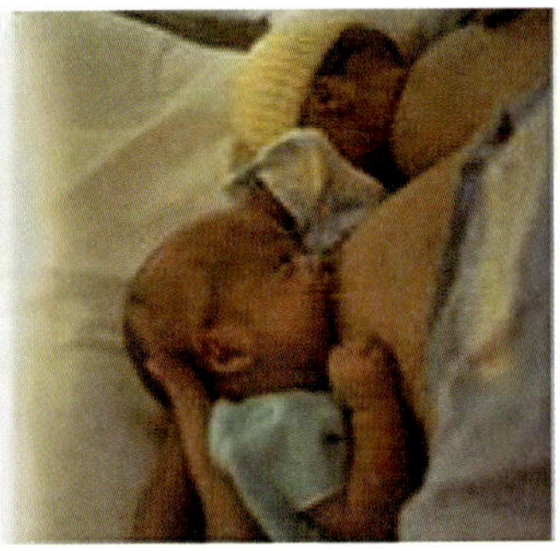

36주 쌍둥이

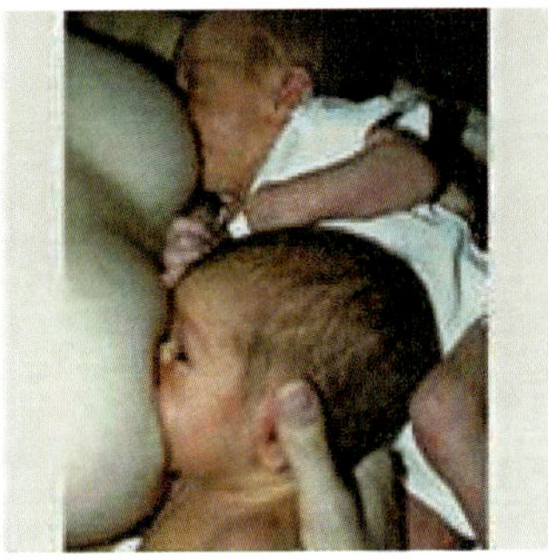

잘못된 자세

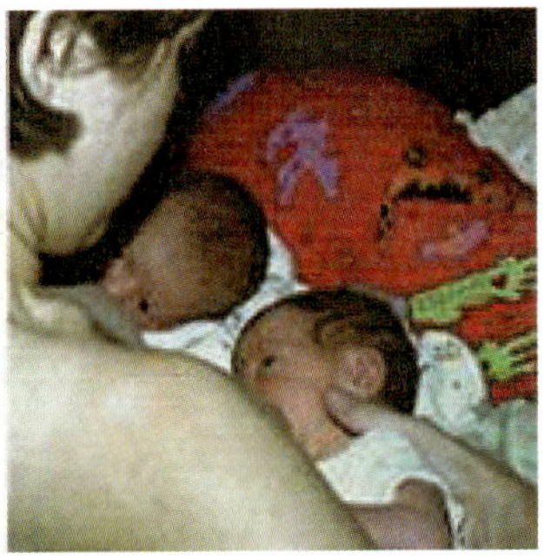

조금 나아진 자세

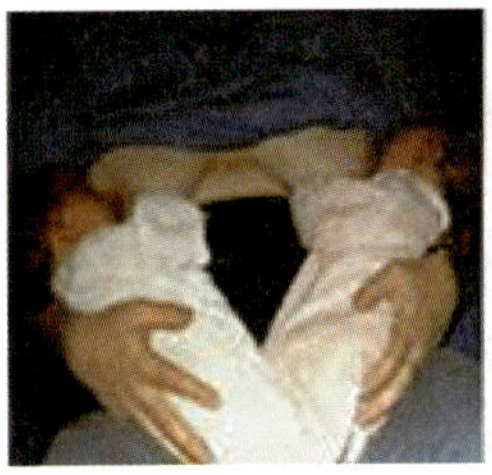

요람식 V자세

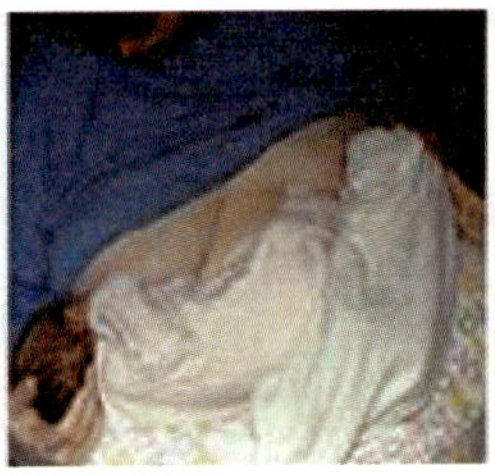

수유 쿠션에서의 요람식자세

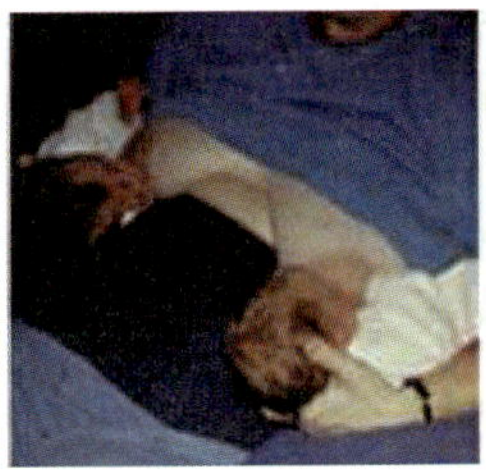

미식축구공자세

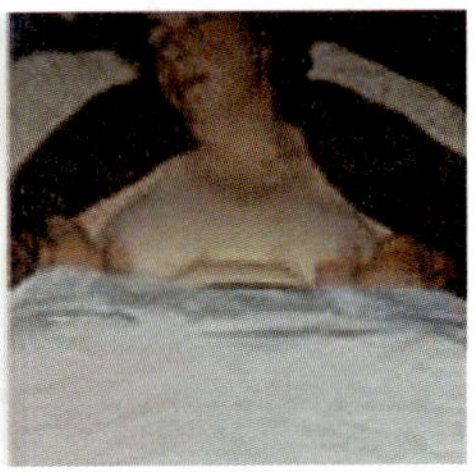

먹이면서 쉬기

※ [출처] The Breast feeding Atlas 4th edition

① 유두 보호기를 쓴다.- 꼭 사용하는 것은 아니다. 오히려 아기가 작으므로 유두보호기를 사용하면 입을 더 크게 물어야 하므로 불필요한 경우가 많다. 엄마젖 물리는 것을 연습하는 것이 더 좋다. 그리고 유두보호기를 하는 경우는 젖 사출반사를 방해할 수도 있다. 엄마의 유두에 직접 자극이 되지 않게 되기 때문이다.

쌍둥이는 일반 아기들보다 적은 2~2.5㎏ 사이인 경우가 많다. 그만큼 입이 작고 근육량도 적어 젖을 잘 빨 수 있도록 유두 보호기를 착용해 주는 것이 좋다.

② 젖을 자주 물려 모유 양이 많아지도록 한다. 쌍둥이는 모유 양이 많아야 함으로 수유하여 양이 늘어나도록 한다.

③ 양쪽 젖을 번갈아 가며 먹을 수 있도록 한다. 또한 자세를 자주 바꿔가면서 다양한 자세에 적응할 수 있도록 한다.

④ 시간 맞추어서 유축을 해주어서 젖 양이 줄어들지 않게 해준다. 특히 아기가 신생아 집중치료실에 있다면 더더욱 젖 양이 줄 수 있음으로 주의해야 한다.

바. 수유간격

a. 성공적인 모유수유를 위한 세 가지 조건 :

1. 낳자마자 아기에게 젖을 물린다.
2. 자주 먹인다. → 젖 양이 증가하고 유방 울혈을 예방한다.
3. 젖병을 사용하지 않는다. → 유두 혼동을 예방한다.

b. 수유준비 :

1. 손을 깨끗이 씻는다.
2. 유방은 매 수유시 마다 닦지 않고 샤워로 가능하면 비누사용은 금한다.
3. 몽고메리 선에서 항균성 오일이 분비

c. 제대로 먹고 있는지 알 수 있는 신호 :

대변 횟수와 소변 기저귀 숫자 → 하루 6 ~8번 이상의 소변과 2~5번의 대변

- 생후 첫 3~4일간에는 출생 시 체중의 5~7%의 체중 감소가 있다.
- 생후 10일~2주 내에 출생 시 체중으로 회복하면서 체중이 증가한다.
- 모유수유 아기의 1주 동안의 평균 체중증가

  생후 3~4개월 200~300g, 4~6개월 115~142g, 6~12개월 85g

  → 3~4개월에는 출생 시 체중의 2배가 되고, 12개월에는 출생 시 체중의 3배가 된다.

  → 12개월에는 키가 50%, 머리둘레는 33%가량 증가하게 된다.

- 탈수 증상- 모유 수유할 때에는 중요하다. 먹는 양이 눈에 보이지 않기 때문이다.
- 아기가 나른해 보이고 피부가 할머니처럼 쭈글쭈글하고 자국이 그대로 남고 탄력성이 떨어지고
- 입과 눈가가 말라보이고 울음소리가 힘이 없고 약하다.
- 대천문이 움푹 들어가고 열이 나며 소변색이 진해지고 양이 줄어든다.
- 그냥 잠만 자기도 한다.

이런 증상이 보이면 즉시 소아과의사에게 보인다.

아기가 원할 때마다 수유한다.
(반응 파악)

신생아의 경우 하루 8~12회 수유

전유만 먹게되는 경우
모유의 유지방을 적게 섭취한다.

유지방 섭취가 적게되면 아기의 장운동이 빨라져 변이 묽어진다.

전유 : 수유 시 처음 나오는 모유

사. 전유, 후유의 이해

아기가 태어나서 처음 나오는 모유는 초유라고 한다. 72시간 정도 나오지만 보통은 성숙유로 변하는 2주까지를 초유라고 하기도 한다.

모유는 성분에 따라 전유(前乳, fore milk)와 후유(後乳, hind milk)로 분류한다.

아기가 젖을 빨기 시작할 때 전유가 나오고 후에 약 5~6분 후에 후유가 나오게 되는데, 후유는 전유에 비해 희고 농축된 상태이다.

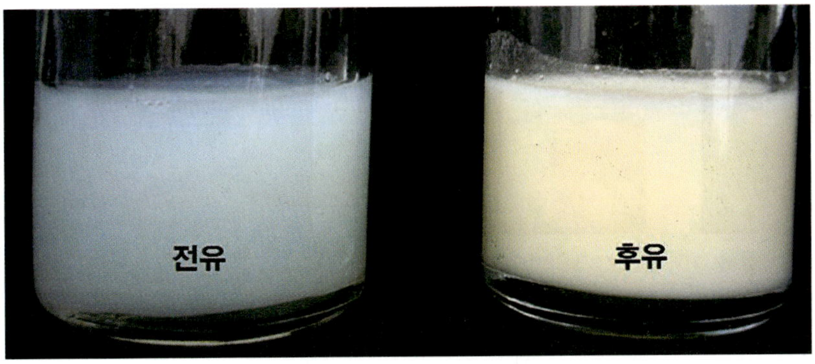

전유는 수분과 유당, 단백질, 무기질 등이 많이 함유되어 애피타이저처럼 아기 목을 축이는 역할을 하고 후유에 비해 칼로리가 낮다.

후유는 전유보다 지방이 50% 많고, 비타민 K는 2배나 칼로리가 높아 포만감을 주어 체중을 증가시킨다. 만약 모유량이 많은데 아기의 체중이 잘 늘지 않으면 전유와 후유를 충분히 먹을 수 있도록 젖을 오랜 시간 물려주고, 만약 전유의 양이 많다면 전유를 약간 짜서 버리고 후유를 충분히 먹이도록 한다. 모유량이 많은 경우 냉요법을 통해 모유량을 감소시킨다. 냉양배추 사용은 모유수유전문가에 따르면 양배추 냄새가 모유수유를 방해한다고도 한다(박현순 외, 2017). 전유와 후유를 균형 있게 먹이기 위해서는 후유까지 충분히 먹을 수 있도록 한쪽 젖을 적어도 15~20분 이상 물리도록 한다.

아. 특이 신생아 모유 수유법(구순열, 구개열)

구순 구개열(토순, 언청이, 구순열: 입술이 갈라진 것, 구개열: 입천장이 갈라진 것)은 안면부에 발생하는 기형으로 우리나라의 신생아 중 약 800명 중 한 명은 이와 같은 기형을 갖고 태어나고 있다. 구개열 환아용 젖꼭지를 이용해보고 여의치 않을 경우 아기를 반쯤 일으켜 앉혀서 중력에 의하여 젖을 먹이고 자주 트림을 시켜 수유 시 함께 삼킨 과다한 공기를 배출시킨다. 구개열이 동반된 경우 정상아에 비하여 트림을 더 많이 시키도록 한다.

〈 구순열, 구개열 환아 수유방법 〉

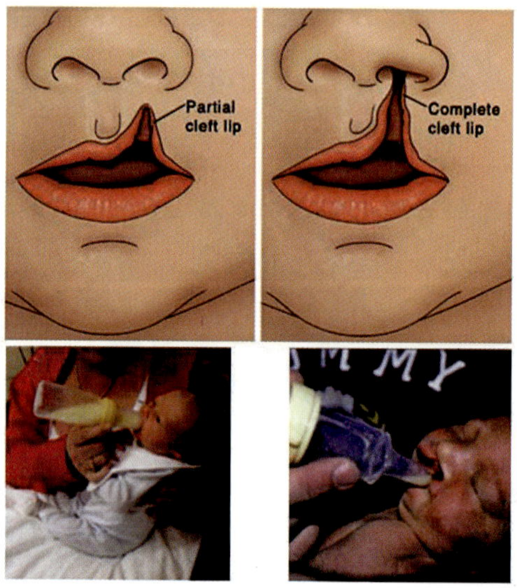

특수 젖병 : 아기의 필요에 따라서 준비하며 의사의 지시를 따른다.

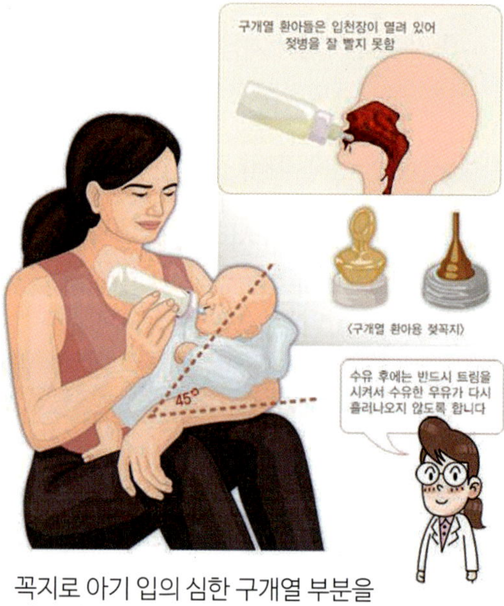

꼭지로 아기 입의 심한 구개열 부분을 살짝 막히게 하면서 먹인다.

※ [출처] The Breast feeding Atlas 4th edition

(4) 모유수유 곤란 산모 문제해결

가. 산모 유방문제의 종류

산모의 모유수유를 어렵게 만드는 유방문제의 관리범위는 아래와 같다.

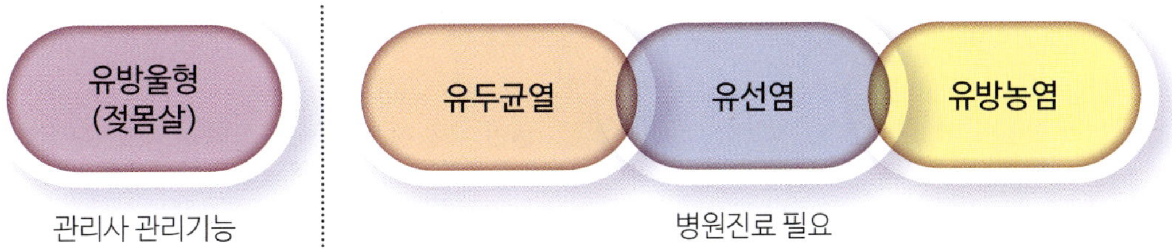

*** 유방마사지는 일반형, 전문가형의 모유수유 유방마사지사가 있으며, 잘못된 지식은 오히려 유방울혈을 악화시킨다. 이에 이 영역은 다양한 민원이 제기될 수 있으므로 이상유방 발생 시 건강관리사는 모유수유 전문가 의료인에게 의뢰하도록 한다. 산모·신생아 건강관리 서비스 표준에서 마사지 내용 삭제**

① 이전 서비스 범위

- 원활한 모유수유를 위하여 유방마사지를 주기적으로 실시한다.
- 통증이 지속될 경우 물수건 습포, 마사지 등 적절한 조치를 취한다.

② 2019년 현행(개선) 서비스 범위

- 통증이 지속될 경우 물수건 습포 등 적절한 조치를 취한다.

a. 유방울혈(젖몸살) :

유방울혈은 보통 분만 후 3~5일 사이에 발생하며, 분만 후 유즙이 분비되고, 이때 적절하게 수유가 이루어지지 않으면 나타난다. 유방울혈이 생기면 유방이 단단해지고 열감이 있으며, 통증이 있고 통증이 겨드랑이까지 있을 수 있다.

- 일찍부터 수유를 자주 하는 것으로 유방울혈을 예방할 수 있다.
- 수유 시 유방이 부드러워질 때까지 빨도록 하여 유방을 비우고, 모유량이 많다면 남은 젖을 짜내어 보관한다. 모유량이 많은 대상자는 수유 후 냉팩, 냉찜질 등을 이용하여 유방울혈을 진정시키도록 한다.
- 양쪽 유방을 모두 15~20분 동안 빨도록 한다. 최소한 한쪽이 부드러워질 때까지 비우고, 손으로 짜내거나 유축기로 다른 쪽 유방의 유즙을 짜낸다.
- 이미 울혈이 생긴 경우에도 젖을 짜내어 유방을 비워주어야 하며, 통증이 심한 경우 온찜질을 통해 통증을 감소시킨다. 이는 유방에 문제가 발생한 것이므로 이때는 온찜질보다는 냉팩, 냉찜질 등을 2~3시간 간격으로 제공해 준다. 그 후 다음 수유 시작 시 젖 분비가 잘 안되면 다시 온찜질

후 모유수유를 한다. 수유 후 먹이고 남은 모유량은 비워주고 모유량이 많다면 다시 냉찜질이나 양배추를 붙여서 줄여준다. 요즘엔 양배추 크림, 양배추 팩도 시중에 유통되고 있다.

- 유방에서 열이 나는 경우 차가운 양배추 잎을 대줄 수 있다. 수유 후 시원한 얼음 팩으로 붓기를 가라앉히고 불편감을 줄이는 데 효과적이다. 얼음팩 사용시 동상을 입지 않도록 주의한다.

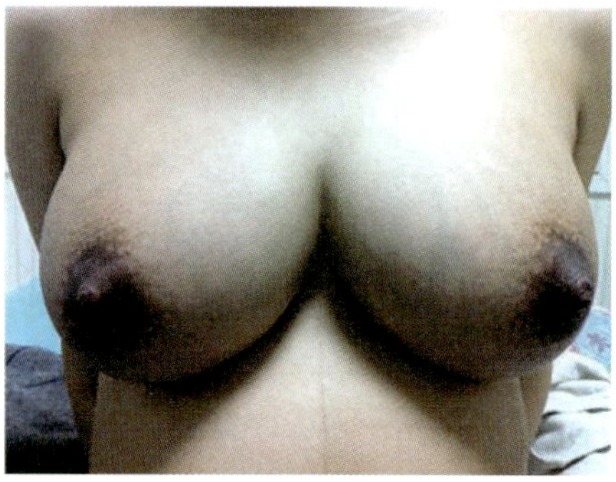

개념 : 출산 이후 아기에게 수유하면서 가슴에 심한 통증을 느낌

원인 : 가슴에 젖이 돌 때 혈액과 림프액이 유방으로 들어오는 데 젖의 양이 급격히 증가하거나 적당량의 수유가 이루어지지 않았을 때

증상 : 붓는 증상이 생겨 가슴이 단단해지며 통증을 느낌

대처 : 아기에게 양쪽 젖을 충분히 먹임, 유축기를 통해 젖을 충분히 빼줌

※ 울혈 : 몸속 장기나 조직에 피가 모인상태

※ [출처] 맘스비티

b.유두균열 :

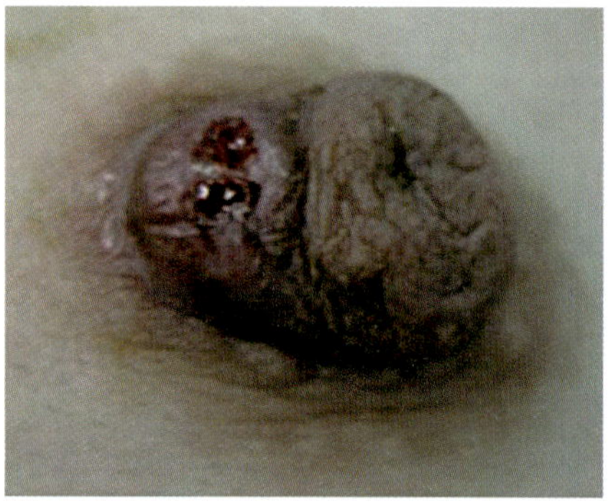

개념 : 수유 중 산모의 유두 표면이 벗겨지거나 상처가 나는 것

원인 : 부적절한 수유자세 / 아이가 산모의 젖꼭지만 물고 젖을 빨 때

증상 : 산모의 유두 표면이 벗겨지고 심한 경우 출혈 발생

대처 : 수유자세 교정 / 수유 후 유방에 아기의 침 제거 / 유즙을 유두에 바르고 공기 중 건조 / 마더 메이트 부착

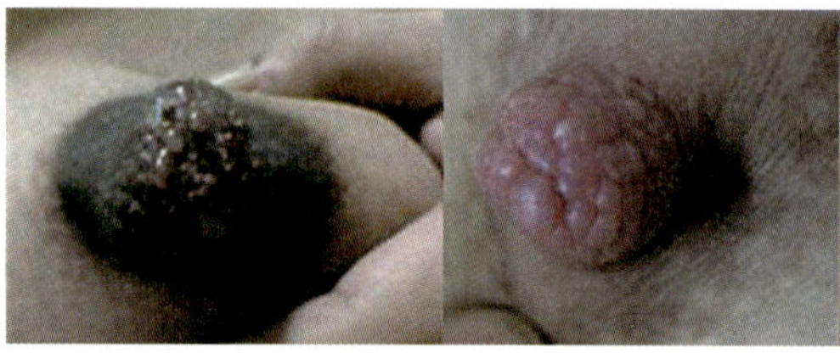

첫날부터 너무 오래 물려서 생긴 유두 상처

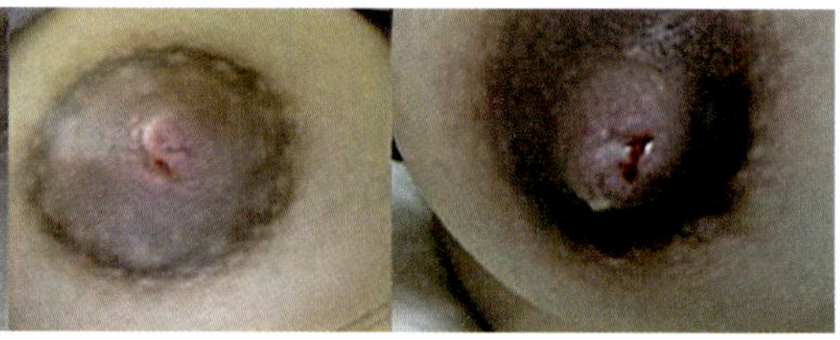

아기의 설소대로 인해서 생긴 상처

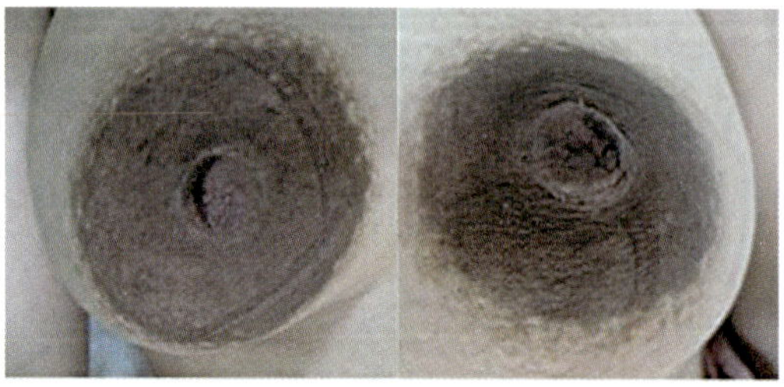

아기 코가 눌릴까 봐 엄마의 유방 즉
아기 코 근처에 엄마가 손을 올려놓아서
생긴 상처

※ 유두보호크림 : 유두가 건조하거나 갈라지는 것을 예방하기 위해 유두보호크림을 사용하며, 특히 수유 초기에는 자주 사용해 주는 것이 좋습니다.

※ [출처] 맘스비티

c.유선염 :

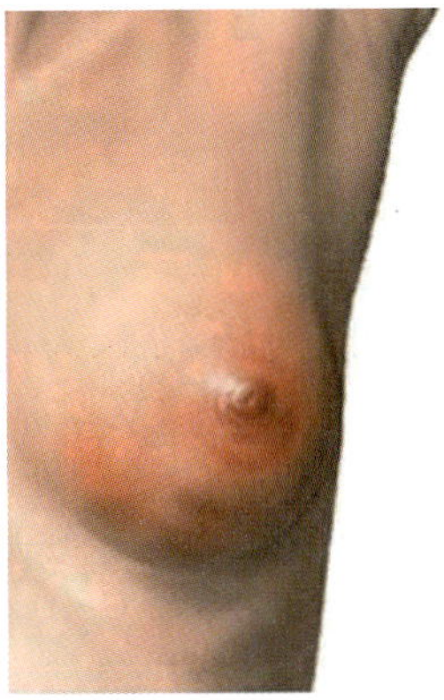

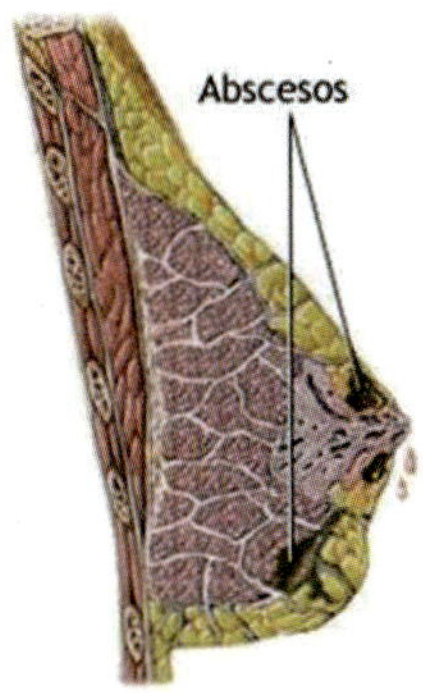

개념 : 수유 중 산모의 유두 표면이 벗겨지거나 상처가 나는 것

원인 : 수유 시 아기의 입에 있는 균 또는 유두균열, 유방상처, 유관막힘 등

증상 : 가슴통증, 열, 오한, 전신 근육통 등

대처 : 병원진료 필요

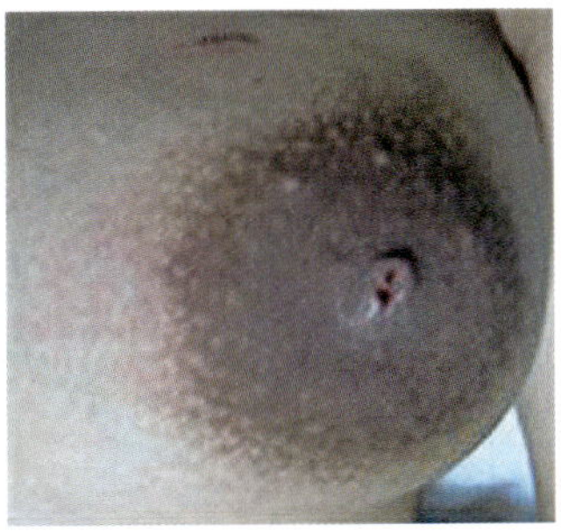

유두 상처로 인한 유선염

d.유방농양 :

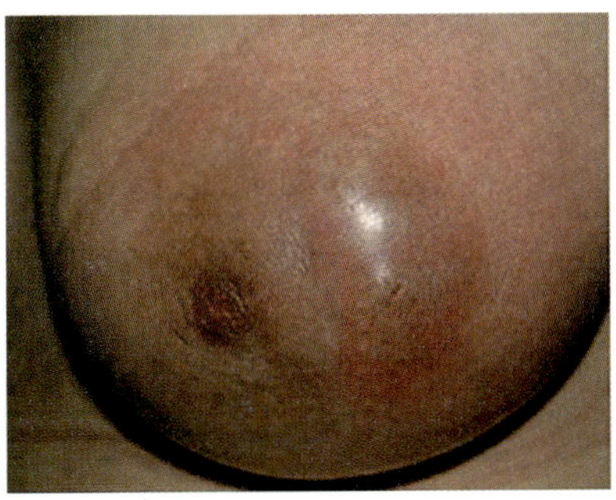

개념 : 유방의 감염된 조직 부위에 농이 차게 되는 증상

원인 : 유두를 통해 유방으로 박테리아가 침입해 들어감

증상 : 유방에 통증이 생기고 민감해지며, 빨갛게 되거나 딱딱해짐, 발열과 오한, 일반적인 아픈 증상이 나타남, 겨드랑이 부근의 림프선이 민감해짐

대처 : 병원진료 필요

※ [출처] http://www.breastsnu.org/info/index.html?contents=11_02

(5) 유축기 사용

〈 유축기의 작용원리 〉

아기	유축기
1초당 약 1회 sucking 혀의 연동운동을 이용하여 엄마 젖을 빨면서 sucking 눌러서 compression 젖을 짜낸다. 음압 50~155mmHg - 최대 241mmHg	유축 주기가 다양하다. 흡입력은 다양하게 조절 가능 연동운동은 안 한다. 효과적인 유축기는 진공이나 압력 차이를 만들어냄으로써 모유를 압력이 높은 곳에서 낮은 곳으로 흐르게 한다.

① 유축기는 젖을 짜기 위해서 진공을 활용하지만, 아기는 진공 뿐 아니라 입안의 근육들과 혀를 이용하여 유방에 물리적인 압력을 가한다.

② 유축기를 사용하여도 옥시토신과 프로락틴이 분비된다. 옥시토신은 모유수유 6~10분마다 분비량이 최고조에 달한다.

③ 엄마와 아기가 같이 있으면 60초 안에 젖 출 반사가 일어나고 유축기는 4분 정도 걸린다.

④ 프로락틴은 아기가 빨면 분비량이 두 배로 증가하고 양측형 유축기를 이용하면 약 30% 정도 증가한다.

가. 유축기의 종류

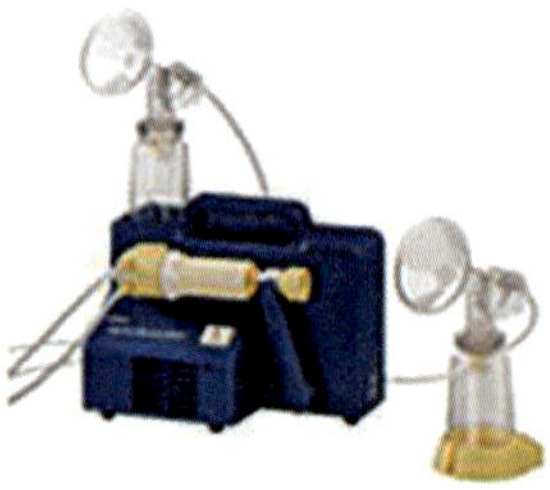

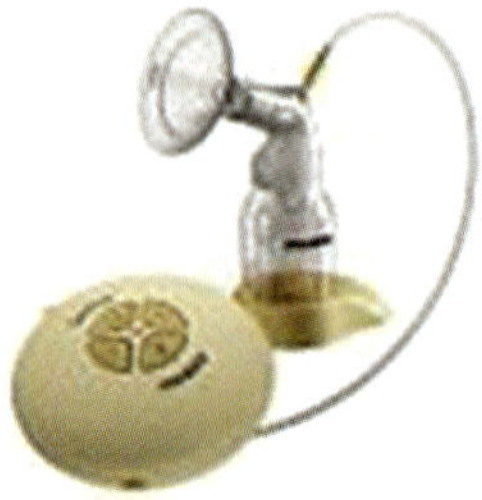

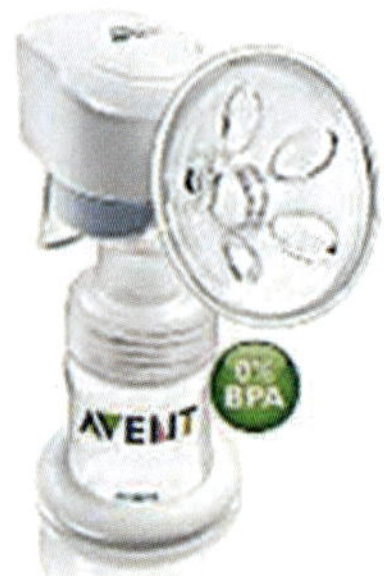

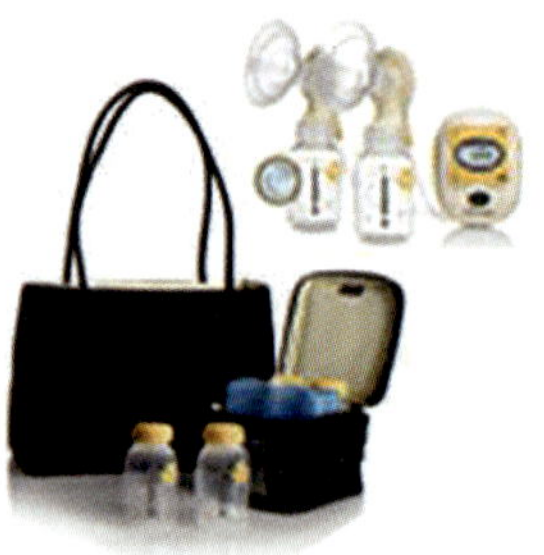

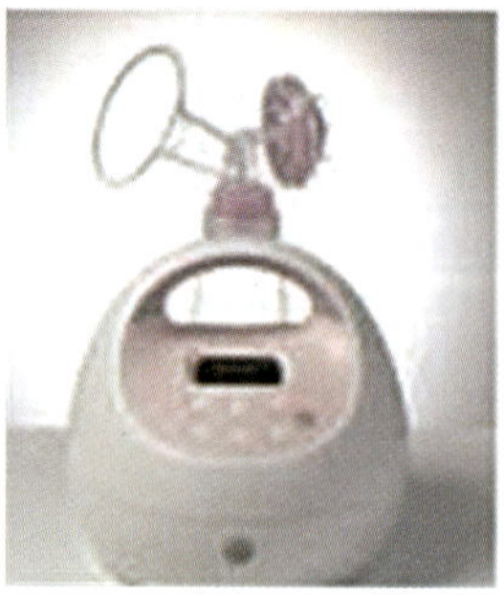

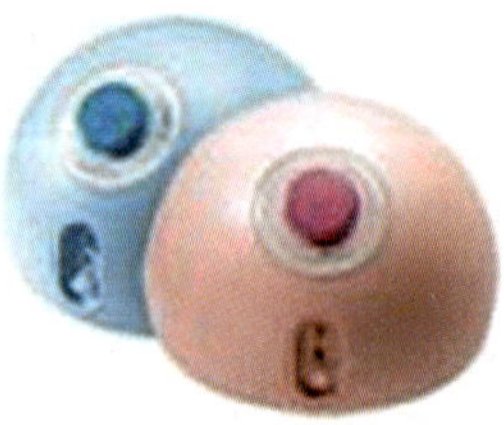

나. 유축기 구성품

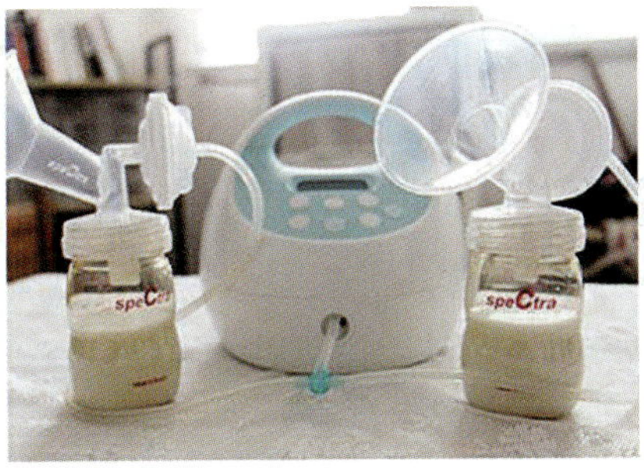

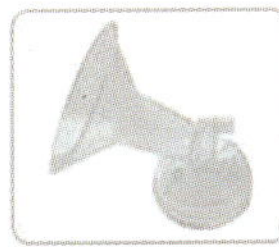

와이드 흡입기

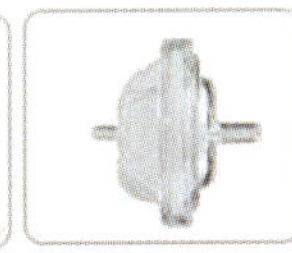

역류 방지기

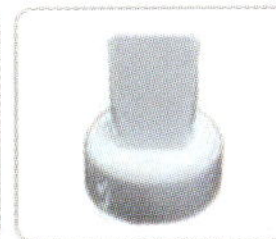

실리콘 헤드

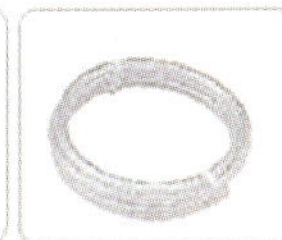

에어호스

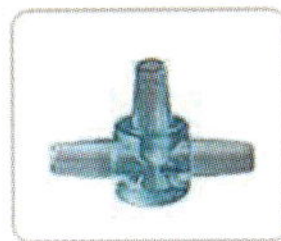

3WAY 커넥터

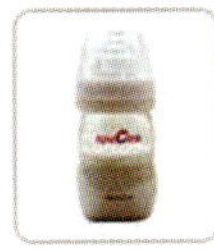

ppsu와이드젖병 1개

다. 유축기 조립 및 작동법

- 유축기는 여러 종류가 있다. 회사마다 조금씩 성능이 다르고 가격 차이가 많다.
- 그러므로 어떤 것이 좋다, 나쁘다 할 수가 없으며 성능을 찾아보고 나에게 맞는 것을 선택하면 된다.

① 조립

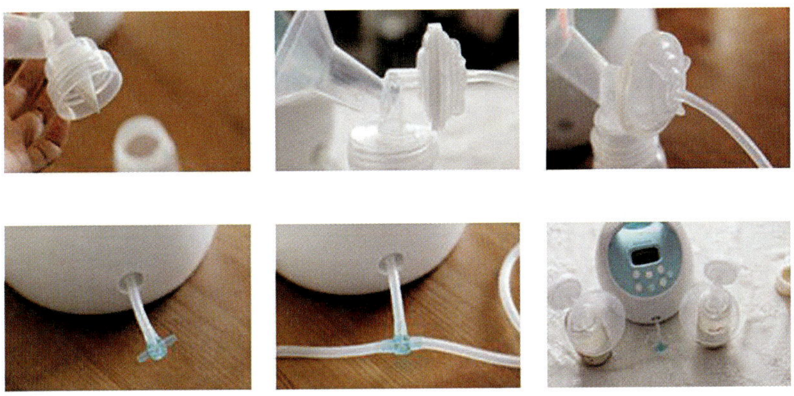

② 작동법

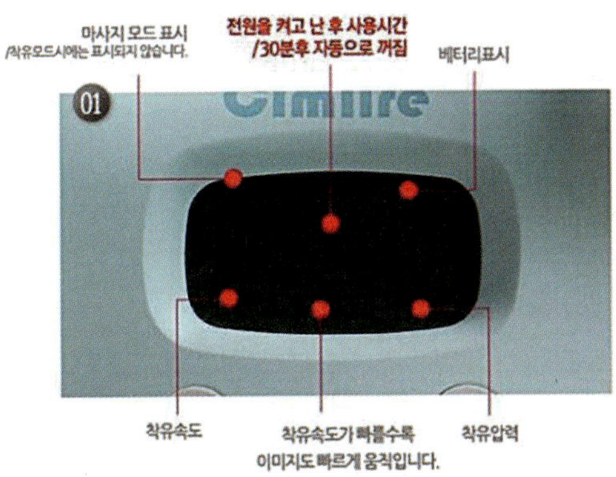

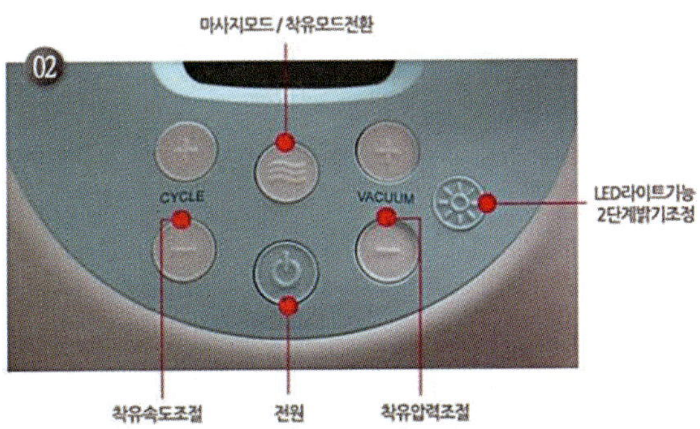

라. 유축기 세척 및 소독법

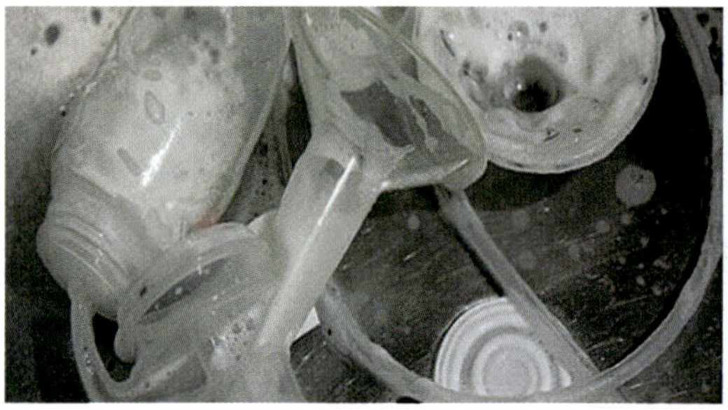

[유축기 구성부품 분해 후 세정제로 세척]

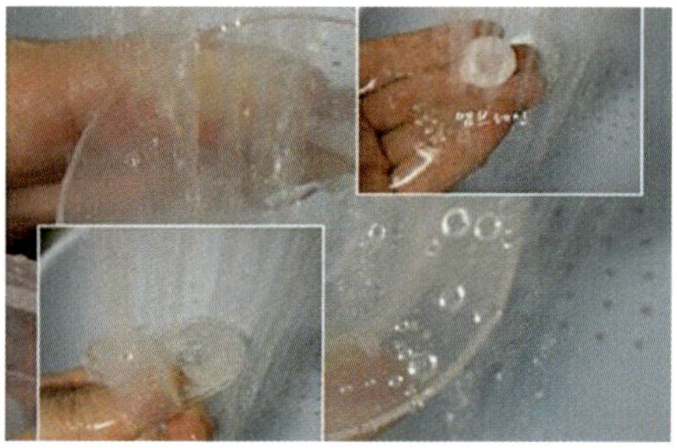

[흐르는 물에 행굼]

마. 유축모유 보관

a. 유축모유 보관 기간 :

- 모유를 보관할 때는 작은 박스를 만들어서 김치나 음식과 섞이지 않게 한다.
- 유축한 날짜와 시간을 적어둔다.
- 냉장고 문에서 가장 먼 곳에 보관한다.
- 문짝에 보관하지 않는다.
- 냉동실에 보관할 때도 작은 상자를 만들어서 모아서 보관하며 문에서 가장 먼곳에 둔다. 즉, 외부온도 차이에 영향을 가장 덜 받는 곳에 두는 것이 좋다.

	만삭	미숙아
실온(20℃)	4~8시간	1시간 이내
냉장보관(4℃)	3~8일	48시간
해동한 경우	24시간	24시간
-20℃	3~4개월	3개월
-20℃ 단독 냉장고	6~12개월	6개월

※ 보관용기는 폴리프로필렌이라는 딱딱하고 불투명한 플라스틱 재질로 된 뚜껑 있는 용기를 사용한다.

	상온	냉장실	냉동실
신선한 모유	4시간	3일	3개월
냉동상태에서 녹인 모유	보관안됨	24시간	재냉동 안됨

b. 냉동 모유 해동법 :

- 냉동된 것은 미리 냉장고에 두어서 얼은 것이 녹게 한다.
- 보관해둔 모유를 해동하거나 데울 때 65℃의 미지근한 물에 중탕한다.
- 전자레인지는 모유가 균일하게 데워지지 않을 뿐만 아니라 전자파에 의해 단백질과 비타민이 파괴될 수 있어서 피한다. 또한, 겉은 차가우나 속이 뜨거울 수 있으므로 온도 조절하기가 어렵다.
- 적절한 온도를 맞추기가 어려워 아이의 입이 델 수 있으므로 주의한다.
- 해동 시 보관용기에 지방층이 그대로 붙어버리는 경우가 있으므로 부드럽게 흔들어 잘 섞어주는 것이 중요하다.
- 유축해서 데워서 아기에게 주는 데 이상한 냄새가 나는 경우가 있다. 이럴 때는 약간 거품이 나게 데운 다음 거품을 살짝 걷어내면 된다. 이는 상한 것이 아닐 수도 있으며, 지방이 변환되면서 생긴 침전물일 수 있다.

c. 유두 보호기 사용하기 :

- 유두 보호기를 사용할 때는 유두에 너무 꽉 끼이지 않도록 주의한다.
- 본인의 유두보다 조금 큰 것을 사용한다. 그리고 보호기도 스위스의 메델라 제품을 추천한다.
- 유두보호기는 유두가 너무 작거나, 편평유두에 주로 사용된다.
- 보호기를 사용에는 미지근한 물로 한번 씻은 다음 젖병세제를 사용하여 깨끗이 닦아서 끓는 물에 열탕 소독을 한 다음에 망에 올려놓고 말려서 다시 사용한다.

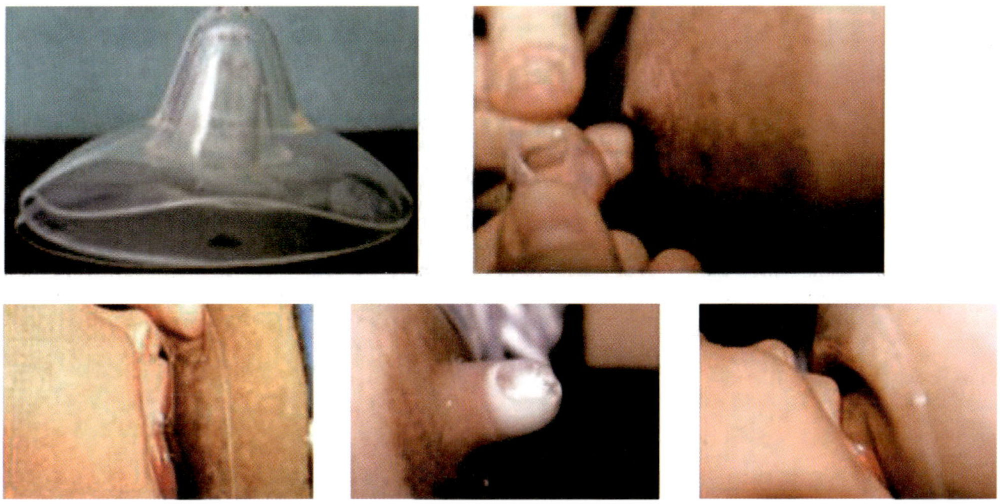

※ [출처] The Breast feeding Atlas Fourth edition

3 신생아 인공수유

학습목표

- 인공수유가 필요한 산모를 이해한다.
- 분유 조제 방법을 익힌다.
- 분유수유를 이해한다. • 혼합수유를 이해한다.
- 신생아 트림 방법을 익힌다.

(1) 인공수유 필요 산모

국내 모유수유 실태조사 결과에 따르면 출산 후 6개월까지 완전모유수유 권장 기본 수유율은 18.3%로, 2015년 유니세프(United Nations Children's Fund, UNICEF)가 발표한 국제 평균 수준인 38% 보다 절반에 못 미쳤다(WHO, 2017; UNICEF, 2016). 이는 병원이나 가정에서 예정보다 일찍 모유수유를 중단하기 때문인데, 그 원인으로는 모유량 부족, 유방통증, 직장복귀, 모유수유에 대한 잘못된 인식, 모아의 질병 등에 의료전문가의 지원 부족이 크게 영향을 주는 것으로 알려져 있다(박현순 외, 2017)

국내 모유 수유율은 저출산 시대의 패러다임에 따라 더욱 감소되고 있다. 현재 1명의 자녀만이라도 건강하고 올바른 성장을 추구하는 육아 방식을 선호하고 있어 모유수유가 더욱 중요시되고 있다고 전문가와 현업종사자들은 주장하고 있다. 이렇듯 모유에 집중하는 이유는 모유 성분이 신생아의 신경과 면역 생성에 중요한 요소로 작용은 물론, 성장촉진, 소화와 흡수를 돕는 효소, 뇌 성장 발달을 최적화하는 지방산 및 항감염성분으로 구성되어 있기 때문이다(강남미 외, 2017). 그러나 이러한 장점에도 불구하고 조산아나 모성의 질병으로 모유수유가 불가능할 경우 조제분유보다 기증모유를 공급하는 것이 국민건강 수준 향상에 기여한다고 보았다(박현순 외, 2019; 임병주 외, 2017). 하지만 기증모유의 보급은 모유은행(Human milk bank) 설립이 선행되어야 하는 국가 정책적 지원이 요구되고 있다. 국외의 경우 신생아집중치료실 내에 모유은행이 위치하며, 'milk bank' 또는 'milk kitchen'을 운영하고 있어(MicroMan, 2018), 모유은행 활성화 측면에서 국내는 아직 인식조차 부족한 것이 현실이다.

이에 모유수유에 어려움이 있어 아기에게 부득이하게 수유공급을 위한 방안으로 인공수유 방법을 선택하고 있어, 산후 건강관리사는 인공수유의 이해와 분유보충 방법에 대해 알아야 할 필요가 있다.

모유수유 금기

모유수유는 항암제, 방사성동위원소약물, 에이즈(Acquired Immune Deficiency Syndrome, AIDS) 감염 이외에 절대적인 금기는 없다고 하여도 과언이 아니다. 최근에는 아프리카에서 에이즈 감염의 경우에도 모유수유를 금기해서는 안 된다는 주장도 있다. 그러나 질환에 따라 급성기에 일시적으로 끊거나 짜서 먹이는 경우가 있으니 개별적으로 병에 따라 대처하여야 한다고 주장하고 있다(질병관리본부, 2019). 산모의 심한 간부전, 헤르페스 감염, 정신과 치료, 항암 치료의 경우가 일시적 중단에 해당되며, B형, C형 간염 산모의 경우는 희망 시 모유수유가 가능하다. 이러한 부분에 대해서는 의료전문가의 상담이 필요하다.

(2) 분유 조제

분유 조제를 위해 선택적 분유와 분유 조제에 필요한 준비물 마련이 선행되어야 한다. 분유 조제 시 농도와 온도가 적합해야 하며 분유들마다 녹는 온도가 다를 수 있어 분유통에 기재된 조유온도 및 내용을 꼭 숙지할 필요가 있다.

분유 농도는 모유를 근거기반 한다. 농도가 너무 묽으면 영양과 맛에 영향을 미치며, 반대로 너무 진한 농도는 소화 능력 저하로 변비를 초래할 수 있다.

분유 온도는 문헌에 따르면 40°C~70°C 사이가 적합한 것으로 학자마다 다르게 표현되고 있으나 보통 따뜻한 정도의 물 온도 유지를 주장하고 있다(조선자 외, 2002). 찬 분유는 생후 1~2개월 영아에게 체온 소실을 초래할 수 있으며, 감기, 설사가 있는 경우에는 병을 더 악화시킬 수 있어 보통 팔 전박 위에 한 두방울 적당량을 떨구어 따뜻하고 적당한지 온도를 파악해야 한다.

가. 분유량과 수유 횟수

구분	내용
분유량	분유통 안에 2가지 종류의 스푼이 있어 용량을 확인한다. 스푼 양에 따라 물 20㎖ 또는 40㎖에 분유 1스푼을 분유통 입구 부분에 수평으로 깎아서 분유병에 녹여 인공수유 한다.
분유 물 준비	100°C 이상 끓인 물과 한번 끓여 식힌 물을 보온병에 보관 사용하면 편리하다.
물 붓기	젖병 안에 미온수를 조금 붓고 → 분유 넣기 → 나머지 양 물 붓기
분유 섞기	기포 형성을 억제하기 위해 좌우로 살살 굴려주거나 부드럽게 비비면서 섞어준다. 위아래로 흔들면 기포가 형성되어 아기 복강 내 가스가 형성되어 배앓이의 원인이 된다.
수유 횟수	3~4시간마다 1회씩, 생후 1개월 말이 되면 120㎖ 정도 섭취한다.

나. 월령, 체중별 분유량과 수유 횟수

산모들은 장기간의 계획을 가지고 아기 체중에 맞는 체중 증가 기준선과 수유 요구량의 기준선을 알 는 것이 중요하다. 생후 1년 동안 수유 과정과 아기들의 체중증가 기준선, 체중 성장에 따라 필요한 수유 요구량은 다음과 같다.

a. 1년 동안 수유과정과 아기에게 필요한 수유량과 정상적인 체중증가 :

아기는 태어나서 1년 동안 6.6kg ~ 7.0kg 몸무게 증가

▼

1년 동안 체중 성장의 50%인 3.3kg ~ 3.5kg 백일까지 증가

▼

백일을 한 달로 나누면 1달에 1kg ~ 1.2kg 증가

▼

한 달을 4주로 나누면 1주에 250g ~ 300g

▼

1주를 7일로 나누면 1일당 33 ~ 35g

▼

아기체중이 하루 33g 증가하려면 하루총량 = 아기체중 × 170㎖/day

▼

하루총량 ÷ 하루 8회 ~ 10회 수유 = 1회량/day

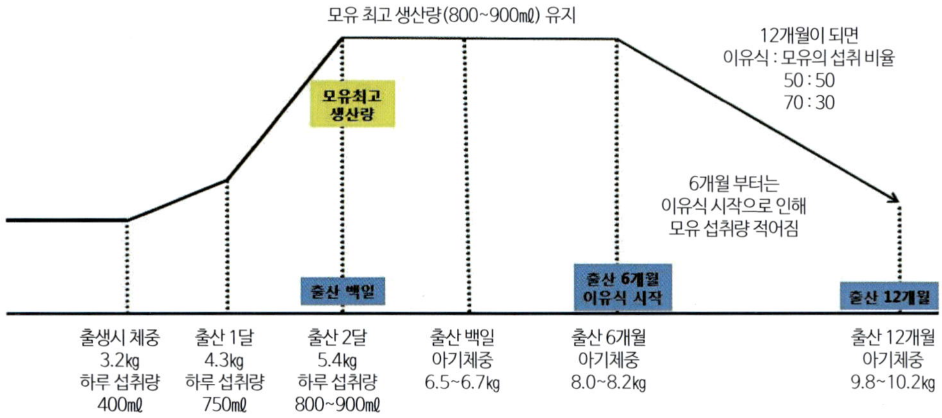

b. 아기에게 체중 당 필요한 수유량 예시 :

아기는 백일까지 체중증가가 가장 빠르고 하루 8회 이상 수유 시마다 포만감 있는 수유를 원한다. 아기 상태와 모유량에 따라 완전모유수유, 혼합수유, 완전인공수유의 3가지 수유형태를 가진다 (Helsing, 1985).

• 아기 현재 체중 x 170㎖ = 하루 총량 ÷ 8회 = 1회 수유량

1회 수유량	완전 모유수유	100% 완전 모유수유
	혼합 수유	모유수유 ＞ 인공수유
		모유수유와 인공수유를 반반 씩 하는 것
		모유수유 ＜ 인공수유
	완전 인공수유	100% 인공수유만 하는 것

다. 분유 종류별 조제 주의사항

분유는 아기가 쉽게 소화할 수 있도록 가공하고 철분, 칼슘 등 부족한 영양소를 첨가해 모유에 가깝게 만든 제품으로 조제분유와 성장기용 조제식으로 나뉜다. 제조국가, 제조사, 분유 종류에 따라 분유 타는 법이 각각 다르므로 제품용기에 표시된 제조법, 유효기간 확인 및 주의 검토가 필요하다.

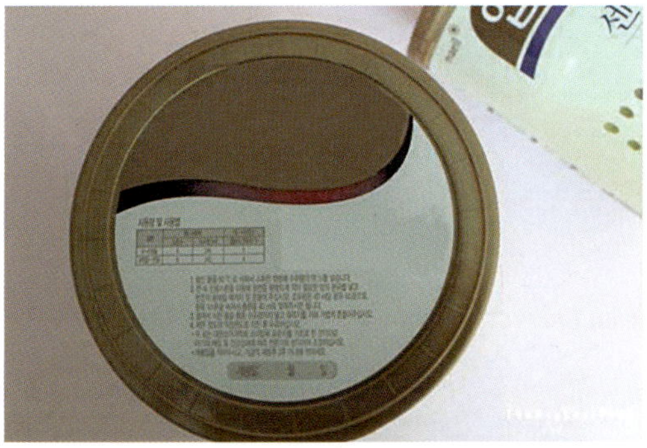

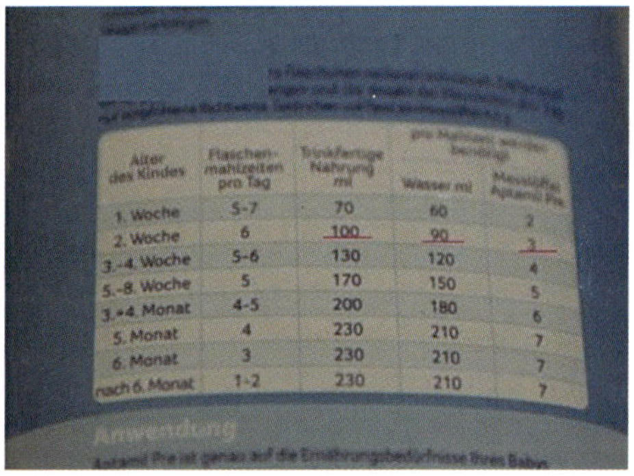

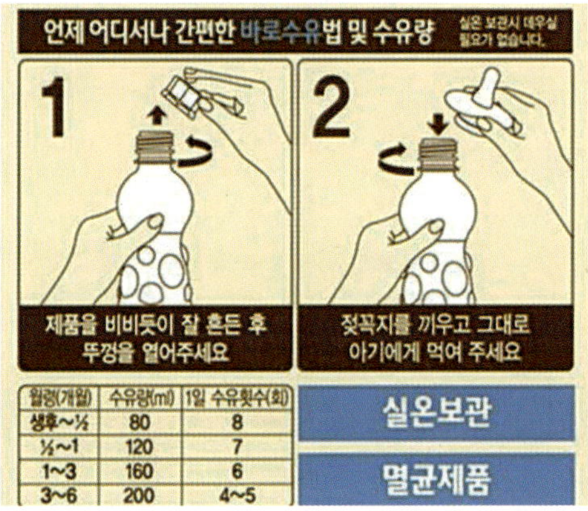

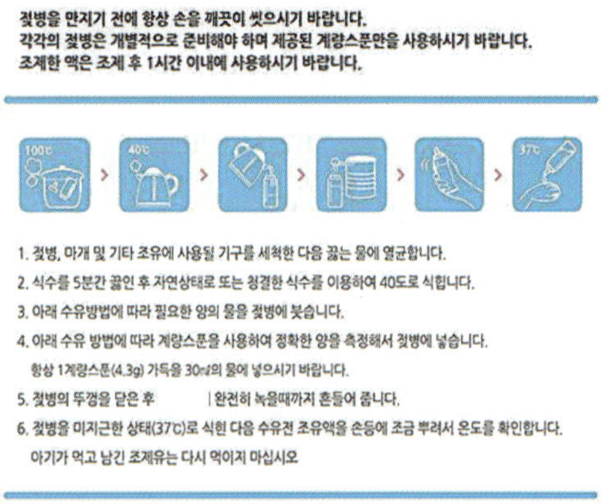

a. 조제분유 :

조제분유는 유청 단백이 60% 이상인 제품을 조제분유, 이하인 제품을 성장기용 조제식이라고 부른다. 회사마다 조금씩 다르기는 하지만 아기의 월령에 따라 보통 1~4단계로 나누어져 있다. 6개월 미만의 분유 1~2단계는 조제분유, 6개월 이상의 분유 3~4단계는 성장기용 조제식인 경우가 많다.

b. 액상조제분유 :

생우유와 같은 액상으로 젖병에 옮겨 담아 그대로 먹이는 제품으로 언제 어디서나 간편하게 수유할 수 있어 편리하지만 일반 분유보다 비싼 편이다.

c. 기능성 분유 :

배앓이, 아토피 등 우유 알레르기를 최소화한 맞춤형 조제분유로 볼 수 있다. 최근에는 일반 분유처럼 마트에서 쉽게 볼 수 있다.

d. 특수 조제분유 :

설사가 심하거나 유단백을 소화하지 못하는 특수질환을 가진 아이가 섭취할 수 있도록 개발된 제품으로 소아·청소년과 전문의의 진료를 받은 뒤 사용하는 것이 좋다.

라. 분유 타는 법

분유는 수유 직전에 타도록 한다. 가급적 생수를 사용하고 100°C 이상 끓은 물로 수유하고자 하는 양의 2/3 정도만을 따뜻한 정도로 식혀 사용한다. 그 이유는 외부 환경에 따라 온도 차이에 따른 비상용 온수로도 사용될 수 있기 때문이다. 분유 회사마다 계량스푼의 용량이 다르기 때문에 꼭 물에 타는 양을 확인하고 분유를 조제해야 한다. 분유 조제 방법은 다음과 같다.

[예시]

분유 60㎖를 탈 경우 우유병에 먼저 물 30㎖ 붓고, 그다음 분유를 정량 넣고 흔든 다음 눈금을 보고, 나머지 물 30㎖를 채우면 60㎖가 되게 한다. 100°C 이상 끓은 물은 식힌 후 작은 보온병에 언제나 준비해두면 편리하게 사용할 수 있다.

[핵심술기]

① 손을 깨끗이 씻는다.

② 살균된 젖병과 젖꼭지를 준비한다.

③ 팔팔 끓인 물을 40도 정도로 식힌 뒤 젖병에 아기가 먹을 양의 1/2 또는 1/3 정도 붓는다.

④ 분유 계량스푼은 항상 수평으로 정확하게 깎아낸다.

⑤ 젖병을 잡고 좌우로 가볍게 흔들거나, 손바닥 사이에 놓고 부드럽게 비비면서 분유를 섞어 준다.

⑥ 아기가 먹을 양의 나머지 물을 부은 후 분유가 녹을 때까지 잘 흔들어준다.

⑦ 젖병 마개를 열어 공기를 빼준다.

⑧ 우유를 팔 전박에 떨어뜨려 적당한 온도인지 확인한다.

(3) 분유 수유

가. 분유 수유법

분유 수유 전 분유의 농도와 온도를 확인한다. 분유 온도는 손 등에 한두 방울 떨어뜨려 뜨겁지 않은 미지근한 40°C 정도로 유지한다. 수유량은 대개 생후 2주 이내 40㎖ ~ 80㎖, 하루 8 ~ 10회 정도 수유한다. 분유수유는 눕힌 채로 수유하지 않도록 하고 너무 많이 먹이지 않도록 표준량을 지키는 것이 중요하다.

a. **분유수유 준비 :**

- 사용하는 젖병은 항상 세척·소독한다.
- 세척을 할 때는 전용 세정솔로 상처가 나지 않도록 닦는다.
- 젖꼭지는 겉면을 닦고, 안쪽까지 닦는다.
- 소독할 때는 100°C로 물을 끓인 후 불을 끄고 소독을 한다.
- 젖병은 3분, 젖꼭지는 30초 정도만 소독한다.
- 젖병에 상처가 나고 손상된 경우에는 새것으로 교체한다.

b. **분유수유 방법 :**

- 모유수유와 같이 아기를 안고 수유한다.
- 젖꼭지는 아기의 혀 위에 얹는다.
- 병 속의 공기를 삼키지 않도록 병을 기울여 젖꼭지 부분에는 항상 분유를 채우도록 한다.
- 인공수유가 끝나면 모유수유와 같이 반드시 트림을 시킨다.

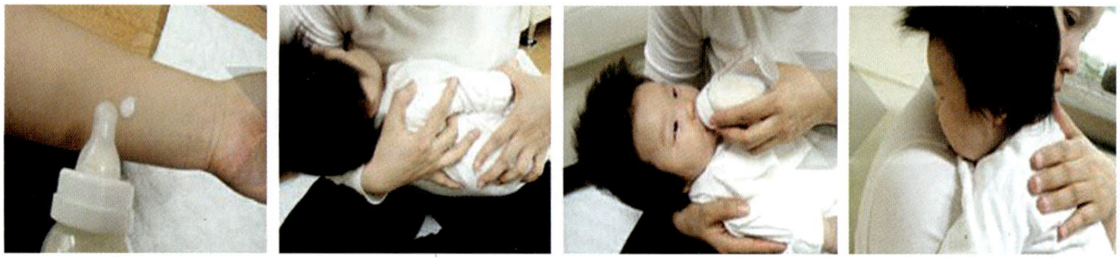

※ [출처] ezday,http://www.ezday.co.kr/miz/baby/pregnancy/view_pregnancy.html?q_sq_board=173

나. 분유 수유 시 주의사항

① 신생아 개월별 젖꼭지 구멍 막힘, 찢어짐을 확인한다.

② 젖꼭지가 손상되어 많은 양의 분유가 나오는지 확인한다.

③ 개봉된 분유 보관기간 확인한다.

④ 신생아가 먹다 남은 조제유 폐기한다.

〈 분유 수유 시 주의사항 〉

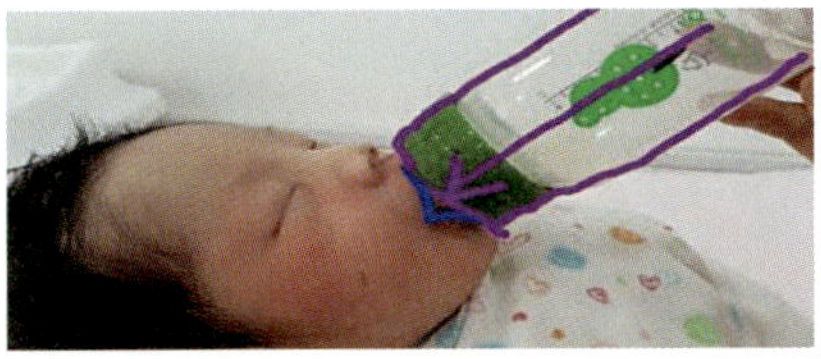	아기가 분유병을 빨 때 아래턱 힘을 주로 사용하기 때문에 분유병을 세운 각도가 중요하다.
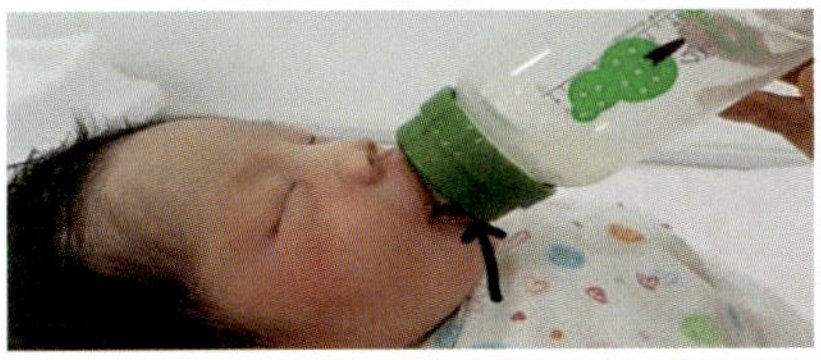	꼭지가 아기 윗입술보다 아랫입술에 더 잘 붙여 수유하므로 아래턱 힘을 잘 쓸 수 있도록 분유병을 지지해준다.
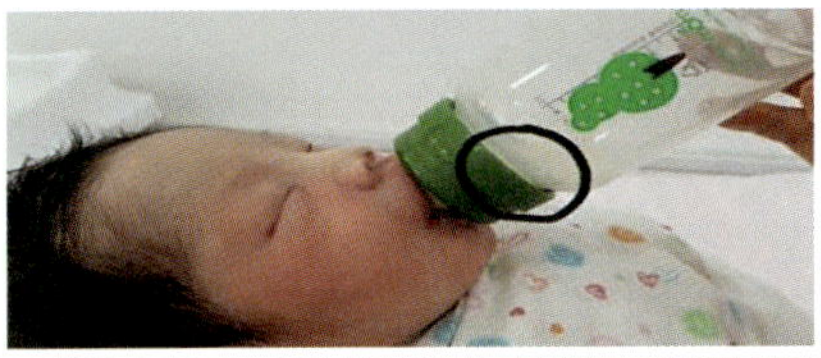	병에 있는 분유가 마지막까지 들어갈 수 있도록 아기 머리를 조금 낮추어 주어 공기가 들어가지 않도록 한다.

※ [출처] http://wldus7878.tistory.com/154

(4) 혼합 수유

가. 혼합수유 개념과 주의사항

모유가 부족하거나 산모가 일정 기간 수유가 불가능할 때 모유영양과 인공영양을 병용해서 신생아에게 수유하는 것을 혼합수유라고 한다. 혼합수유를 적용하는 경우는 다음과 같다.

a. 모유가 부족한 경우 :

모유를 먹이는 아기가 1주일이 지났는데도 소변 기저귀가 하루 2 ~ 3개 밖에 나오지 않는 경우 전문가상담 후 인공수유를 보충할 필요가 있다.

b. 혼합수유 방법 :

모유수유를 선행한 다음 모유의 부족한 양을 분유로 보충하는 방법이다. 모유와 분유를 번갈아서 먹이는 방법으로 3단계로 나누어 볼 수 있다(Helsing, 1985).

혼합수유	모유수유 > 인공수유
	모유수유와 인공수유 반반씩 하는 것
	모유수유 < 인공수유

c. 수유형태 :

어떤 수유 형태여도 아기 체중은 일주일 동안 250g 이상 증가하는 것이 좋다.

① 완전한 모유 수유하고 하고 있는데 아기가 표준기준치 체중보다 저성장 한다면 보충 수유가 필요하고 일주에 250g 이상 성장할 만큼 보충 수유가 요구된다.

② 모유수유 시 모유가 조금 부족하여 분유보충하고 있는데 아기 체중이 기준선보다 높게 성장하면 분유 보충량을 줄여도 된다.

③ 모유수유하면서 분유 보충을 하고 있지만 아기 체중이 1주에 250g 성장에 미치지 못하면 분유보충이 더 필요하다.

④ 모유수유에서 분유수유로 전환 시 혼합수유 상태에서 서서히 모유량을 줄이는 것이 좋다.

⑤ 혼합수유 시 모유를 먼저 먹인 후 분유를 서서히 추가로 먹이면서 시작한다.

⑥ 모유수유로 먼저 충분히 영양분을 섭취하고 분유를 추가로 먹이는 것이 분유 거부감을 줄이게 되며, 분유를 잘 먹는다면 분유량을 서서히 늘려보도록 한다.

(5) 신생아 트림

신생아는 성인에 비해 몸이 작아 위 용적과 크기도 작고 미약하다. 출생 후 처음으로 섭취하는 음식이 위와 장의 소화하는 과정에서도 소화 능력이 미약하며, 하루 섭취하는 음식이 모두 액체이기 때문에 배앓이를 많이 하게 된다.

신생아의 위와 식도는 짧고 편평한 관 모양으로 되어 있다. 위 하단 부분에 조여 주는 근육이 미숙하여 분유를 먹은 후 역류하기 쉬운 구조이다. 신생아 트림은 수유 시 위로 들어간 공기를 빼내는 행위로, 수유 시 높아진 공기압력을 빼내어 식도 역류를 예방하기 것에 목적이 있다. 이에 신생아들은 모유수유나 인공수유 상관없이 식도역류 예방을 위해 식후 꼭 트림을 시켜서 위 안에 들어간 공기를 배출하도록 한다.

[아기 트림 시키는 방법]

아기 트림 시키는 올바른 방법에는 공기가 식도를 통해 입으로 잘 올라올 수 있도록 아기의 목을 펴고, 턱을 살짝 들어준 상태로 아기 몸을 세우고 등을 살살 문지르거나 약하게 두들겨 준다.

[이론과 실제]

교육시간에 실제로 아기 모형을 갖고 아기 트림 시키는 방법을 실습을 통해 익힐 수 있다.

[이해하기]

이 교육 동안 어떻게 느꼈는지요?

무엇이 잘 되어간다고 생각했나요?

산모와 신생아 대상자에게 가장 중요한 문제가 무엇이라 생각하세요?

대상자 상태를 사정하기 위해 무엇을 했나요?

대상자 및 소속기관 간의 역할과 의사소통이 어떻게 이루어졌나요?

이 교육과 실기로부터 무엇을 배웠나요?

이 실기를 다시 한다면 학생은 어떻게 다르게 이 상황에서 행동하고 싶은가요?

이 학습이 미래 실무에서 근무하는 데 어떻게 도움이 될까요?

더 질문하거나 논의하고 싶은 것이 있나요?

4 신생아 목욕

학습 목표

- 신생아 목욕용품 종류 및 용도를 안다.
- 신생아 목욕시키는 방법을 이해하고 정확하게 수행할 수 있다.
- 신생아 피부보호 용품 사용법을 이해하고 정확하게 수행할 수 있다.
- 신생아 배꼽관리 방법을 이해하고 정확하게 수행할 수 있다.
- 신생아 옷 입히기와 강보 싸는 법을 이해하고 정확하게 수행할 수 있다.

(1) 신생아 목욕용품 종류 및 용도

가. 목욕용품

신생아 목욕 전에 필요한 용품은 유아용 목욕세제, 목욕타월, 기저귀, 갈아입힐 옷, 가제손수건, 온도계, 38도~40도 정도의 따뜻한 물, 욕조와 아기가 기댈 수 있는 등받이 또는 미끄럼 방지 매트, 목욕수건 또는 스펀지, 아기비누 또는 아기샴푸, 면봉과 알코올, 아기로션 등이다.

〈 신생아 목욕 준비물 예시 〉

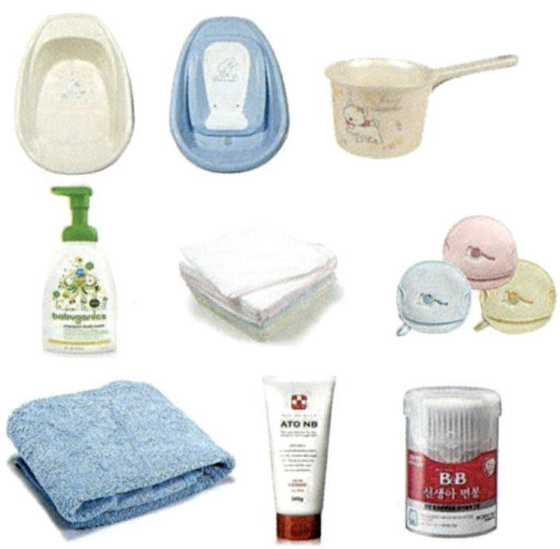

욕조 1개,
행굼 물용 대야 1개,
온도계, 몸 닦을 큰 수건 1장,
머리 닦을 작은 수건 1장,
갈아입힐 옷, 기저귀 2장,
목욕 세제, 로션,
70% 알코올, 면봉, 솜

- 목욕용품 사용 주의 사항 -
반드시 아기 전용 제품을 사용하도록 한다.

나. 신생아 목욕의 목적

① 신생아를 청결하게 하고

② 신생아 상태를 관찰하는 기회가 되고

③ 신진대사를 촉진시켜 기분 좋게 잠들게 하고 성장을 돕는 효과가 있고

④ 부모 - 신생아 - 가족의 상호작용을 위한 기회를 제공한다.

다. 사전 주의사항

신생아의 제대가 완전히 떨어지기 전까지는 욕조의 물에 담가 목욕하기보다는 물수건이나 스펀지를 이용하여 몸을 닦아 주는 스펀지 목욕이 이용된다. 그러나 신생아를 물에 담가 목욕시키는 것은 열 손실이 적으며 울음을 덜 유발하는 것으로 알려져 왔다. 통목욕은 스펀지 목욕의 안전한 대안 목욕 방법으로, 영아의 상태를 안정되도록 하며 목욕 직후 피부를 말려 따뜻하게 유지되도록 한다.(AWHONN,2007). 신생아의 목욕은 일주일에 3~4회 정도면 충분하며, 청결하게 한다고 매일 목욕시키면 피부의 산성막을 파괴하여 해가 될 수도 있다. 목욕시키는 시간은 수유 직후는 피하고 수유 전이나 따뜻한 낮시간이 좋다. 저녁시간 목욕은 아기에게 잠자리 습관을 형성하게 하는데 좋은 방법이다.

- 목욕은 1~2일에 한 번 시켜준다.
- 목욕시키는 동안 열 손실을 막기 위해 창문을 모두 닫고 방안 온도가 따뜻한 환경에서 목욕을 시킨다. (방안의 온도는 24℃)
- 목욕을 시작하기 전에 목욕용품과 갈아입을 옷을 미리 준비해 둔다
- 신생아 피부의 산성막을 보호하기 위해 유아용 순한 비누를 사용한다.
- 탯줄이 떨어지기 전 목욕의 경우, 목욕 후 물기를 잘 닦아주고 알코올을 이용하여 탯줄을 소독한다.
- 수유 직후 목욕은 금하고, 수유 직전이나 수유 후 1시간 경과 후에 목욕시킨다.
- 목욕은 5분 이내에 마친다.
- 물의 온도는 38~40°가 적당하다(팔꿈치를 이용하여 물의 온도 확인 - 기분 좋게 따뜻해야 한다).
- 목욕시간은 오전 10시에서 오후 2시 사이가 적당하다(햇빛이 비타민 D 흡수를 돕는다).
- 목욕 후 베이비 로션과 오일을 사용하여 보습을 철저히 시킨다.

(2) 신생아 목욕시키는 법

가. 목욕 준비사항

목욕을 시작하기 전에 체온계로 체온을 측정하여 열이 나거나 몸 상태가 좋지 않으면 부분목욕만 시행한다.

사전에 모든 목욕용품을 준비해 사용하기 편리하게 배치하고, 모든 목욕용품이 준비되면 신생아를 목욕장소로 데리고 온다. 팔꿈치가 손보다 더 민감한 부위이기 때문에 팔꿈치를 이용하여 목욕물의 온도를 확인하는 것이 좋다. 물을 틀어 놓은 채로 신생아 목욕을 시키지 않도록 한다.

나. 목욕순서 및 방법

a. 얼굴씻기, 머리감기 :

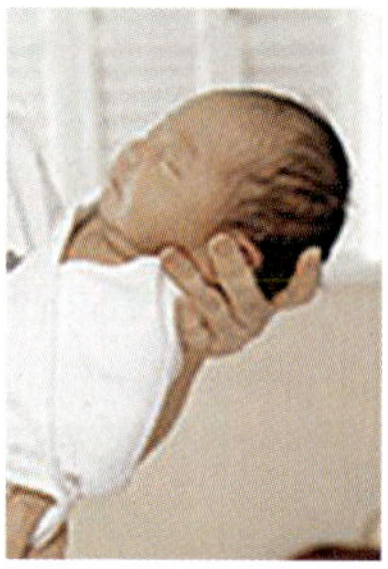
편하게 안아주기

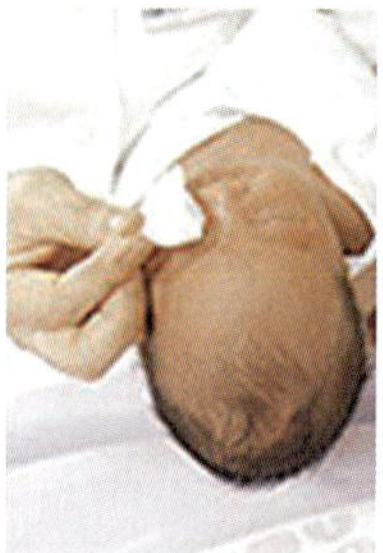
가제수건으로 눈닦기

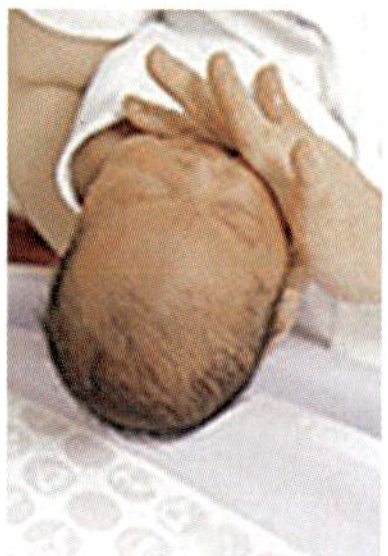
얼굴닦기 (비누칠 금지)

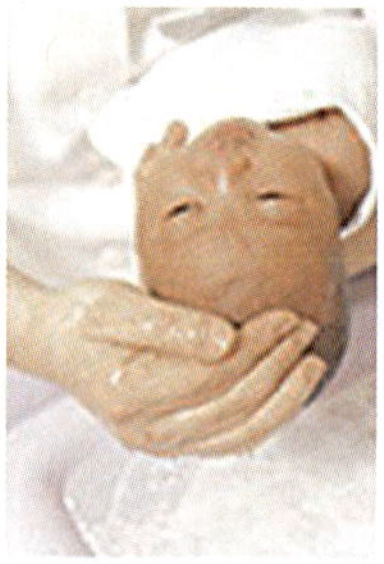
머리감기

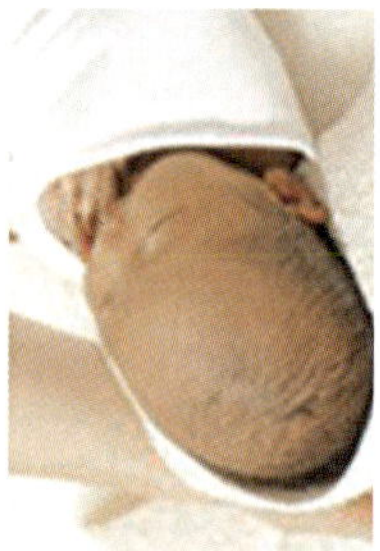
머리 물기제거

※ [출처] Bless, http://blog.daum.net/sung-ji3927/11918194

- 아기의 옷은 벗기고 머리를 제외한 온몸을 속싸개로 감싼다 .
- 부드러운 손수건을 이용하여 얼굴을 닦는다(얼굴에는 비누를 사용하지 않는다).
- 각 눈을 천의 다른 부분을 이용해 눈의 안쪽에서 바깥쪽으로 닦는다.
- 한 손의 엄지와 검지를 이용하여 신생아의 양쪽 귀를 오므려 물이 들어가지 않게 잡고 겨드랑이에 낀 자세로 유아용 전용 샴푸를 적당량 짜서 부드럽게 머리를 감기고 깨끗한 물로 행군 후 재빨리 닦고 말린다.

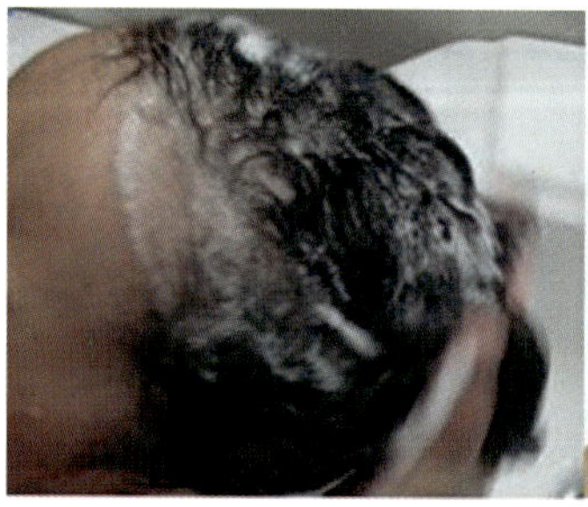

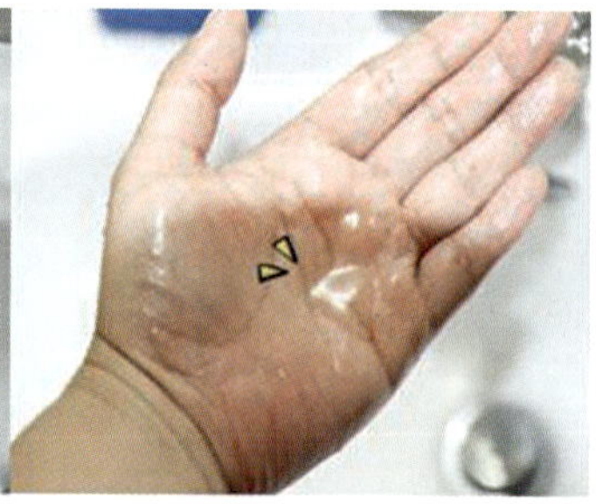

〈 물에 적응시키기 〉

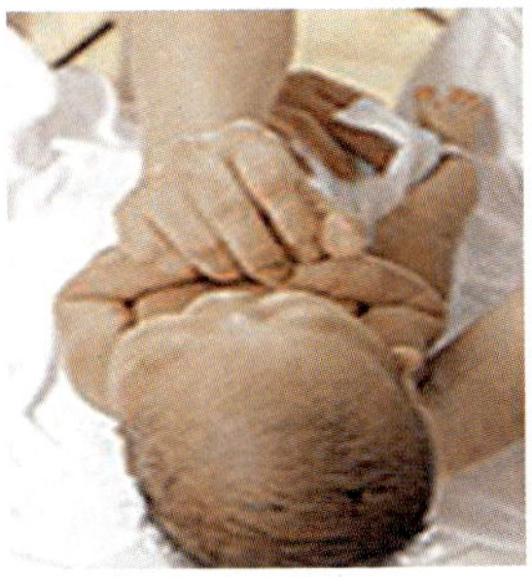

옷벗기기

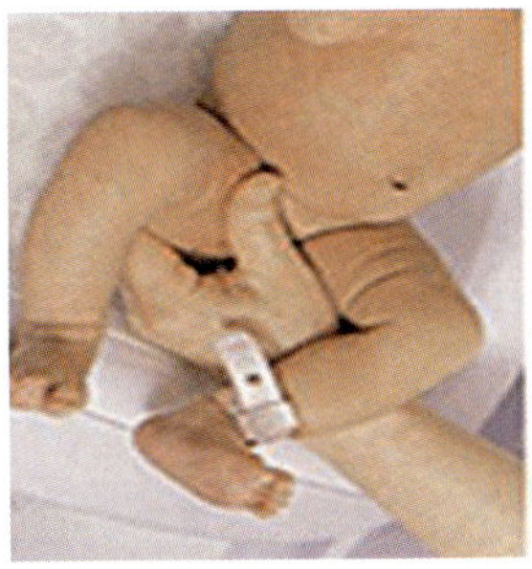

발부터 욕조에 담그기

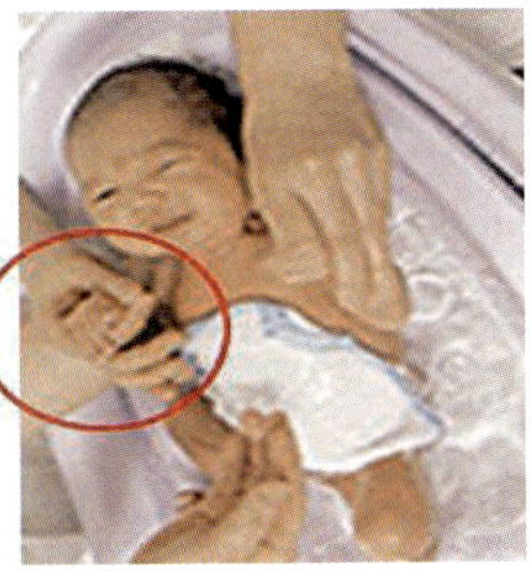

상반신을 물에 담그기

※ [출처] Bless, http://blog.daum.net/sung-ji3927/11918194

- 속싸개를 벗긴 뒤 발부터 욕조에 담그고 뒤이어 상반신도 물에 담근다.
- 엄지는 어깨 주위에 나머지 손가락은 신생아 겨드랑이 아래에 넣어 아기를 안전하게 잡는다.

b. 몸 씻기기 :

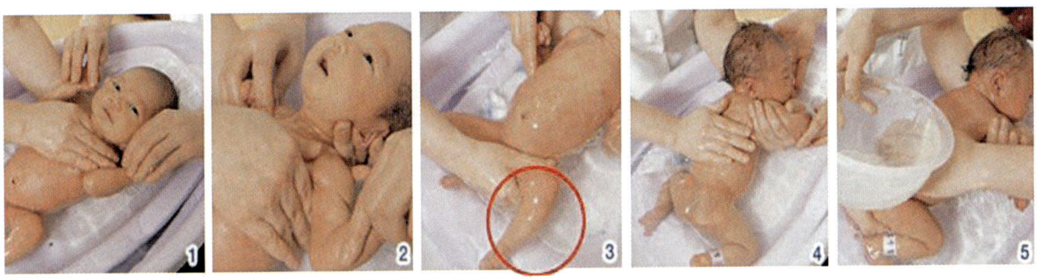

※ [출처] Bless, http://blog.daum.net/sung-ji3927/11918194

① 목 → 팔/겨드랑이 → 가슴 → 배 → 다리 순으로 가제 손수건 이용하여 씻는다.
  - 여아의 생식기는 음순을 벌려서 씻어야 하며, 음부에서 항문 방향으로 부드럽게 씻는다.
  - 남아는 고환 주위를 세심하고 부드럽게 씻는다.

② 신생아를 돌려 한 손으로 가슴을 받쳐 안고 등과 엉덩이를 씻는다.

③ 깨끗한 물에 목 → 팔 → 겨드랑이 → 가슴 → 배 → 다리 순으로 재빨리 헹군 뒤 목욕수건으로 감싸 가볍게 누르듯이 물기를 잘 닦아준다.

④ 주의사항
  - 다리와 가랑이, 엉덩이 부분은 배설물이 남지 않도록 세심한 주의와 관리가 필요하다.
  - 로션, 비누, 린스, 샴푸 등 모든 용품은 산모와 상의 및 산모 허락 후 사용한다.

- 머리를 받친 손의 엄지와 중지로 아기의 귀를 안쪽으로 밀어 귀에 물이 들어가지 않도록 주의한다.
- 샴푸 등은 소량을 손에 조금씩 덜어서 쓰고 반드시 유아 전용 제품을 사용한다.

c. 몸 닦기, 옷 입히기 :

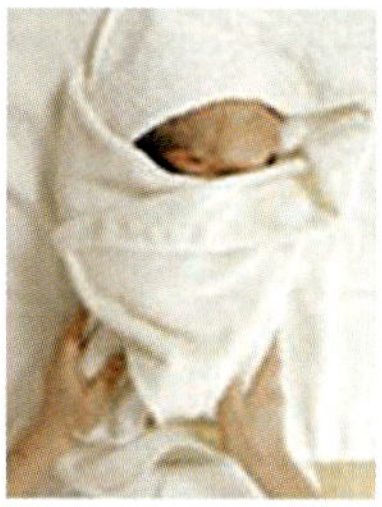

수건으로 몸닦기

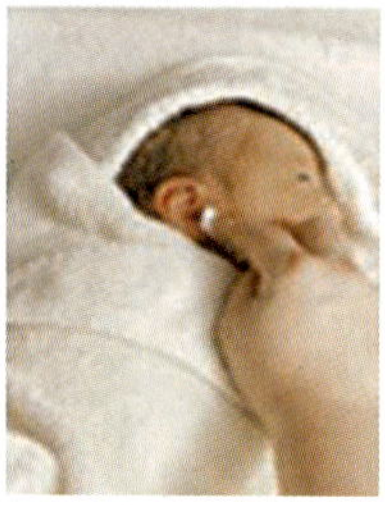

귀/배꼽 손질

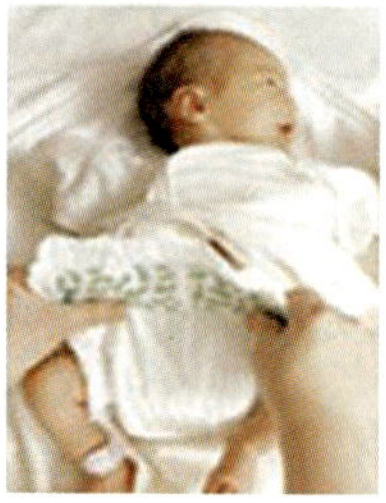

잘 말려준 다음 기저귀 채우기

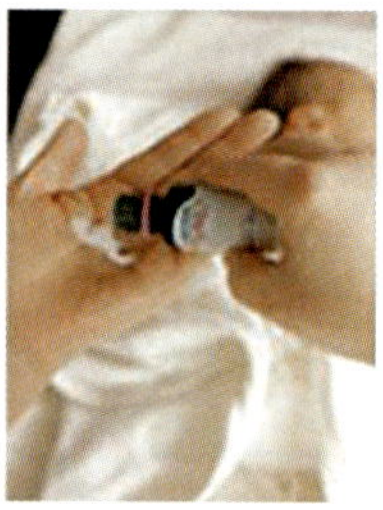

로션 발라주기

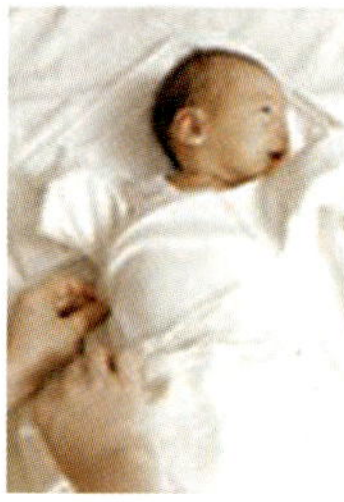

저고리 입히고 속싸개 싸기

※ [출처] Bless, http://blog.daum.net/sung-ji3927/11918194

- 연약한 피부는 너무 세게 닦아 손상되기도 한다.
- 태지가 있는 부분을 억지로 닦지 말고 베이비 오일을 이용하여 조심스럽게 닦아준다.

다. 목욕순서 및 방법

① 아기욕조 세제 찌꺼기, 물 때 제거

② 욕조 뒷면, 배수구 곰팡이 주의

③ 목욕용품 정리 정돈 / 주변 물기 제거

신생아 목욕에 관한 궁금증

Q 목욕시킬 때 입 안을 닦아줘야 하나요?

A 엄마들 대부분이 아기 입안에 껴 있는 백태를 제거하고자 거즈나 실리콘 재질의 손가락 칫솔을 이용해 입안을 닦아주고 있다. 하지만 생후 4주 이전의 신생아는 입안을 닦지 않는 것이 원칙이다. 신생아의 입안에는 항염증 성분이 있어 자연스럽게 구강 건강이 유지된다. 하지만 거즈로 입안을 닦아내면 오히려 이 성분을 제거하는 셈이다.

Q 손톱, 발톱은 언제 깎아주면 되나요?

A 생후 4주까지는 손톱, 발톱을 깎을 필요가 없다. 하지만 생후 4주가 지나면 손톱, 발톱 길이가 제법 길어져서 아이가 스스로 얼굴을 긁어 상처가 날 수 있다. 따라서 이때부터 손톱, 발톱을 자른다. 목욕 후 손톱, 발톱이 부드러워진 상태에서 잘라주면 관리하기가 한결 쉽다. 아기가 잠든 사이 신생아용 안전가위를 사용해 잘라주면 된다.

Q 면봉을 사용하는 데 특별한 노하우가 있나요?

A 신생아의 배꼽을 관리하거나 코의 점막, 귓바퀴 등을 닦아줄 때 면봉을 자주 사용하게 된다. 하지만 신생아는 워낙 몸을 꼼지락거리기 때문에 잘못하면 면봉에 찔리는 사고가 종종 발생한다. 따라서 면봉을 잡을 때는 솜이 붙어 있는 가장 가까운 쪽으로 짧게 잡는 것이 요령이다.

Q 요즘 유행하는 엄마 자궁처럼 생겼다는 터미터브 욕조 정말 좋은가요?

A 얼마 전 열렸던 베이비 페어에서 인기를 끌었던 유아용 욕조가 엄마들 사이에서 관심을 끌고 있다. 양동이처럼 생겨 아기가 욕조 안에 들어가 있을 때 엄마 자궁 속에서 취하던 자세가 된다. 익숙한 자세이기 때문에 아기가 스트레스를 받지 않고 목욕을 할 수 있게끔 고안된 제품이다. 아기들이 좋아해 계속 사용하게 된다는 것이 엄마들의 의견이다. 하지만, 몸을 충분히 헹구고 여우 있게 씻기기에는 무리가 있으므로 먼저 밖에서 몸을 씻긴 후, 마지막에 아기 몸을 전체적으로 헹군다는 느낌으로 넣어 잠시 입욕을 즐기는 용도로 사용하라고 전문가는 충고한다.

(3) 신생아 피부보호 용품 사용

가. 피부용품 사용 시 주의사항

① 사용량 확인(오일 사용주의)

② 로션, 파우더 등 모든 목욕용품은 산모와 상의하고 사용
(파우더는 흡인될 수 있어서 권장하지 않는다)

③ 머리 위의 태지는 오일을 발라 불린 후 제거

④ 건조한 피부는 신생아 전용로션, 오일, 크림을 사용해서 보습을 철저히 한다.

⑤ 눈물샘이 막혀서 눈곱이 자주 끼고 결막 염증이 생기기 쉬워 깨끗한 물을 적신 젖은 탈지면으로 눈을 안쪽에서 바깥쪽으로 닦아준다.

(4) 신생아 배꼽 관리

가. 배꼽소독(제대관리)방법

제대는 출생 후 엄마로부터 분리되어 아기의 배에 일부 남아 있는 탯줄을 말한다. 대체로 제대는 출생 후 1~2주 이내에 떨어져 정상적인 배꼽 모양이 형성된다.

제대가 떨어지기 전까지는 습기가 차지 않고 깨끗하게 유지하는 것이 중요하다. 기저귀를 채울 경우에도 기저귀가 제대 부위에 닿거나 제대 부위를 덮지 않도록 기저귀의 윗부분을 접어 제대 아래까지만 기저귀를 채워 사용하는 것이 좋다.

〈 제대 〉

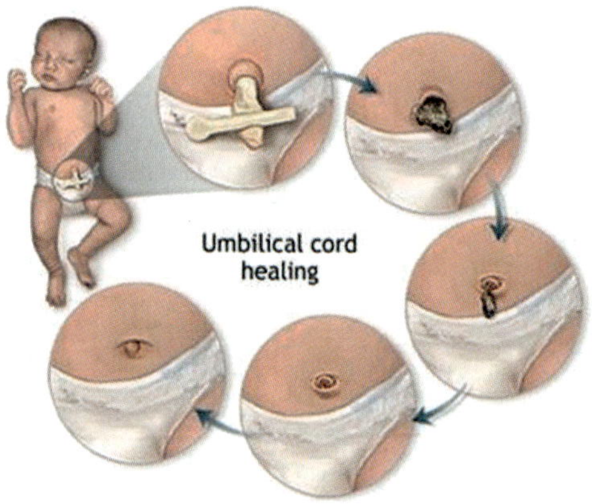

〈 배꼽소독(제대관리) 〉

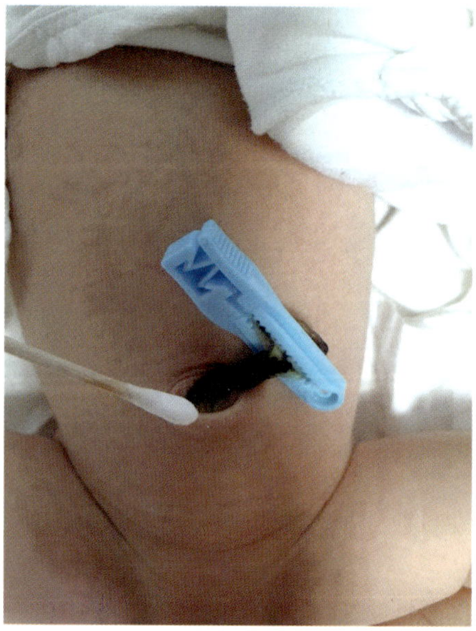

나. 배꼽소독 시 주의사항

a. 소독 방법 :

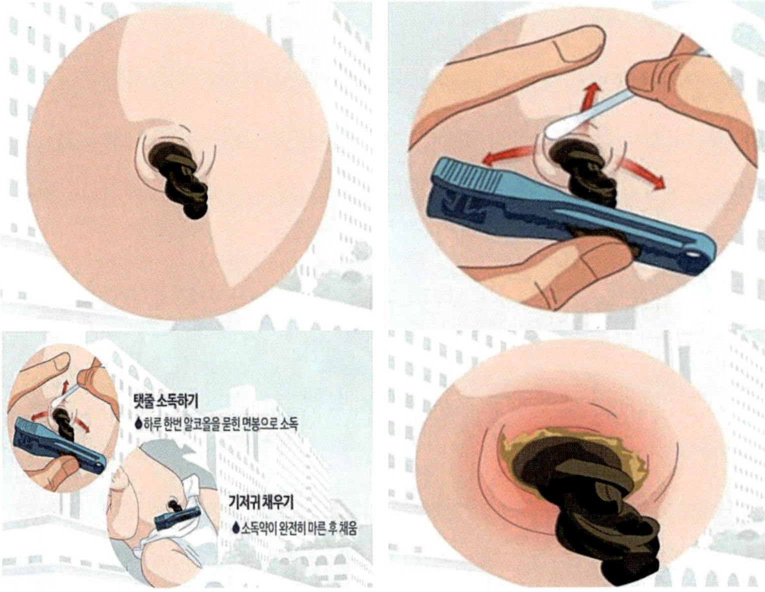

- 제대 절단 부위는 감염이 되기 쉬운 부위이므로 알코올로 잘 소독한다.
- 멸균면봉으로 70% 알코올액을 적셔서 피부와 연결된 제대의 가장 아랫부분의 안에서 바깥쪽으로 둥글게 소독액을 도포하고, 이후 절단면쪽으로 소독액을 도포한다.

b. 주의사항 :

- 소독을 너무 자주 하지 말 것
- 제대가 떨어진 후에도 하루에 1~2회 소독할 것
- 오염된 기저귀는 제대건조를 늦추거나 방해하고 감염을 일으키기 때문에 기저귀로 제대를 덮지 않도록 접어서 채울 것
- 목욕 후 잘 닦고 70% 알코올용액으로 소독할 것

다. 전문의 상담이 필요한 경우

① 배꼽에서 진물이 계속 나고, 고름이 묻어나오거나 악취가 날 때

② 배꼽에서 살이 자라 덩어리가 생길 때

③ 배꼽 주위가 빨갛게 되거나, 고름이 나오고 부어 오를 때

④ 생후 2주가 지나도 제대가 떨어지지 않을 때

(5) 신생아 옷 갈아입히기

가. 옷 갈아입히는 순서

a. 옷 입힐 준비 :

① 새 옷의 태그를 잘라준다.

아이 피부에 직접 닿는 걸 방지해야 하며, 면 소재 태그도 아기 피부에는 자극이 될 수 있다. 바느질 선을 따라 깨끗하게 잘라주는 것이 좋다.

② 새 옷은 세탁 후 입히기

신생아의 피부는 민감하다, 따라서 새 옷은 이물질 등이 묻어 있을 수 있기 때문에 반드시 입히기 전에 세탁해야 한다.

③ 신생아 옷은 분리하여 순한 세제와 뜨거운 물로 세탁하고 두 번 이상 헹군다.

④ 실내온도 점검하기

옷을 갈아입힐 때 먼저 실내온도가 적당한지 확인하고(24~26도), 문이나 창문과 거리가 먼 곳에서 갈아입힌다.

⑤ 손 싸개는 손톱으로 본인을 할퀼 때 최후의 수단으로 사용해야 한다. 신생아가 손가락을 빨면서 자기를 위로하는 능력을 방해하기 때문이다.

b. 옷 입히기 :

① 속싸개를 펼쳐 준비하고 그 위에 갈아입힐 배냇저고리와 기저귀를 함께 펼쳐둔다.

② 그 위에 아기를 눕히고 기저귀를 채운다.

③ 소매를 한 손으로 끌어 잡아 아기 팔이 들어가기 쉽게 하고, 소매 입구로 아기 손을 가져간 다음 팔을 끼우고 옷을 잡아당긴다.

④ 나머지 팔도 같은 방법으로 팔을 소매에 끼워 넣는다.

⑤ 팔을 소매에 다 끼운 뒤 배내옷을 아래로 잡아당겨 판판하게 해준다.

⑥ 앞섶을 여미고 느슨하게 끈을 맨다.

⑦ 아이의 양팔을 몸에 붙여 차려 자세 상태에서 속싸개로 감싼다.

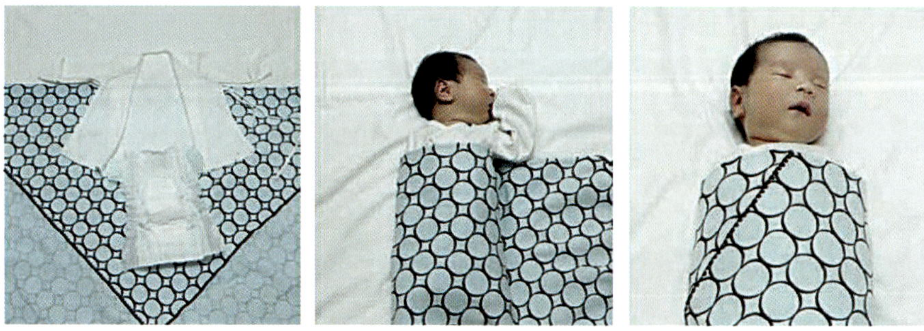

※ [출처] 앙쥬백과 2019 7~9월호 발췌

(6) 신생아 강보싸기

가. 속싸개, 겉싸개 싸는 법

신생아는 아직까지 신경근육계의 발달이 완전하지 않기 때문에 몸이 떨리는 것 같은 움직임이 있고, 자극에 깜짝 놀라는 반응이 나타난다. 따라서 아기에게 안정감을 주어 신경근육계의 발달이 잘 이루어질 수 있도록 아기포를 이용하여 감싸주기를 한다. 감싸주기는 대체로 아기가 생후 2개월 즈음에 중단한다. 즉 아기가 뒤집기 시작하는 시기 전에 감싸주기를 중지하는 것이 좋다.

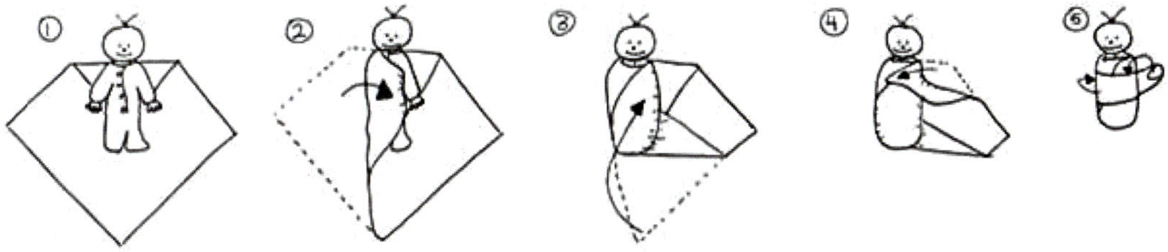

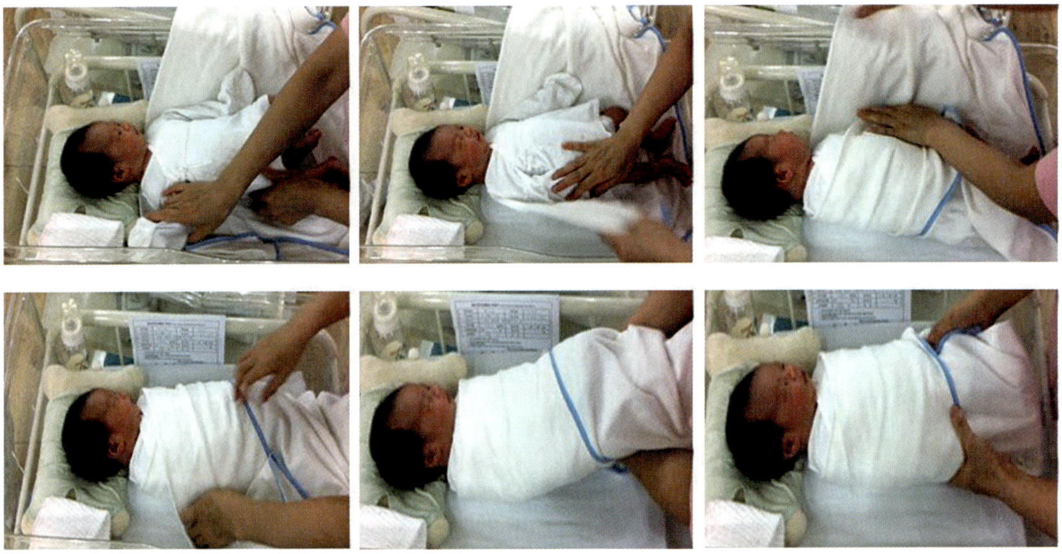

① 아기포를 다이아몬드 모양의 상태로 펴고 윗부분을 일부 아래로 접는다.

② 펼쳐진 아기포 위에 아기가 천정을 바라보는 자세로 눕힌다.

③ 오른쪽 팔을 펴고 아기포의 오른쪽 부분을 아기의 몸통을 지나 왼쪽 팔과 몸통 사이에 집어넣는다.

④ 아기포의 아랫부분을 느슨하게 접어 올린다.

⑤ 아기 왼쪽의 아기포의 윗부분을 아기의 오른쪽으로 돌려 몸통을 지나 아기 몸 아래로 넣어 감싸준다.

5 신생아 케어 일반

학습 목표

- 신생아의 반응과 표현을 이해한다.
- 우는 신생아 대처 방법을 이해한다.
- 신생아와 노는 요령을 이해한다
- 신생아 수면 특징을 이해하고 재우는 요령을 이해한다.

(1) 신생아 반응표현 이해

가. 상황별 반응표현

a. 아기가 배가 고플 때 :

보통 아기들은 배가 고프면 손가락이나 주먹을 입에 가져가거나 입을 벌린 상태로 머리를 한쪽으로 돌리기도 한다.

b. 아기가 졸릴 때 :

아기들이 피곤하거나 졸릴 때는 울면서 짜증을 내거나 칭얼거리는 행동을 보인다. 아기들이 졸릴 때는 주변에 자극에 잘 반응하지 않는다.

c. 아기가 심심할 때 :

아기가 눈을 크게 뜨고 주변을 두리번거리면 누군가와 함께 놀거나 볼거리를 찾는 신호이다. 아기에게 말을 걸어주거나 놀잇감을 보여주는 것이 좋다.

d. 아기가 기저귀가 젖었을 때 :

아기들은 기저귀가 젖으면 칭얼거리거나 불편함을 표시한다. 기저귀 젖은 불편함을 표시할 때는 크게 강하게 울기보다 킹킹대듯이 끊어서 우는 울음소리를 낸다.

e. 아기가 배에 가스가 차고 불편할 때 :

울거나 보채며 무릎은 배 쪽으로 들어 올리기도 하는데 얼굴을 찌푸리거나 울음을 보이며 불편함을 보이기도 한다.

f. 엄마랑 놀고 싶거나 옆에 아무도 없어 사람을 부를 때 보내는 신호 :

신생아들도 옆에 누군가 없으면 사람이 와서 자기를 안아 달라고 보채는 신호를 보낸다. 몇 번은 짧은 울음으로 울다가 사람이 안 오면 크게 울어버린다.

h. 아기가 지쳤을 때 :

재채기를 하거나, 하품을 하고 시선을 다른 곳으로 돌리기도 한다.

(2) 우는 신생아 대처

가. 우는 아이 점검사항

신생아는 오직 울음으로만 자신의 의사를 표현한다. 아직 감각이 덜 발달 된 시기이므로 이 시기의 울음은 배가 고프거나, 기저귀가 젖었거나, 산통으로 배가 아프거나, 불안한 마음 등을 알리기 위한 생리적인 표현이다. 따라서 아기가 울면 즉각적으로 반응하고 그 원인을 찾아서 제거해 주어야 한다.

기본사항	기저귀가 젖었는지 확인하고, 안아서 등을 두드려 트림을 시킨다. 또 땀 때문에 옷이 축축해지지는 않았는지, 배가 고프거나 불편한 곳은 없는지 살펴본다.
점검사항	주변 온도 / 소음 점검 아기의 체온 재확인 평소와 울음소리가 차이가 나면 주의할 것

아기가 울 때 해 줄 수 있는 방법

※ 네이버 지식백과 발췌

1. 기저귀를 살펴본다. 기저귀가 축축할 때 아기는 운다.
2. 젖을 물려본다. 갑자기 배가 고파질 수 있다.
3. 안아 준다. 아기의 심리적 불안감을 해소해 줄 수 있고, 피부접촉과 심장소리는 정서적 안정감을 준다.
4. 노래를 불러준다.
5. 귀에 대고 "쉬쉬" 소리를 내어본다. 아기가 자궁 속에 있었을 때와 비슷한 소리를 들려준다.
6. 전기 청소기를 돌린다. 귀가 뜨이지 않은 3개월 미만의 아기들은 오히려 시끄러운 소리에 안정될 수도 있다.
7. 자동 흔들침대 에 눕힌다. 흔히 '바운서'라고 하는 자동 흔들침대에 눕히면 울음을 그치기도 한다.
8. 아기의 자세를 바꾼다. 아기들 대부분은 어깨 위로 바로 세우는 똑바로 선 자세를 좋아한다.

(3) 신생아와 놀기

가. 신생아와 놀아주는 요령

아기는 오감을 이용해 새로운 정보를 받아들이는 능력을 갖고 태어난다. 시각은 부모와 시선 접촉을 하도록, 청각은 인간의 목소리와 다른 물체의 소리를 구별하도록 되어 있다. 미각과 후각은 자극성이 강한 것을 싫어하며 촉각은 사람의 피부처럼 부드럽고 포근한 것을 좋아한다. 이 시기의 아기는 모든 외부 환경을 자극으로 받아들이는 데 대부분의 시간을 쓰기 때문에 부모는 오감을 자극하는 환경을 만들어줄 필요가 있다. 이때 적당한 휴식이 동반되어야 한다. 포인트는 아기의 반응에 적절히 대응하며 자극을 주어 아기의 발달상황에 맞춰 놀아주는 것이 중요하다. 아기에게 너무 과한 반응이나 과격한 동작은 금물이다.

아기의 하루 일상에서 짧은 시간이나마 아가와 눈 맞춤을 하면서 이야기를 해주면 아기들의 사회성 발달에 도움이 된다.

나. 월령에 따른 아기와 놀아주기

※ 양쥬 발췌 2017.10

a. 신생아 :

음악이 나오는 모빌 달아주기, 아기를 안고 음악에 맞춰 춤추기, 아기 손바닥에 물건주기, 뽀뽀하기, 집에서 나는 소리 녹음해서 들려주기, 발 차는 것 도와주기

b. 생후 1개월 :

장난감을 왼쪽에서 오른쪽으로 움직이며 눈으로 따라가게 하기, 소리 나는 악기 흔들기, 다양한 직물의 느낌 경험하기, 고개 들어보기, 리본 흔들기

c. 생후 2개월 :

아기가 하는 소리에 반응해주기, 아기 보며 노래하기, 아기 손목에 밝은색 밴드 매주기, 손인형 이야기하기, 소리 나는 장남감, 악기 쥐여 주기, 다양한 그림 보여주기, 노래 불러주며 다리 흔들기

d. 생후 4개월 :

실외로 데리고 가기, 아기와 이야기하기, 노래 들려주기, 방울 흔들기, 손잡고 상체 일으키기, 뒤집기 놀이, 움직이는 물체 잡아보기, 방울 찾기, 시계보기

e. 생후 5개월 :

아기가 앞을 바라본 자세로 안기, 거울 보여주기, 오뚝이랑 놀기, 이야기하는 엄마 입술 만져보기, 공놀이, 굴러가는 공보기, 아기 얼굴 명칭 말해주기

f. 생후 6개월 :

아기 장난감 작은 바구니에 모아보기, 손동작이 있는 노래하기, 사물 두드려 소리 내보기, 공놀이, 장난감 감추고 찾아보기, 인형하고 놀이, 손 흔들기

(4) 신생아 재우기

가. 신생아 수면 상식(특징)

아기가 태어난 후 첫 몇 주 동안은 계속해서 잠만 자는 것처럼 보인다. 그러나 알아둬야 할 점은 대부분의 아기들이 생후 몇 주 동안은 밤이든 낮이든 2~4시간 이상 연속해서 잠을 자지는 않는다는 것이다. (2~3시간에 한 번씩 30분가량 깨어 있게 된다)

신생아의 수면 지속 시간이 불규칙한 것은 당연하기 때문에 걱정할 필요가 없다. 아기가 너무 잠을 많이 잔다고 걱정하는 부모들이 있는데, 신생아 시기에 잠을 많이 자는 것은 매우 정상이다. 하루에 20시간 이상 잠을 자는 신생아도 있는데 아기가 성장함에 따라 점차 깨어 있는 시간이 늘어나게 된다.

신생아는 낮과 밤이 바뀔 수 있다	아기도 자신만의 잠버릇이 있다
신생아의 수면시간은 불규칙하고 예측이 어렵다	신생아들이 꼭 조용한 환경에서 잘 자는 것은 아니다

나. 신생아 수면 공간

신생아들이 잘 때 성인과 같이 조용한 수면 환경이 필요한 것은 아니다.

대부분의 신생아들은 시끄러운 곳이나 밝은 곳에서도 잠을 잘 수 있는데 그 이유는 아기가 지난 9개월간 지냈던 엄마 자궁의 환경을 생각해보면 당연한 일이기도 하다.

그러나 아기가 편안하게 잠들 수 있게 하려면 안전한 수면 공간을 마련해 줘야 한다. 특히 아기와 부모가 한 침대를 쓰는 상황이라면, 이와 같은 기본적인 원칙을 지키는 것이 매우 중요하다.

침대의 경우 매트리스가 푹신푹신하지 않고 평평하고 단단한 것이 좋다. 또한, 매트리스에 꼭 맞는 커버를 씌워 쉽게 벗겨지지 않도록 하고, 아기를 눕힐 때는 등이 바닥에 닿도록 똑바로 눕혀야 한다(영아돌연사증후군 예방과 관련하여 생후 첫 몇 달간은 아기를 바로 눕혀 재울 것을 권고, 2005년 미국소아과학회). 아기가 자는 침대 위에는 담요나 베개 등의 침구를 놓아줄 필요가 없다. 아기를 따뜻하

게 해주려면 침구를 이것저것 놓지 말고 수면 조끼와 같은 옷을 한 겹 더 입혀주는 것이 안전한 방법이다. 아기가 자는 공간 주변에 담요, 범퍼, 베개, 인형, 누비이불 등을 놓으면 아이를 너무 덥게 만들거나 질식시킬 우려가 있기 때문에 아기의 잠자리에서 필요 없는 물건들을 깨끗이 치우면 영아 돌연사 증후군의 위험을 줄일 수 있다.

다. 신생아 재우는 요령

신생아 수면교육은 출생해서 3주경부터 수면 교육을 할 수 있다. 매일 똑같이 반복하는 것이 중요하다. 우선 신생아 수면 교육의 첫 번째 목표는 밤에 3~4시간 깊은 잠을 자게하고 엄마의 수면시간과 맞추는 것이다.

신생아는 하루 한 번 정도만 3~4시간 깊은 잠을 자기 때문에 이 수면 시간을 엄마가 자는 시간과 맞추는 것을 목표로 한다. 예를 들어 엄마와 아기 모두 11시에 재우면 새벽 2~3시까지 엄마와 아기 모두 숙면을 취할 수 있게 된다.

밤낮이 바뀐 아기의 경우 낮에는 아기 마음대로 자게 놔두지만 저녁에 6시부터 8시까지는 아기가 가급적 재우는 것이 좋다. 그리고 밤 8시 이후 11시까지는 깨어 있게 하고 10시 30분경에 아기를 씻기고 11시부터 수유를 한 재운다.

신생아 재우기 5S

Seadding	[힘을 빼고 편안하게 감싸기]
Side & Stomach	[옆, 배쪽으로 눕히기]
Shushing	[백색소음]
Swinging	[흔들기] ※ 오래, 심하게, 세워서 흔들면 안 됨
Sucking	[빨기]

라. 아기에게 가장 편안한 수면 자세

a. 바로 눕혀 재우기 :

똑바로 눕혀 재우기는 아기의 얼굴이 천장을 향하고 등이 바닥에 밀착되는 자세이다. 등이 구부려지거나 허리가 옆으로 휘지 않도록 자세를 잡아준다. 똑바로 눕혀 재우면 혹시 젖을 토했을 때 기도로 넘어갈 위험이 있으므로 머리를 옆으로 돌려준다.

b. 옆으로 눕혀 재우기 :

옆으로 눕혀 재우기는 질식할 염려가 없고 토하더라도 토사물이 쉽게 흘러나와 안전하다. 아기의 등 쪽에 돌돌 만 수건이나 베개를 대고 고정하면 안정되게 옆으로 누운 자세를 유지할 수 있다. 단, 한 방향으로만 눕힐 경우 아기의 머리가 삐딱해질 수 있으므로 양쪽으로 번갈아 가며 눕힌다.

c. 안고 재우기 :

엄마가 안고 재우는 방법은 엄마는 힘들 수 있으나 아기는 한결 안정감 있게 잠들 수 있다. 아기가 안겨서 잠들었을 때 아기 엉덩이부터 바닥에 닿게 한 후 머리를 살며시 내려놓는다. 엄마 품속에서는 잘 자다가도 바닥에 내려놓기만 하면 깨는 경우도 있는데 이 경우는 따뜻한 엄마의 품속과 달리 아기가 누울 침대의 온도가 상대적으로 낮아서이다. 따라서 사전에 잠자리를 충분히 따뜻하게 해서 눕히면 도움이 된다.

6 신생아 건강 및 안전관리

학습 목표

- 신생아 체온 측정 방법을 학습한다.
- 신생아 예방접종을 이해한다.
- 신생아 질환을 이해한다.
- 신생아 안전 위험요인 및 상황별 대처 방법을 익힌다.

(1) 신생아 체온 측정

가. 체온계 종류

체온은 인체가 신진대사 활동을 할 때 발생하는 생산열과 몸 밖으로 발산되는 상실열의 차이를 말한다(송경애 외, 2019). 체온 체크의 목적은 대상자의 상태변화 및 이상을 조기에 발견하기 위함이다. 체온은 활력 징후(Vital Signs; 혈압, 맥박, 체온, 호흡)에 포함되는 것으로 모든 대상자에게 측정할 수 있다. 특히, 의사소통이 원활하지 못한 신생아의 경우 발열은 절대 놓쳐서는 안 될 신호이며 출산 가정이라면 체온계는 비치 물품 중 하나이다. 이에 체온 측정은 감염의 가장 중요한 지표 중 하나로 인체의 열 발생을 감시하고 확인하는 방법에서 그 정확성에 대한 요구가 점점 더 부각되고 있다(윤기욱 외, 2005). 신생아의 정상체온은 36.5°C ~ 37.5°C 사이를 의미한다. 체온계의 종류는 다음 아래와 같다.

종류	이미지	내용
고막 체온계	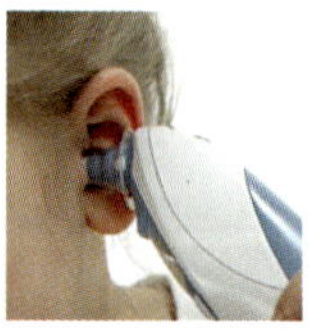	뇌의 시상하부와 동일한 혈액을 공유하는 고막과 고막을 둘러싼 피부에서 발생하는 적외선을 이용해 체온을 측정하는 도구이다. 항문 체온계보다 0.5°C ~1°C 정도 낮게 측정되며 겨드랑이 체온에 비해 0.5°C 정도 높게 측정되는 경우가 많다. 고막 체온계는 보통 1~2초 내외의 짧은 시간에 체온을 잴 수 있어 편리하며 수은 체온계 대비 위험성이 적고 비교적 정확하다.
전자 체온계	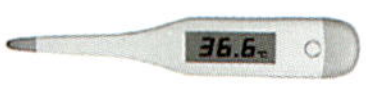	펜 타입의 날씬한 디자인으로 구강이나 겨드랑이를 통해 측정하며 비교적 저렴하고 정확하여 널리 사용된다. 일반적으로 체온 측정이 끝나면 종료음이 울리면서 체온이 액정에 표기되어 확인할 수 있다.
수은 체온계	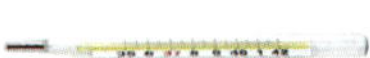	수은 체온계는 가장 정확한 체온계이지만 수은의 위험성 때문에 권장하지 않고 심지어 의료 현장에서도 이를 퇴출하자는 움직임도 있다.
적외선 이마 체온계	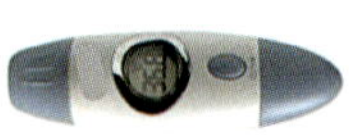	쉽고 빠르게 결과를 얻을 수 있는 체온계이다. 사람이 열이 날 때 가정 먼저 이마를 만져 보는 이유는 바로 체온 변화에 가장 민감한 곳이 이마인데 이런 원리에 따라 이마 체온계는 측두 동맥이 분포한 이마 표면의 온도를 측정해 체온을 계산하는 방식이다. 기존의 고막 체온계보다 더 정확하다는 평가이며, 고막 체온계 외이도 삽입각도나 측정자에 따른 오차 오류를 보완한다.

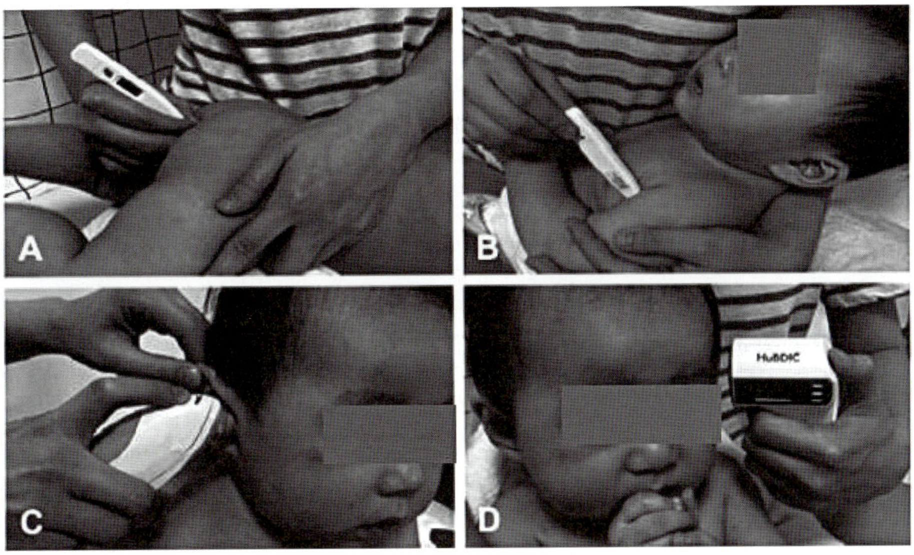

[(A) 항문측정, (B) 겨드랑이 체온 측정, (C) 고막체온 측정, (D) 적외선 이마체온 측정]

※ [출처] http://210.101.116.17/kiss8/download_viewer.asp

나. 체온 측정 시 유의사항 : 고막체온계

신생아의 경우 겨드랑이로 체온을 측정하는 것이 가장 안전한 방법이다. 최근에는 고막체온계가 편리하여 많은 가정에서 사용하고 있다.

[고막체온 측정법]

- 체온계 렌즈를 아기 귀에 살짝 삽입하여 고막과 일직선이 되도록 한다.
- 시작 스위치를 누르고 “삐” 소리가 나면 액정 화면의 온도를 확인한다.
- 뒷면 표시등이 깜박거리는 경우 재측정이 필요하다.

다. 체온 이상수치 대처법

① 오른쪽, 왼쪽 귀의 체온 측정 차이가 있어 항상 같은 방향 귀에서 측정한다.

② 한쪽 귀를 바닥에 오래 대고 있는 경우, 또는 귀를 덮고 있는 경우 등은 30분 뒤에 측정한다.

③ 목욕 직후 체온 측정은 지양하며, 부득이한 경우 측정 시 30분 뒤에 측정한다.

④ 신생아가 표준체온과 다소 차이가 있는 경우 30분 뒤에 반복 측정한다. 그 후에도 이상체온이 반복 체크될 경우 보호자에게 상태를 알리고, 전문의에게 의뢰할 것을 설명한다.

라. 발열

신생아 발열은 38°C 이상을 의미한다. 신생아는 체온조절기능이 미약하여 주위 환경에 영향을 받는다. 신생아 체온 측정 시 아기의 체온이 37도 6부 이상 올라가면 30분 간격으로 체온을 재체크한다. 병원을 방문해야 하는 발열 증상은 다음과 같다.

① 패혈증: 세균이 몸에 침투되어 전신에 감염된 상태로 항생제 치료가 요구된다.

② 감기(호흡기계 감염): 콧물감기는 열이 잘 발생하지 않는다.

③ 로타바이러스(rotavirus)는 유아와 어린이들 사이에서 설사의 가장 흔한 원인이 되며, 인플루엔자와는 관련이 없이 장염을 일으키는 바이러스들 가운데 하나이다(질병관리본부, 2019a).

④ 체온이 38°C 이상 지속된다.

⑤ 젖을 빠는 힘이 약하고 쳐져 보인다.

⑥ 설사나 호흡 곤란 증세를 보인다.

(2) 신생아 예방 접종

가. 예방접종 일정

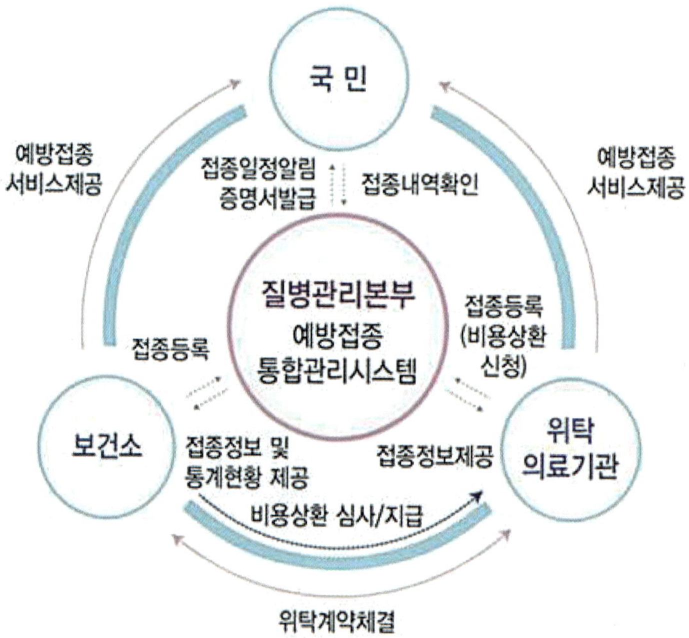

※ [출처] https://cheongju.go.kr/hdhealth/viewTnHealthLfeCycleBsnsU.do?key=20803&no=33

구분	대상 감염병	백신종류 및 방법	횟수	출생~1개월이내	1개월	2개월	4개월	6개월	12개월	15개월	18개월	19~23개월	24~35개월	만4세	만6세	만11세	만12세
국가예방접종	결핵 ❶	BCG(피내용)	1	BCG 1회													
	B형간염 ❷	HepB	3	HepB 1차	HepB 2차			HepB 3차									
	디프테리아 파상풍 백일해	DTaP ❸	5			DTaP 1차	DTaP 2차	DTaP 3차		DTaP 4차				DTaP 5차			
		Tdap ❹	1													Tdap 6차	
	폴리오 ❺	IPV	4			IPV 1차	IPV 2차	IPV 3차						IPV 4차			
	b형헤모필루스 인플루엔자 ❻	Hib	4			Hib 1차	Hib 2차	Hib 3차	Hib 4차								
	폐렴구균	PCV ❼	4			PCV 1차	PCV 2차	PCV 3차	PCV 4차								
		PPSV ❽	-										고위험군에 한하여 접종				
	홍역 ❾ 유행성이하선염 풍진	MMR	2														
			1						MMR 1차					MMR 2차			
			2														
	수두	VAR	1						VAR 1회								
	A형간염 ❿	HepA	2						HepA 1~2차								
	일본뇌염	IJEV(불활성화 백신) ⓫	5						IJEV 1~2차				IJEV 3차		IJEV 4차		IJEV 5차
		LJEV(약독화 생백신) ⓬	2						LJEV 1차				LJEV 2차				LJEV 2차
	사람유두종바이러스 감염증 ⓭	HPV	2														
	인플루엔자	IIV ⓮	-					IIV 매년 접종									
기타 예방접종	로타바이러스 감염증	RV1	2			RV 1차	RV 2차										
		RV5	3			RV 1차	RV 2차	RV 3차									

※ [출처] https://nip.cdc.go.kr/irgd/introduce.do?MnLv1=1&MnLv2=4

나. 생후 1개월 내 필수 접종내역

신생아에게 생후 1개월 이내 필요한 예방접종에는 B형간염(1차/생후 1주 이내), B형간염(2차/1개월), BCG(생후 4주 이내)가 있다(질병관리본부, 2019b).

a. B형간염 :

B형간염 바이러스(Hepatitis B virus : HBV)에 감염되어 간의 염증이 발생하는 질환으로 급성 B형 간염과 만성 B형간염이 있습니다. B형간염 바이러스에 감염되면 만성 보유자가 되기 쉽고, 나중에 일부에서 간경화나 간암과 같은 심각한 간 질환으로 진행될 가능성이 높기에 매우 중요한 감염 질환이다. 예방접종으로 B형간염 보유자가 많이 감소하였지만 미국 및 유럽의 여러 국가에 비해 아직도 많이 발생하고 있습니다(질병관리본부, 2019c).

2015년 세계보건기구(World Health Organization)에서 만성 B형간염 바이러스 보유자(carrier)라는 표현이 만성 B형간염 환자에서는 적절하지 않다고 보아 이 용어를 더 이상 사용하지 않기로 함에 따라 2015년 개정에서 보유자 용어를 삭제한 바 있다. 그러나 예방 측면에서 국내에서는 예전에 높았던 B형간염 유병률로 인하여 성인의 50% 이상에서 anti-HBc가 양성인 과거 노출력을 가진다(김지훈, 2019).

[전파경로]

감염된 사람의 혈액이나 체액을 통해 전파된다. B형간염은 일상적인 활동(재채기, 기침, 껴안기, 음식 나눠먹기, 모유수유 등)으로는 전염되지 않는다.

- 직접적으로 혈액과 혈액의 접촉(예, 수혈)
- 오염된 주사기 사용, 침습적인 검사나 시술

- B형간염 산모로부터 신생아에게 주산기감염
- 성적 접촉
- 비위생적인 날카로운 기구에 의한 시술(문신기구, 귀걸이, 피어싱)

[증상]

- '침묵의 질환' 으로 불리울 만큼 자각증상이 없는 것이 특징
- 일반적인 증상: 피로, 발열, 근육통, 관절통, 식욕상실, 메스꺼움 및 구토, 황달(눈 흰자위, 피부가 노랗게 변함), 헛배 부름(오른쪽 상복부의 불편감 동반) 등

[치료]

- 급성 B형간염 치료는 증상을 줄이기 위한 치료가 대부분이며, 만성 B형간염에 대한 효과적인 치료방법은 제한적이다.

[예방]

B형간염 예방접종을 통해 B형간염 예방할 수 있다. 단, 모체가 B형간염 표면항원(HBsAg) 양성인 경우에는 면역글로불린(HBIG)과 B형간염 1차 접종을 생후 12시간 이내 각각 다른 부위에 접종해야 한다.

- 접종대상 : 모든 영유아
- 접종시기 : 생후 0, 1, 6개월에 3회 기초접종

[B형간염 예방접종 후의 이상 반응]

- 이상반응은 실제로 드물다. 이상반응 중 가장 흔한 것은 접종 부위가 붓고, 아프면서 일시적으로 멍울과 염증, 발열, 피부발진 등의 국소이상 반응이다. 이러한 이상반응은 생기더라도 대개의 경우 1~2일 사이에 사라진다.

b. BCG :

결핵은 결핵균(Mycobacterium tuberculosis)에 의한 감염질환으로 폐를 침범할 뿐만 아니라 뼈나 관절, 뇌 등 신체의 다른 부위에도 영향을 주는 질환이다(질병관리본부, 2019c). BCG 예방접종은 결핵을 예방하기보다는 결핵이 몸에 퍼지는 것을 막아주는 접종이며 접종 후에도 접종부위에 흉터가 남을 수 있고 림프선이 부을 수 있다. 드물게 결핵에 걸릴 수도 있지만 우리나라에서는 반드시 접종해야 하는 질환으로 1회만 접종한다.

[전파경로]

주로 결핵 환자의 기침이나 재채기를 통해 호흡기 분비물에 있는 결핵균이 사람에서 사람으로 전파된다.

[증상]

- 전신적인 무력감, 체중감소, 열, 밤에 땀이 나는 등의 증상이 있을 수 있다.
- 폐결핵의 경우 지속적인 기침, 객혈(가래에 피가 섞임), 흉통 등의 증상이 있다.
- 영아의 경우에는 가래를 동반하지 않는 기침, 경도의 호흡곤란 및 미열 등이 가장 흔한 증상이다.

[치료]

- 항결핵제를 복용하는 내과적 치료 중심에 따라 필요에 의해 수술과 같은 외과적 치료를 병행할 수도 있다.
- 결핵이 발병한 사람은 의사 지시에 따라 치료효과와 부작용에 대한 검사를 정기적으로 받는다.
- 처방된 약을 꾸준히 복용해야 내성균 발현을 막고 결핵을 완치할 수 있다.

[예방]

BCG 예방접종을 통해 결핵을 예방할 수 있다.

- 접종대상 : 모든 영유아
- 접종시기 : 생후 4주 이내

구분	접종방법
경피용백신 (per-cutaneous)	피부에 주사액을 바른 후 9개 바늘을 가진 주사도구를 이용하여 두 번에 걸쳐 강하게 눌러 접종
피내용백신 (intra-dermal)	피부에 약 15도 각도로 바늘 사면을 완전히 삽입한 후 백신 0.05ml 주입 - 주사액이 작은 피부융기(5~7mm)를 만들도록 함

다. 예방접종 시 주의사항

a. 예방접종은 오전에 하는 것이 좋다. 그 이유는 모든 예방접종은 오전에 접종한 후 오후에 열, 발진, 발작 등 부작용을 관찰하기 용이하기 때문이다.

b. 목욕은 전날 밤 미리 하도록 한다. 예방 접종한 부위에 물이 닿으면 감염 우려가 있기 때문이다.

c. 접종하고 나서 부으면 찬물 찜질을 권장한다.

d. 예방접종 후에는 휴식을 취한다.

e. 접종 전 아이 건강상태 체크 - 예방접종 전 체온은 정상인지, 식욕부진, 무력감 등이 있는지 체크한다.

f. 접종 후 반드시 아이 상태 살피기 - 고열, 구토, 설사 등이 하루 이상 지속되면 바로 병원에 후송한다.

(3) 신생아 질환 이해

가. 신생아 이상증상 종류

황달, 탈수, 영아산통, 아구창, 땀띠, 구토, 발진, 이상변, 결막염, 기저귀 발진 등이 주로 나타난다.

나. 증상별 원인, 증상, 대처법

a. 황달 :

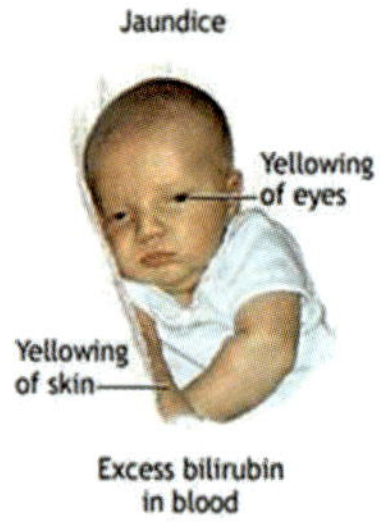

① 증상

- 아기의 피부가 노랗게 되는 것으로 보통 눈 흰자위와 얼굴색, 사지 및 발바닥까지 심한 정도에 따라 피부가 노랗게 나타난다.

※ [출처] 필립스 avent, http://philips-avent.tistory.com/101,http://anychip.tistory.com/11

② 신생아 황달의 범위와 종류

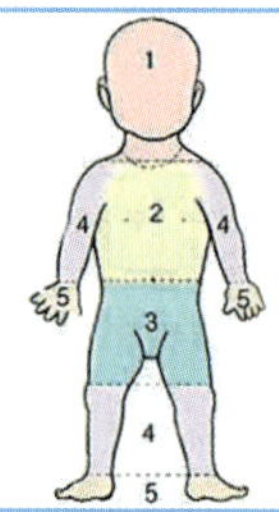

영역	황달 분포	혈청 빌리루빈(mg/dl)
1	얼굴 ~ 목까지 진행	6(4~8)
2	얼굴 ~ 배꼽까지 진행	9(5~12)
3	얼굴 ~ 동체의 하부, 대퇴부까지 진행	12(8~16)
4	얼굴 ~ 팔, 다리, 발목, 팔목까지 진행	15(11~18)
5	얼굴 ~ 손바닥, 발바닥까지 진행	15

※ [출처] http://shjw.or.kr/bbs/board.php?bo_table=postnatal_02&wr_id=12

b. 황달 이외의 증상, 원인, 대처법 :

	생리적 황달	병리적 황달	조기모유황달	모유 황달
원인	신생아 간기능 미숙	원인 다양함	칼로리 부족/탈수	모유자체
증상	가벼운 황달로 생후 24시간 이후 발생하여 3일째 가장 심함	축 처진 상태로 젖을 빨지 못하며, 10일 이상 황달이 지속됨	생후 3일~1주에서 발생하며, 자주 수유하고 1주가 지나면 보통은 완화됨	생후 1주~10주까지 지속
대처	관찰	신속히 병원 진료	충분한 모유수유	지속적인 모유수유로 생후 1달 뒤에도 지속되면 병원 진료

① 증상

아구창	피부발진	땀띠
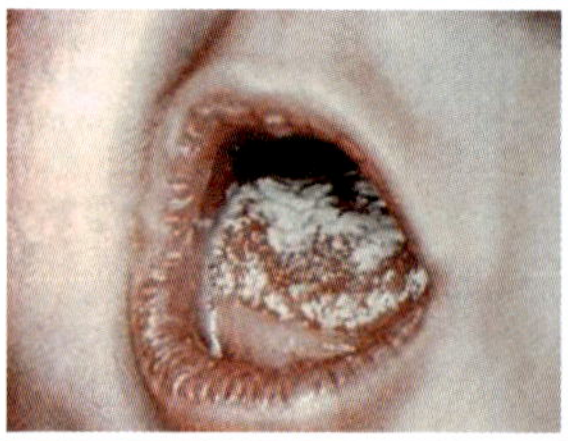	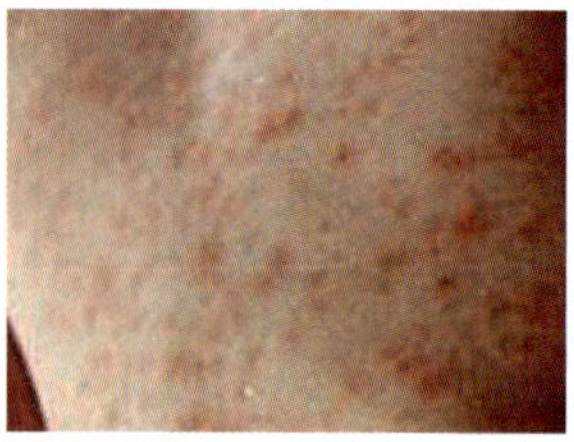	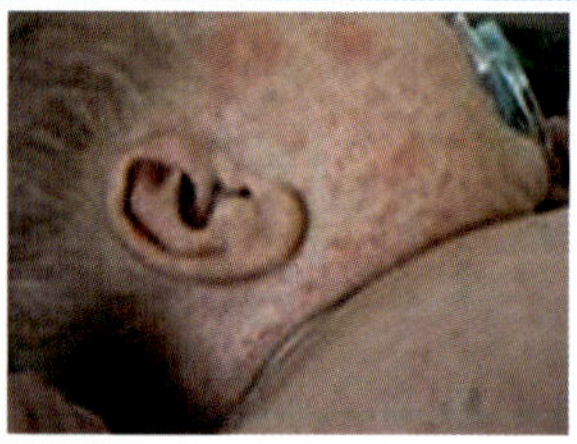

신생아 결막염	기저귀 발진	이상변
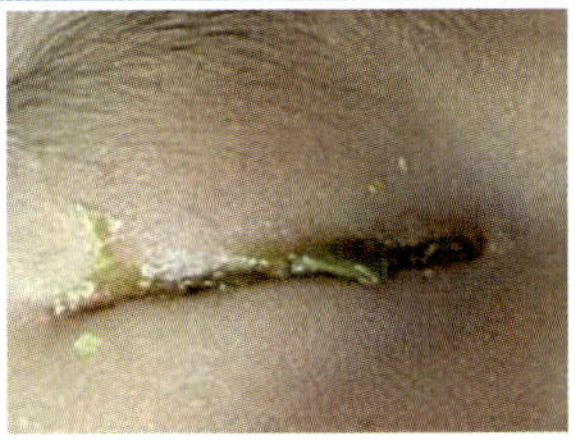	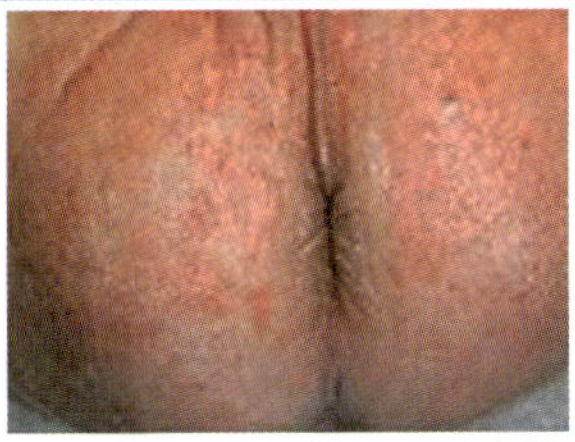	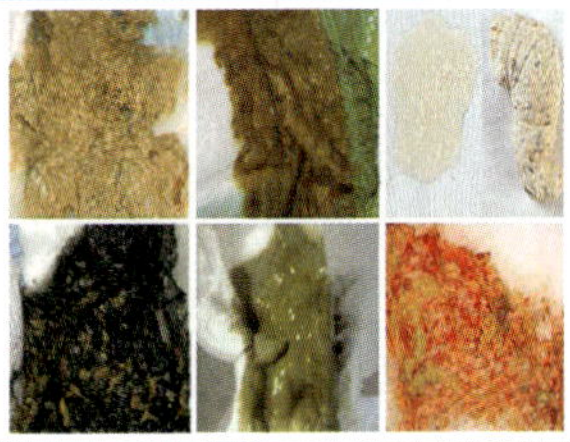

※ [출처] http://www.koreapediatrics.com/encyclo17/8301

② 원인 및 대처

구분	증상	원인	대처
아구창	- 구강 점막 내, 혀 등 인두 점막에 우유 찌꺼기 같은 허연 백태가 끼고 충혈된 반점 발생	- 칸디다라는 곰팡이 감염에 의해 생기는 구내염 - 모체의질을통해전염되어발생가능	- 병원진료 필요
발진	- 생후 2~3일에 생겨 점점 몸에 퍼져 생후 7~10일경 사라짐	- 알레르기, 벌레, 열, 습도 등 다양함	- 아기의 몸을 덥지 않게 하고 발진에 고름, 물집이 잡힐 시 전문의 진찰 받아야 함
땀띠	- 얼굴, 목, 다리 등 살이 겹치는 부위 피부가 발적됨	- 땀띠는 땀구멍이 막혀 땀이 잘 나오지 못해 생긴 염증	- 하루에 몇 번 따뜻한 물로 가볍게 씻어주고 보송보송하게 말려주는 것만으로도 증상 호전됨
결막염	- 눈곱이 많이 끼고 눈꺼풀이 부어오르며, 눈이 벌게짐	- 임균, 클라미디아, 단순포진 바이러스, 신생아 감기	- 병원진료 필요
기저귀 발진	- 기저귀 차는 부위나 허벅지, 엉덩이가 접히는 부위 피부발적으로 염증이 생김	- 주로 피부가 축축하게 젖어 있기 때문	- 기저귀를 자주 갈아주어 피부를 깨끗하고 보송보송하게 유지
탈수	- 힘이 없고, 무기력, 약한 울음소리, 피부 탄력성 저하, 눈과 입 건조, 대천문 함몰, 발열	- 모유, 분유 먹고 체한 경우, 장이 약한 경우, 분유 알레르기, 감기 바이러스, 세균감염	- 지사제 등 약은 금지 - 전문의 진찰 받아야 함
영아 산통	- 다른 곳에는 아무 이상 없는 건강한 아기가 걷잡을 수 없이 심하게 우는 것	- 정확한 원인은 아직 규명되지 않음 - 미숙한 아기의 소화기관 때문인 것으로 추정	- 아기의 배를 시계 방향으로 부드럽게 마사지 함 - 수유 후 반드시 트림을 시킴
구토	- 위장 속 음식물이나 위장액이 입 밖으로 배출	- 신생아 구토 증상은 위가 곧기 때문에 자주 나타남	- 수유 중 공기 흡입 주의 - 수유 후 트림을 시킴 - 기도가 막히지 않게 고개를 옆으로 돌려줌 - 구토와 열 동반 시 전문의 진찰 받아야 함
두혈종	- 신생아 머리 부위에 혹처럼 부어오르는 것으로, 생후 2~3일 정도에 보통 나타난다.	- 분만 시 아기의 머리가 좁은 산도를 통과할 때 산모 골반의 압박으로 아기의 두개골 변형, 골막 아래에 출혈로 두혈종이 생김	- 대부분 치료 없이 자연 치유 됨. 2주에서 3개월 사이에 흡수됨
딤플	- 엉덩이 근처에 나타나는 작고 깊은 가름한 홈을 말함	- 신생아의 10명중 1명 꼴로 주로 선천적인 요인에 의해 발생. 정확한 원인은 명확하지 않음	- 대부분의 신생아 딤플은 아이가 성장하면서 사라지고 수술적 치료를 요하는 경우는 드물다.

구분	증상	원인	대처
유당 불내증	- 젖을 먹은 후 토하거나, 시큼한 냄새가 나는 묽은 변을 자주보게 됨	- 유당(젖당, lactose) 분해 효소가 나오지 않아, 유당이 들어간 식품 특히, 젖을 소화하지 못하는 증상	- 설사를 자주 하면 탈수가 생길 수 있으므로 의사와 상의하여 특수분유를 먹이는 것이 좋다.
신생아 농가진	- 초기에 작은 붉은 반점에서 시작하여 고름으로 채워진 농포가 관찰되는 특징	- 세균침투로 인해 발생하는 경우가 많으며 심하면 전신쇠약, 고열, 설사 등 동반	- 병원진료 필요
신생아 청색증	- 청색증은 피부와 점막이 푸르스름한 색을 띠며, 심질환 혹은 폐질환을 의심케 하는 증상	- 중심성 청색증: 동맥 산소 포화도가 감소하여 발생	- 말초성 청색증의 경우 추위 노출을 피하고 말단부를 부드럽고 따뜻하게 마사지 해줄 경우 혈액순환의 증가로 청색증이 사라짐
서혜부 탈장	- 서혜부(사타구니, 샅)가 불룩하게 튀어나옴	- 태아가 자궁 내에서 성장하면서 고환이 사타구니(서혜부)를 타고 내려와서 음낭에 위치	- 진단되면 빠른 수술 요망
설소대 단축증	- 혀의 아랫면과 입의 바닥(구강저)를 연결하는 막인 설소대가 짧아 혀의 운동을 제한 시킴	- 대부분 선천성으로 발육과정의 부조화로 발생. 드물게 수술이나 외상 때문에 생길 수 있다.	- 수술을 하는 경우, 수술하지 않고 경과 관찰만 하는 경우, 언어치료를 하는 경우 등이 있다.
신생아 사경	- 신생아나 유아에서 흉쇄유돌근이 두꺼워지거나 길이가 짧아져 머리가 한쪽으로 기우는 이상 자세	- 선천성 근육성 사경의 원인은 아직 명확히 밝혀져 있지 않다.	- 조기 진단과 치료를 시행이 중요

(4) 신생아 안전 위협요인 및 상황별 대처

가. 신생아에게 절대 해서는 안 되는 행동

신생아에게 절대 해서는 안 되는 절대 금지행동은 다음과 같다.

① 불 또는 화기 있는 곳에 아기를 가까이 데리고 가지 않는다.
② 목욕탕, 화장실처럼 미끄럽고 습기가 많은 곳에 아기를 목욕시키지 않는다.
③ 신생아 배꼽은 건조시켜 탯줄이 떨어져야 하므로 배꼽 싸주는 행동은 하지 않는다.
④ 아기를 안은 상태에서 움직이거나 다른 작업 행동은 삼간다.
⑤ 아기 혼자 두거나 심하게 흔드는 행동은 삼간다.

〈 신생아 관리 시 금지 행동 〉

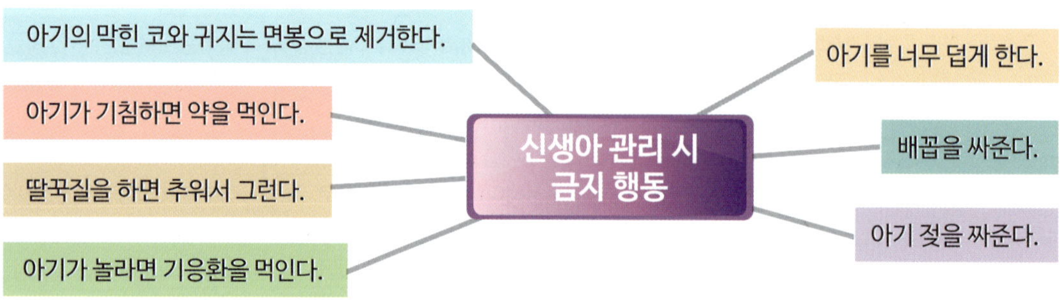

나. 심폐소생술 및 자동심장충격기(AED)

심폐소생술(Cardio Pulmonary Resuscitation, CPR) 이란 정지된 심장을 대신해 심장과 뇌에 산소가 포함된 혈액을 공급해 주는 응급처치이다. 일반인이 심정지 환자를 발견했을 때 그림과 같은 흐름도로 구조를 진행하면 된다.

〈 기본소생술 흐름도-2016 〉

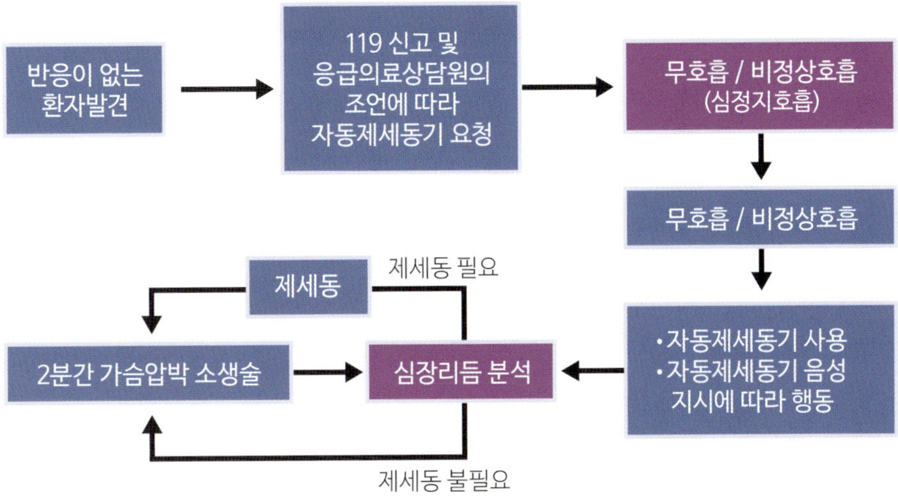

※ [출처] https://www.e-gen.or.kr/egen/first_aid_basics.do

① 심폐소생술(CPR) 방법

단계	방법	처치
1단계	심정지 및 무호흡 확인	양어깨를 두드리며 말을 걸고 눈과 귀로 심정지 및 무호흡 유무를 확인한다(반응과 호흡이 있으면 심정지 아님).
2단계	도움 및 119 신고 요청	주변사람에게(꼭 집어서) 119 신고를 부탁하고 자동심장충격기(AED)를 요청한다.
3단계	가슴압박 30회 시행	환자의 가슴 중앙에 깍지 낀 두 손으로 몸과 수직이 되도록 압박한다. 압박은 성인기준 5cm 이상 1분에 100~120회 이상의 속도로 압박한다.
4단계	인공호흡 2회 시행	코를 막고 구조자의 입을 완전히 밀착하여 정상호흡을 약 1초 동안 2회 숨을 불어 넣는다(인공호흡이 어려우면 가슴 압박을 지속해서 시행).
5단계	가슴압박, 인공호흡 반복	이후에는 30회의 가슴압박과 2회의 인공호흡을 119구급대원이 현장에 도착할 때까지 반복해서 시행한다.

② 자동심장충격기(Automated External Defibrillator, AED) 사용법

단계	방법	처치
1단계	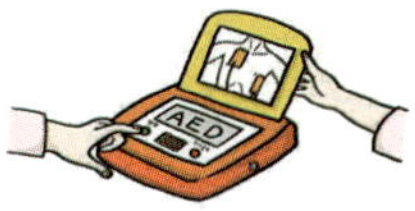	자동심장충격기(AED)를 심폐소생술에 방해가 되지 않는 위치에 놓은 뒤에 전원 버튼을 눌러 전원을 켠다.
2단계	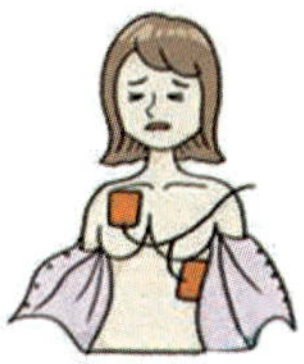	준비된 자동심장충격기(AED)의 패드를 부착 부위에 정확히 부착한다. 패드1 : 오른쪽 빗장뼈 바로 아래 부착 패드2 : 왼쪽 젖꼭지 옆 겨드랑이 부착 * 패드와 자동심장충격기 본체가 분리된 경우 연결하며, 패드 부착부위에 이물질이 있다면 제거한다.
3단계	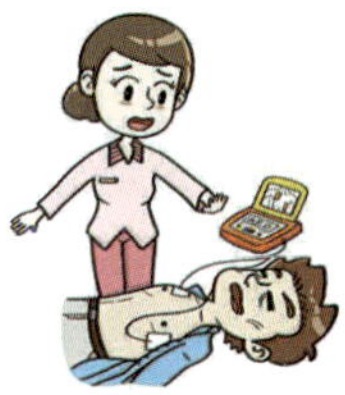	"분석 중…." 이라는 음성 지시가 나오면 심폐소생술을 멈추고 환자에게서 손을 뗀다. * 자동심장충격이 필요 없는 경우에는 "환자의 상태를 확인하고, 심폐소생술을 계속 하십시오" 라는 음성 지시가 나온다.
4단계	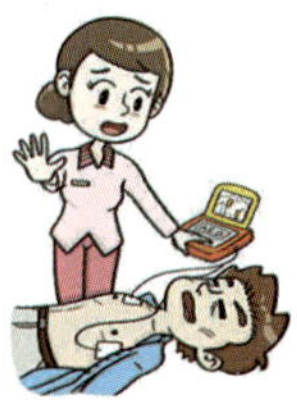	"쇼크 버튼을 누르십시오" 라는 음성 지시가 나오면 점멸하고 있는 쇼크 버튼을 눌러 자동심장충격을 시행한다. * 쇼크 버튼을 누르기 전에는 반드시 다른 사람이 환자에게서 떨어져 있는지 확인하여야 한다.
5단계	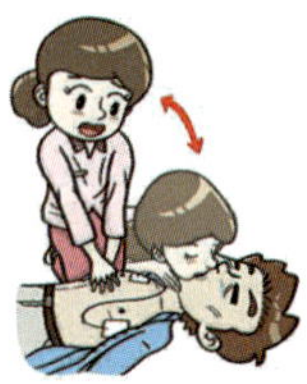	자동심장충격을 시행한 뒤에는 즉시 가슴압박과 인공호흡 비율을 30 : 2로 심폐소생술을 다시 시행한다. * 자동심장충격기는 2분마다 심장리듬 분석을 반복해서 시행하며, 자동심장충격기 사용과 심폐소생술 시행은 119구급대가 현장에 도착할 때까지 지속되어야 한다.

※ [출처] https://www.e-gen.or.kr/egen/first_aid_basics.do

다. 영아 및 소아 심폐소생술

신생아와 영아에서 심정지의 주원인은 호흡부전, 영아돌연사증후군 등이지만, 1세가 넘은 소아에서는 심정지의 가장 흔한 원인이 외상이다(안지윤 외, 2016; Crewdson et al., 2007). 이 때문에 성인에서의 급성 심정지와 달리 소아의 심정지의 상당 부분은 예방할 수 있다. 이에 신생아와 영아에서 응급상황 시 행동원칙과 의료체계 정보에 따라 행동해야 한다. 심폐소생술의 기본 원칙은 가슴압박, 기도개방, 인공호흡의 순서이다.

〈 성인 생존사슬 〉

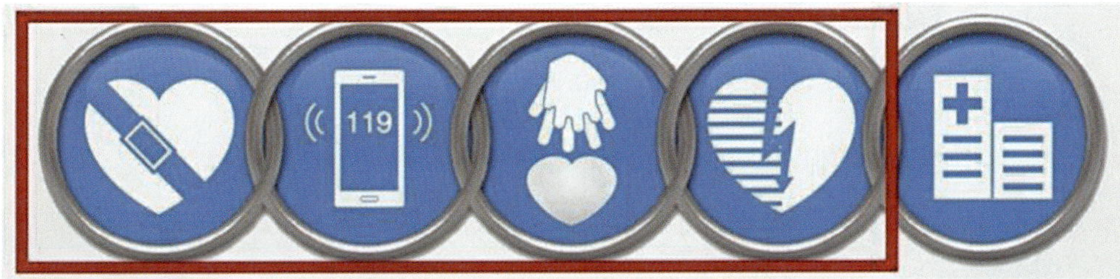

심정지의 예방과 조기 발견	신속한 신고	신속한 심폐소생술	신속한 제세동	효과적 전문소생술과 심정지 후 치료

〈 영아 및 소아 생존사슬 〉

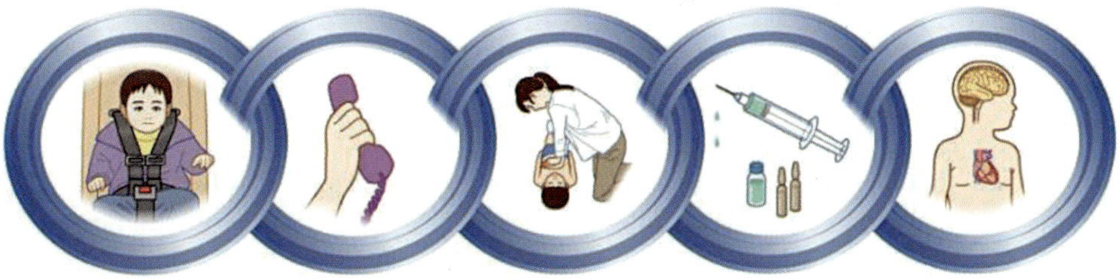

심정지의 적절한 예방	신속한 심정지 확인과 신고	신속한 심폐소생술	효과적 전문소생술	심정지 후 통합치료

a. 가슴압박 :

① 1세 미만 영아의 가슴압박

영아의 가슴압박	처치 방법
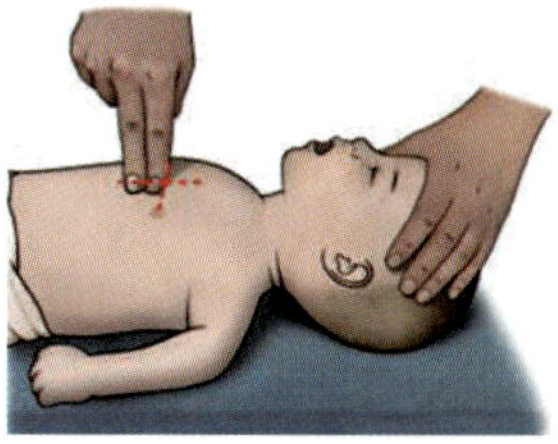	양쪽 젖꼭지를 연결하는 선과 흉골의 만나는 중앙지점에서 한 손가락 너비 아래 위치를 구조자의 한 손의 2개 손가락을 이용하여 분당 100회의 속도로 4cm 깊이로 압박한다.

※ [출처] http://www.jksem.org/upload/pdf/jksem-27-4-s1-88.pdf

② 소아(만 1 ~ 8세)의 가슴압박

소아의 가슴압박	처치 방법
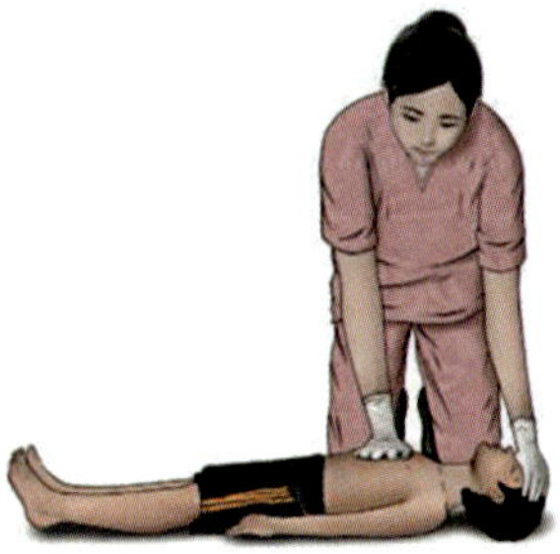	흉골 하부 1/2 부위를 한 손 또는 두 손의 손가락을 이용하여 5cm 깊이를 분당 100회 속도로 압박한다.

※ [출처] http://www.jksem.org/upload/pdf/jksem-27-4-s1-88.pdf

b. 영아 및 소아 심폐소생술 :

단계	방법	처치
1단계	반응확인	아동을 가볍게 두드리며 "얘야 괜찮니?" 하고 소리치거나, 이름을 알면 부른다.
2단계	119 신고	반응이 없으면 주위에 소리를 쳐 도움을 요청하며, 119에 신고한다.
3단계	심폐소생술 실시	구조자가 1인 경우, 가슴압박과 인공호흡을 30 : 2 비율로 시행한다. 구조자가 2인 경우, 한 사람은 가슴압박을 하고, 다른 한 사람은 인공호흡을 담당하면서 가슴압박과 인공호흡의 비율은 15 : 2로 실시한다. 가슴압박은 분당 100회, 인공호흡은 분당 8~10회 시행한다. 영아의 경우 코와 입을 한꺼번에 막고 인공호흡을 실시한다.

라. 이물질에 의한 기도 폐쇄

이물질에 의해 기도가 막히게 되면 호흡이 불가능해져 빠른 시간 내에 사망에 이를 수 있다. 이물질이 기도에 들어가면 경한 기침을 하고, 기침과 기침 사이에 쌕쌕거리는 숨소리와 얼굴은 창백해진다. 그러나 심한 경우는 숨쉬기가 어렵고 기침도 할 수 없고, 말소리도 내지 못한다. 다음은 영아의 기도 폐쇄 시 대처방법이다.

① 구조자의 팔 위에 아기 얼굴을 아래로 향하게 올린다. 그리고 구조자 팔을 자신의 허벅지 위에 올려놓고, 손은 아기의 턱을 잡는다.

② 아래 그림처럼 아기의 어깨뼈 사이로 구조자의 다른 손과 손바닥을 이용하여 5회 두드린다.

③ 아기의 등 두드리기를 한 구조자의 손을 아기 위에 포갠 후 영아를 그 손으로 뒤집어 옮긴다.

④ 아기가 위를 바라보는 자세에서 아기의 양쪽 젖꼭지 연결선과 흉골이 만나는 중앙지점에 한 손가락 아래 위치에 구조자의 두 손가락을 올려 5회 가슴 밀어내기를 실시한다.

⑤ 이물질이 나올 때까지 이 과정을 반복한다. 아기가 의식을 잃으면 심폐소생술을 즉시 실시한다.

a. 영아 기도폐쇄 응급처치 (하임리히법 실시) :

영아 환자: 1세 이하, 혹은 2세라도 체중이 10kg 이하인 환자를 의미한다.

단계	방법	처치
1단계	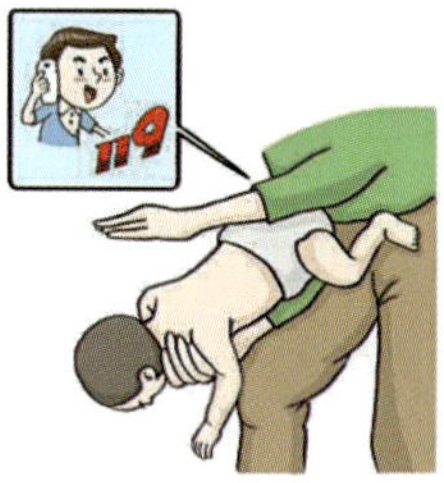	자세 취하기 및 119 신고요청 • 주변에 119 신고를 요청한다. • 환자의 얼굴이 우로 향하도록 환자를 자신의 팔 위에 올려놓고 손으로는 환자의 머리와 경부가 고정되도록 잡는다. • 다음에는 다른 팔을 이용해 환자의 얼굴이 아래로 향하도록 뒤집어서(돌려서) 턱을 잡은 손이 환자를 떠받친다.
2단계	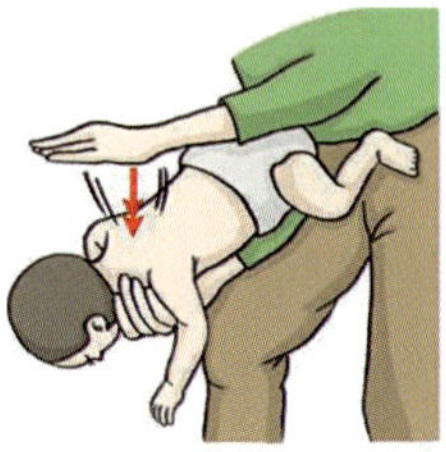	등 두드리기 5회 • 영아의 머리를 가슴보다 낮게 하고, 영아를 안은 팔을 허벅지에 고정시킨 뒤 손바닥으로 영아의 어깻죽지 사이(견갑골)를 5회 두드린다.
3단계	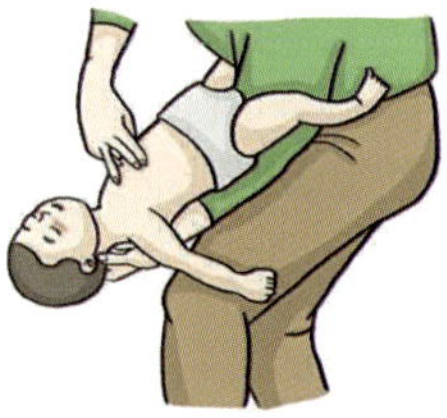	흉부압박 5회 • 영아의 등을 받치고, 머리를 가슴보다 낮게 하여, 영아를 안은 팔을 무릎 위에 놓는다. • 영아의 유두 사이에 가상선을 긋고, 검지와 중지를 흉골에 올려놓고 (심폐소생술과 비슷하나 속도는 조금 천천히, 처치는 분명하고 확실하게 5회의 압박을 시행한다(압박 시 손가락은 가슴에서 떼지 않는다).
4단계	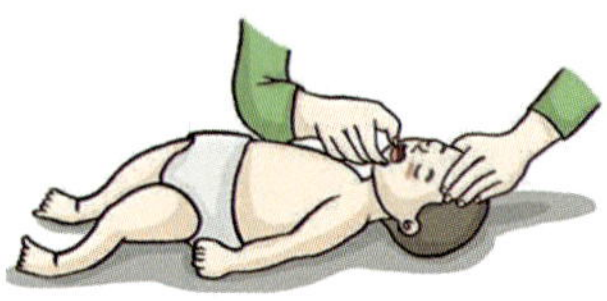	입안의 이물질 제거 • 영아의 구강 내 이물질을 확인하여 제거한다(손에 닿지 않은 이물질은 일부러 제거하지 않는다). • 영아가 의식을 잃거나, 이물이 배출되거나, 힘차게 숨을 쉬거나, 기침을 할 때까지 계속 반복 실시한다(119구급대원이 도착할 때까지 위의 과정을 반복 시행한다).

※ [출처] https://www.e-gen.or.kr/egen/first_aid_basics.do?contentsno=20

이론과 실제

- 교육시간에 실제로 아기 모형을 갖고 체온 측정 방법을 실습을 통해 익힐 수 있다.
- 교육시간에 실제로 아기 모형을 갖고 영아 및 소아 심폐소생술 방법을 실습을 통해 익힐 수 있다.

이해하기

❖ 이 교육 동안 어떻게 느꼈는지요?

❖ 무엇이 잘 되어간다고 생각했나요?

❖ 산모와 신생아 대상자에게 가장 중요한 문제가 무엇이라 생각하세요?

❖ 대상자 상태를 사정하기 위해 무엇을 했나요?

❖ 대상자 및 소속기관 간의 역할과 의사소통이 어떻게 이루어졌나요?

❖ 이 교육과 실기로부터 무엇을 배웠나요?

❖ 이 실기를 다시 한다면 학생은 어떻게 다르게 이 상황에서 행동하고 싶은가요?

❖ 이 학습이 미래 실무에서 근무하는 데 어떻게 도움이 될까요?

❖ 더 질문하거나 논의하고 싶은 것이 있나요?

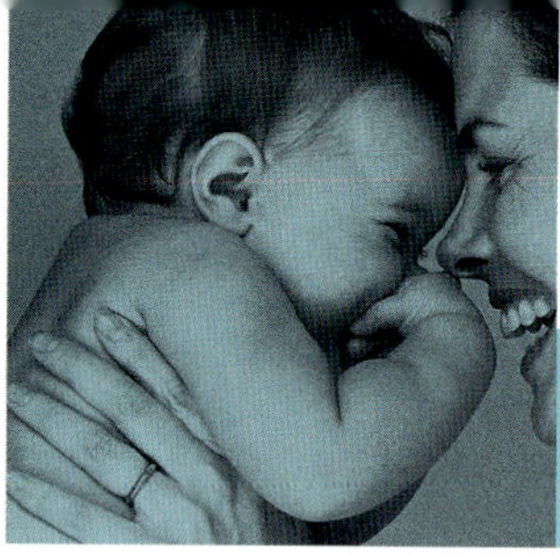

Ⅲ 산모 돌보기

학습 목표

- 산모의 영양 관리를 이해한다.
- 산모의 건강 관리를 이해한다.
- 산모의 신체 회복을 지원한다.

1 산모 영양 관리

(1) 산모에게 필요한 영양성분 이해

가. 영양 관련 용어 정의

a. 칼로리 :

수유여성의 경우 월 0.5~1㎏ 정도의 체중감소가 이루어질 수 있도록 칼로리 섭취를 조정한다. 한국인 영양권장량에서는 수유기간 동안 임신 전에 비해 하루 300~400㎉씩 더 섭취할 것을 권장하고 있다.

b. 단백질 :

한국인 영양 권장량에서는 수유 시 정상 성인 여성의 1일 단백질 권장량에 20g씩을 더 추가하도록 권장하고 있다.

c. 칼슘 :

칼슘 섭취가 부족한 경우 모체의 골격으로부터 칼슘이 동원되어 모유 생성에 사용될 수 있다. 한국인 영양 권장량에서는 수유 시 정상 성인여성의 1일 칼슘 권장량에 400㎎씩을 더 추가하도록 권장하고 있다.

d. 철 :

임신과 분만에 따른 체내 철 손실을 수유기간 중에 회복하기 위해 한국인 수유 여성의 추가 철 권장량은 2㎎으로 설정하고 있다.

e. 엽산 :

한국인 영양권장량에서는 수유 시 정상 성인 여성의 1일 엽산 권장량에 150㎍씩을 더 추가하도록 권장하고 상한섭취량은 1000㎍으로 하고 있다.

f. 기타 영양소 및 수분 :

수유 시에는 대체로 모든 영양소를 증가시켜야 한다. 모체 내 저장된 모든 영양소들, 특히 비타민, 무기질, 지방은 모유로 분비되므로 체내 저장량을 보충하기 위해서는 이들 영양소를 계속 공급해 주어야 한다. 또한 소변색이 연한 황색이나 투명한 상태로 유지될 수 있도록 충분한 수분을 섭취한다.

나. 영양관리 기본항목

항목	내용
열량	산모의 체중과 키를 고려하여 열량관리를 해야 한다.
철분	체내에 철이 모자라면 빈혈증세가 나타난다.
단백질	단백질의 하루 25g 추가 섭취를 권장한다.
수분	모유수유 기간에는 1일 700mL 이상 섭취해야 한다.
엽산	모유슈유 기간에는 엽산 요구량이 증가한다.

끼니마다	1. 곡류는 무기질이 풍부한 통곡물(현미) 2. 매끼 지방 함량이 낮은 살코기, 생선, 두부, 콩류 중 1가지 3. 매끼 녹황색 채소 2가지, 매일 해조류 1가지
매일마다	4. 과일은 1일 1~2회 소량 5. 매일 1~2회 저지방 우유
주의	6. 유지/당류는 별도의 섭취가 필요 없음 7. 호두, 아몬드 등 견과류 섭취

〈 수유부를 위한 식생활 실천지침 〉

수유부를 위한 식생활 실천지침	세부 실천사항
우유는 매일 3컵 이상 마시자.	• 우유, 치즈 등 유제품을 매일 먹습니다.
고기나 생선, 채소, 과일을 매일 먹자.	• 다양한 채소와 과일을 매일 먹습니다. • 등푸른 생선을 자주 먹습니다. • 계란, 콩 제품을 자주 먹습니다.
짠 음식을 피하고, 싱겁게 먹자.	• 장아찌, 젓갈 등 짠 음식을 줄입니다. • 국과 찌개의 국물을 적게 먹습니다. • 소금이나 간장을 적게 사용합니다.
술은 절대로 마시지 말자.	• 술은 절대 마시지 않습니다. • 커피 등 카페인 함유식품을 제한합니다.
안전한 식품을 선택, 위생적으로 관리하자.	• 신선한 재료를 위생적으로 조리합니다. • 가공식품, 인스턴트 식품을 줄입니다.
모유 수유를 위해 알맞게 먹자.	• 세기 식사와 간식을 즐겁게 먹습니다. • 항상 활발하게 움직입니다. • 음식과 물을 충분히 섭취하여 모유 부족을 예방하고 산후 체중을 조절합니다.

(2) 산모 식단 요구사항 파악

가. 영양관리 상담

〈 영양관리상담 방법 〉

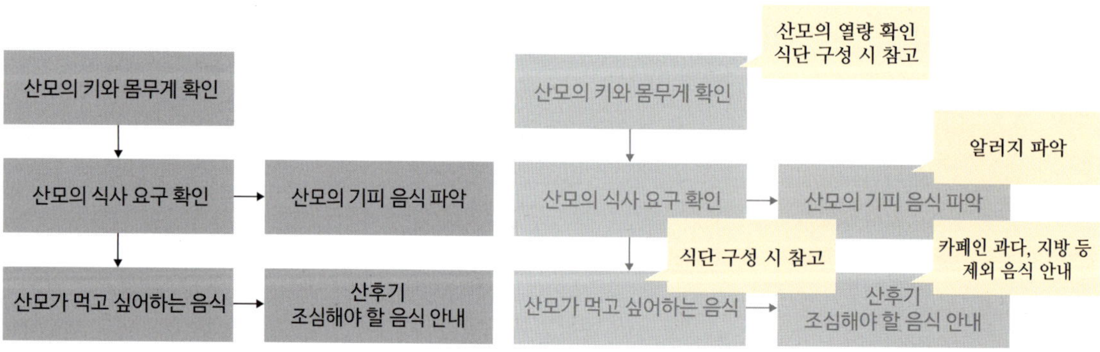

산모·신생아 건강관리사는 「6가지 식품군」과 「식품구성자전거」를 기준으로 식단을 구성하고 또한 산모 식단요구사항과 식성을 파악하여 영양 관리하는데 이용하면 좋다.

〈 6가지 식품군 (한국인영양섭취기준, 한국영양학회, 2010) 〉

1. 곡류	▷ 주요 제공 영양소 : 탄수화물 (활동하는 데 필요한 에너지를 제공) ▷ 정제된 곡물(예:쌀)보다 식이섬유, 무기질이 풍부한 통곡물(예:현미)로 만든 곡류를 권장합니다.	밥, 백미, 국수, 냉면국수, 떡국용 떡, 식빵
2. 고기 생선 계란 콩류	▷ 주요 제공 영양소 : 단백질(살과 피를 만들어주며 질병 예방) ▷ 매 끼 지방 함량이 낮은 살코기, 생선, 두부 콩류 중 1가지의 섭취를 권장합니다.	육류, 닭고기, 생선, 콩, 두부, 달걀
3. 채소류	▷ 주요 제공 영양소 : 비타민, 무기질 (식이섬유가 함유되어 체중감소 및 변비 해소에 도움, 항산화효과로 노화 예방, 피부건강에 도움) ▷ 매 끼 녹황색채소 2가지, 매일 해조류(미역, 다시마, 김) 1가지 섭취를 권장합니다.	콩나물, 시금치나물, 배추김치, 오이소박이, 버섯, 물미역
4. 과일류	▷ 주요 제공 영양소 : 비타민, 무기질 (항산화 효과로 노화 예방, 피부건강에 도움, 식이섬유가 함유되어 변비 해소에 도움) ▷ 당류가 많이 함유되어 있어 다량 섭취 시 체중 증가를 초래하므로 1일 1~2회 소량 섭취를 권장합니다.	사과, 귤, 참외, 포도, 수박, 오렌지주스
5. 우유 유제품류	▷ 주요 제공 영양소 : 무기질, 칼슘(뼈와 치아를 만들고 튼튼하게 함) ▷ 매일 1~2회 저지방우유 섭취를 권장합니다.	우유, 치즈, 호상요구르트, 액상요구르트, 아이스크림
6. 유지 당류	▷ 힘을 낼 수 있도록 도와주고, 체온을 유지해주지만 다량 섭취 시 체중증가를 초래합니다. ▷ 특별히 챙겨먹지 않아도 음식 조리 등에 많이 첨가되므로 별도의 섭취는 필요하지 않으며, 특히 당류는 과식하지 않도록 주의합니다. ▷ 호두, 아몬드 등 불포화지방산을 많이 함유한 견과류 섭취는 권장합니다.	식용류, 버터, 마요네즈, 커피믹스, 설탕, 꿀

〈 식품구성 자전거 〉

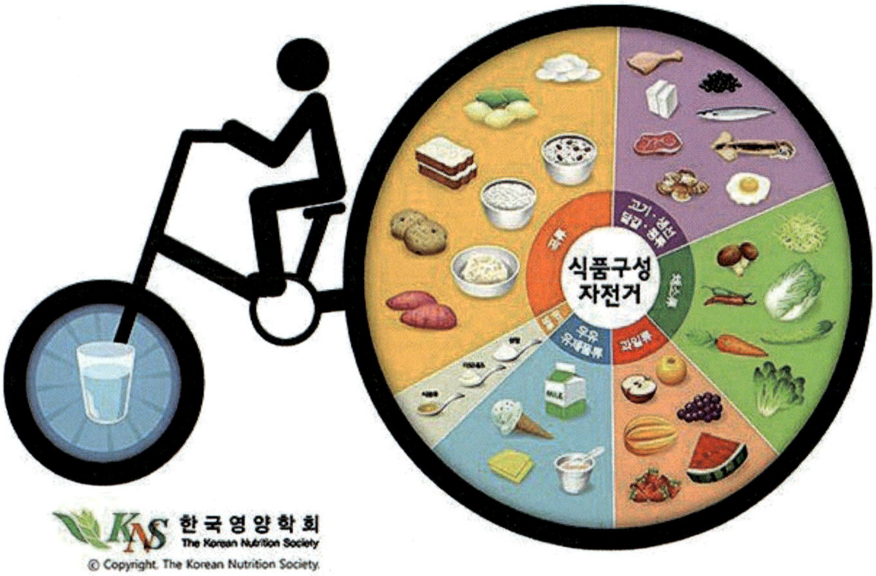

(3) 식단구성

가. 산모 하루 필요 열량

산모가 하루에 필요한 구성은 열량 2320㎉, 탄수화물 350g, 단백질 110g, 지방 50g, 칼슘 1000㎎, 철 18㎎, 엽산 400㎍ 이다.

〈 산모 하루 필요 열량 : 식품의약품 안전처 〉

식품군 \ 대상	비임신여성 1,900(kcal)	임신 초기 2,000(kcal)	임신 중기 2,340(kcal)	임신 후기 2,450(kcal)	수유기 2,320(kcal)
곡류	3	3	3.5	3.5	3.5
고기 · 생선 · 계란 · 콩류	4	4	5	6	5
채소류	7	7	7	7	7
과일류	2	2	3	3	3
우유 및 유제품류	1	2	3	3	3
유지 · 당류	4	4	4	4	4

나. 칼로리 계산법

〈 산모 키와 체중에 따른 하루 필요 열량 〉

신장(㎝)	표준체중(㎏)	정상체중 범위(㎏)	저체중(㎏)	정상체중(㎏)	과체중 및 비만(㎏)
150	47	42 ~ 52	1,900	1,700	1,500
151	48	42 ~ 52	2,000	1,700	1,500
152	49	43 ~ 53	2,000	1,800	1,500
153	49	44 ~ 54	2,000	1,800	1,500
154	50	44 ~ 55	2,100	1,800	1,500
155	50	45 ~ 56	2,100	1,800	1,500
156	51	45 ~ 56	2,100	1,800	1,600
157	52	46 ~ 57	2,100	1,900	1,600
158	53	47 ~ 57	2,100	1,900	1,600
159	54	47 ~ 58	2,100	1,900	1,600
160	54	47 ~ 59	2,200	1,900	1,600
161	55	48 ~ 60	2,200	1,900	1,600
162	56	48 ~ 60	2,200	2,000	1,700
163	56	49 ~ 61	2,300	2,000	1,700
164	56	50 ~ 62	2,300	2,000	1,700
165	57	50 ~ 63	2,300	2,000	1,700
166	58	51 ~ 63	2,300	2,000	1,700
167	59	51 ~ 64	2,400	2,100	1,800
168	59	52 ~ 65	2,400	2,100	1,800
169	60	53 ~ 66	2,400	2,100	1,800
170	61	53 ~ 66	2,400	2,100	1,800

〈 모유 수유하지 않은 산모의 영양 〉

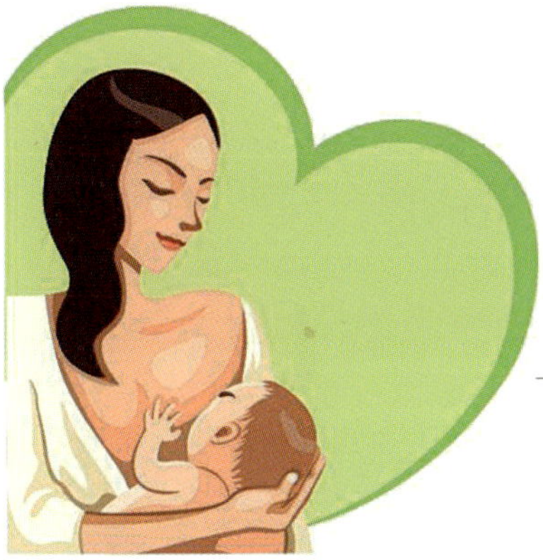

하루 필요 에너지
(산모 키에 따른 표준에너지)

－ 320 Kcal
(모유 수유 추가 에너지 제외)

모유수유를 하지 않는 산모의 하루 필요 에너지

칼로리(에너지) 간단 계산법

100 킬로 칼로리 해당량

식빵 1장	달걀 1개
옥수수 반개	두부 1/6모
감자 1개	치즈 한장 + 반장
인절미 3쪽	생선 1토막
탁구공 크기 만한 고기	소갈비 1대

연습1....................

나의 담당 산모는 키가 165cm이고 체중이 60kg이며 모유 수유를 한다. 또한, 평소 가벼운 활동을 한다. 나의 담당 산모의 하루 필요 에너지는 얼마인가?

신장(cm)	표준체중 (kg)	정상체중범위 (kg)	저체중 (kg)	정상체중 (kg)	과체중/비만 (kg)
165	57	50~63	2,300	2,000	1,700

다. 식단구성 단계

〈 산모의 균형 잡힌 식사계획을 만드는 4단계 방법 〉

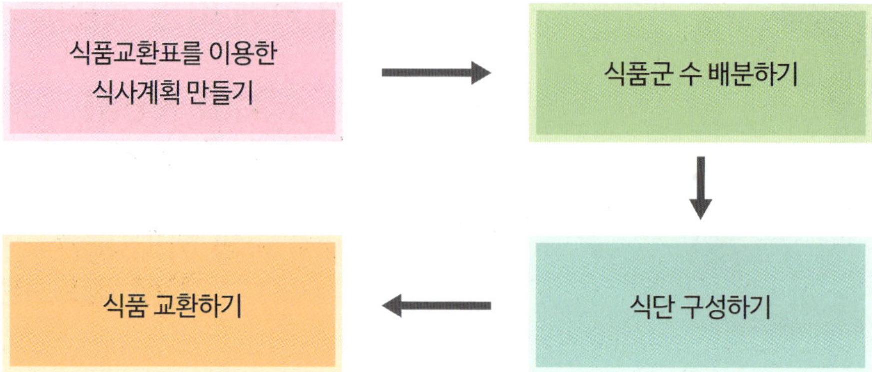

a. 1단계 : 식품교환표를 이용한 식사계획

필요한 열량 섭취를 하고자 할 때 6가지 식품군이 골고루 배분될 수 있도록 식사를 계획하는 것이 중요하다. 각 표에서 제시하는 식품군별 교환단위만큼씩 식사를 구성하면 1일 필요한 열량을 맞추어 섭취할 수 있을 뿐만 아니라 다양한 영양소의 필요량을 충족시킬 수 있는 식사 구성이 될 수 있다.

〈 에너지별 6가지 식품군 교환단위수 배분표 〉

Kal 구분	주식	부식		간식	
	곡류군	어육류군	채소군	우유군	과일군
1,200	5	4	6	1	1
1,300	6	4	6	1	1
1,400	7	4	6	1	1
1,500	7	5	7	1	1
1,600	8	5	7	1	1
1,700	8	5	7	2	2
1,800	8	5	7	2	2
1,900	9	5	7	2	2
2,000	10	5	7	2	2
2,100	10	6	7	2	2
2,200	11	6	7	2	2
2,300	11	7	8	2	2
2,400	12	7	8	2	2
2,500	13	7	8	2	2
2,600	13	8	8	2	2
2,700	13	8	9	2	3
2,800	14	8	9	2	3

문제1...................

나의 담당 산모는 하루 필요 에너지가 2,100Kcal이다. 위의 식품군 교환단위수 배분표에서 나의 산모에 해당하는 배분은 얼마인가?

Kcal 구분	주식	부식		간식	
	곡류군	어육류군	채소군	우유군	과일군
2,100					

b. 2단계 : 식품군 배분하기

산모의 하루 필요 에너지에 해당하는 각 식품군 수를 아침, 점심, 저녁, 간식으로 균등하게 나누어 배분한다. 산모의 생활패턴에 따라 아침을 가볍게 하기, 혹은 저녁을 가볍게 하기 등 융통성 있게 배분해도 좋다.

예시) 하루 필요 에너지가 2,000kcal인 수유부의 식품군 수 배분

구분	주식	부식		간식	
	곡류군	어육류군	채소군	우유군	과일군
2,000	10	5	7	2	2

하루 필요 식품군 수를 세끼(아침, 점심, 저녁)와 간식으로 나눈다.

⇩

아침	2	1	2		
간식				1	1
점심	3	2	3		
간식	1			1	
저녁	3	2	2		
간식	1				1

c. 3단계 : 식단 구성하기

	곡류군	어육류군	채소군	우유군	과일군
아침	혼합곡밥 2단위	두부지짐 1단위	시금치나물 1단위 배추김치 0.5단위 미역국(물미역) 0.5단위		
간식				우유 1단위	토마토 1단위
점심	혼합곡밥 3단위	살코기 볶음 2단위	호박나물 1단위 배추김치 1단위 콩나물국 1단위		
간식	인절미 1단위			우유 1단위	
저녁	혼합곡밥 3단위	계란찜 1단위 고등어구이 1단위	가지나물 1단위 배추김치 0.5단위 배추장국 0.5단위		
간식	고구마 1단위				사과 1단위

d. 4단계 : 식단 교환하기(식품교환표 참조)

- 6가지 식품교환표에서 각 식품군의 단위 수에 맞추어 원하는 식품 선택
- 식품을 교환한다는 의미는 같은 식품군내에서 같은 교환단위끼리 서로 바꾸어 먹을 수 있다는 것이다. 예를 들어 곡류군에 해당하는 밥과 식빵의 경우 밥 70g(1/3공기)과 식빵 35g(1쪽)은 1교환 단위량으로 열량 및 영양소 함량이 비슷하며 같은 군에 속하기 때문에 서로 바꾸어 먹을 수 있다는 의미이다.

〈 식품교환 예시 / 출처 : 대한당뇨병학회 〉

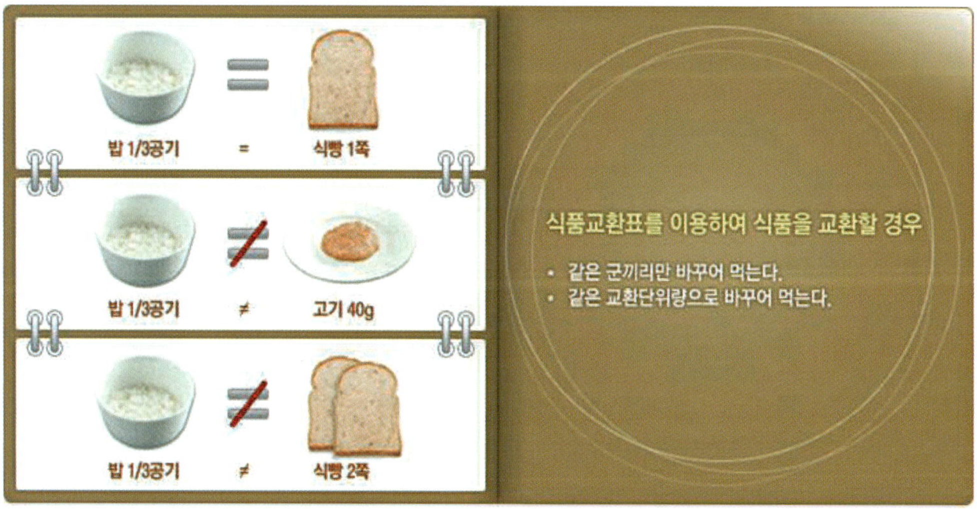

〈 6가지 식품군 (한국인영양섭취 기준, 한국영양학, 2010) 〉

곡류	주요 제공 영양소 : 탄수화물(활동하는 데 필요한 에너지를 제공) 정제된 곡물(예: 쌀)보다 식이섬유, 무기질이 풍부한 통곡물(예: 현미)로 만든 곡류를 권장합니다	밥, 백미, 국수, 냉면, 떡국용 떡, 식빵
고기·생선·달걀·콩류	주요 제공 영양소 : 단백질(살과 피를 만들어주며 질병 예방) 매 끼 지방 함량이 낮은 살코기, 생선, 두부 콩류 중 1가지의 섭취를 권장합니다.	육류, 닭고기, 생선, 공, 두부, 달걀
채소류	주요 제공 영양소 : 비타민, 무기질 (식이섬유가 함유되어 체중감소 및 변비 해소에 도움, 항산화 효과로 노화 예방, 피부 건강에 도움) 매끼 녹황색 채소 2가지, 매일 해조류(미역, 다시마, 김) 1가지 섭취를 권장합니다.	콩나물, 시금치 나물, 배추김치, 오이소박이, 버섯, 물미역
과일류	주요 제공 영양소 : 비타민, 무기질(항산화 효과로 노화예방, 피부 건강에 도움, 식이섬유가 함유되어 변비 해소에 도움) 당류가 많이 함유되어 있어 다량 섭취 시 체중 증가를 초래하므로 1일 1~2회 소량 섭취를 권장합니다.	사과, 귤, 참외, 포도, 수박, 오렌지주스
우유·유제품류	주요 제공 영양소 : 무기질, 칼슘(뼈와 치아를 만들고 튼튼하게 함) 매일 1~2회 저지방우유 섭취를 권장합니다.	우유, 치즈, 호상요구르트, 액상요구르트, 아이스크림
유지·당류	힘을 낼 수 있도록 도와주고, 체온을 유지해주지만, 다량 섭취 시 체중증가를 초래합니다. 특별히 챙겨 먹지 않아도 음식 조리 등에 많이 첨가되므로 별도의 섭취는 필요하지 않으며, 특히 당류는 과식하지 않도록 주의합니다. 호두, 아몬드 등 불포화지방산을 많이 함유한 견과류 섭취는 권장합니다.	식용유, 버터, 마요네즈, 커피믹스, 설탕, 꿀

문제2 ....

쌀밥 210g(1공기)는 어느 식품군이며 몇 단위인가?

정답 : 군 단위

라. 식단구성 주의사항

- 과일군은 소량으로 섭취해야 한다.
- 간식은 1~2단위 수 이내에서 섭취한다.
- 어육류군은 단백질이 많으며 지방함유를 주의한다.
- 식품을 교환하실 때는 같은 군, 같은 단위를 기억한다.

마. 식단구성(실습주제)

하루 필요 에너지가 2,000kcal인 산모의 식단 짜보기(1일)

가벼운 활동을 하는 키 162cm, 몸무게 58kg 산모의 주간 식단 짜보기

〈수유 기간 동안 섭취해야 할 식품 구성의 실제 양〉

2300㎉

기초영양 식품군	식품명	중량	눈대중
단백질식품	고기류 생선류 달걀류 콩류 두부류	80~100g 50~100g 50g 20g 80g	탁구공 트기 2개 소 1~2토막 1개 2큰술 3~4쪽
칼슘식품	우유, 유제품 뼈째먹는 생선	400cc 10g	2컵 중멸치 10~12마리
비타민 및 무기질	녹색채소(나물, 생채) 담색채소(배추, 무) 해조류(김, 미역) 과일	210g 140g 50g 200g	2컵 1컵 귤 2개
당질 식품	밥 호박죽 감자, 고구마, 옥수수류	630~700g 200cc 130g	작은 밥 3주발 1컵 중1개
지방 식품	식물성 기름 견과류(잣)	20cc 8g	4작은술 1큰술

〈 식단 짜보기 〉

구분	주식	부식		간식	
식품군	곡류군	어육류군	채소군	우유군	과일군
1교환단위수	10	5	7	2	2

하루 필요 식품군 수를 세끼(아침, 점심, 저녁)와 간식으로 나눈다.

아침	2	1	2		
간식				1	1
점심	3	2	3		
간식	1			1	
저녁	3	2	2		
간식	1				1

할당한 교환단위 수에 맞추어 식품군 별로 식단을 짜본다.

아침	혼합곡밥 70g × 2단위 = 140g (2/3공기)	두부지짐 80g × 1단위 = 80g	시금치나물 70g × 1단위=70g 배추김치 70g × 0.5단위=35g 미역국(물미역) 70g × 0.5단위=35g		
간식				우유 200mL × 1단위 =200mL	토마토 350g × 1단위= 350g
점심	혼합곡밥 70g × 3단위 = 210g(1공기)	살코기 볶음 40g × 2단위 = 80g	호박나물 70g × 1단위=70g 배추김치 70g × 1단위=70g 콩나물국 70g × 1단위=70g		
간식	인절미 50g × 1단위 =50g			우유 200mL × 1단위 =200mL	
저녁	혼합곡밥 70g × 3단위 =210g(1공기)	계란찜 55g × 1단위 =55g 고등어구이 50g × 1단위 =50g	가지나물 70g × 1단위=70g 배추김치 70g × 0.5단위=35g 배추장국 70g × 0.5단위=35g		
간식	고구마 70g × 1단위 =70g				사과 80g × 1단위 =80g

〈 문제5. 하루 필요에너지가 1,800kcal인 수유부의 식단을 작성해보세요 〉

구분	주식	부식		간식	
식품군	곡류군	어육류군	채소군	우유군	과일군
1교환단위수					

하루 필요 식품군 수를 세끼(아침, 점심, 저녁)와 간식으로 나눈다.

아침					
간식					
점심					
간식					
저녁					
간식					

할당한 교환단위 수에 맞추어 식품군 별로 식단을 짜본다.

아침					
간식					
점심					
간식					
저녁					
간식					

〈 주간식단 짜보기 〉

	1일	2일	3일	4일	5일	6일	7일
아침	콩밥 소고기무국 베이컨스크램블 알감자조림 취나물된장무침 배추김치	쌀밥 두부고추장찌개 뱅어포구이 참나물무침 야채전 배추김치	흑미밥 소고기미역국 달걀소고기장조림 도토리묵무침 청경채나물 배추김치	차조밥 감자국 병어조림 두부전 시금치나물 배추김치	잡곡밥 어묵국 느타리정육볶음 달걀야채찜 도라지생채 배추김치	흑미밥 근대국 북어양념구이 쭈꾸미야채볶음 건파래무침 배추김치	쌀밥 콩나물국 달걀조림 진미채무침 부추잡채 배추김치
간식	초도 우유	감자구이 우유	복숭아 두유	사과 우유	옥수수 우유	카스테라 두유	머핀 우유
점심	쌀밥 어묵국 꽈리고추멸치볶음 오징어야채초무침 깻잎찜 배추김치	현미밥 북어국 닭안심두반장구이 양상추샐러드 애호박볶음 열무김치	쌀밥 시금치콩나물국 연두부양념장 조기구이 가지나물 배추겉절이	해물칼국수 소고기야채볶음 연근조림 배추겉절이	쌀밥 건새우아욱국 삼치염장구이 곤약조림 미역줄기볶음 열무김치	쌀밥 육계장 가자미구이와사비장 오이생채 깍두기	잡곡밥 갈비우거지국 야채떡볶음 갈치조림 꽈리고추찜 배추김치
간식	토스트, 치즈 우유	팬케잌 귤	찐고구마 우유	인절미 우유	토스트 요구르트	우유 귤	사과 우유
저녁	흑미밥 생태찌개 소고기버섯볶음 쑥갓사과생채 김구이 열무김치	쌀밥 얼가리된장국 꽁치무조림 달걀말이 고춧잎나물 배추김치	보리밥 된장찌개 삼겹살구이 모듬쌈 부추생채 배추김치	쌀밥 순두부찌개 북어포무침 팽이버섯냉채 깻잎순볶음 배추김치	콩밥 참치김치찌개 멸치볶음 깻잎고기전 상추겉절이 배추김치	잡곡밥 두부명란찌개 고기완자전 창란젓무침 양배추샐러드 배추김치	흑미밥 버섯들깨찌개 미트볼 두부전양념장 취나물볶음 열무김치
간식	사과	요거트	포도	귤	복숭아	포도	복숭아

(4) 주요 메뉴 조리법

가. 미역국

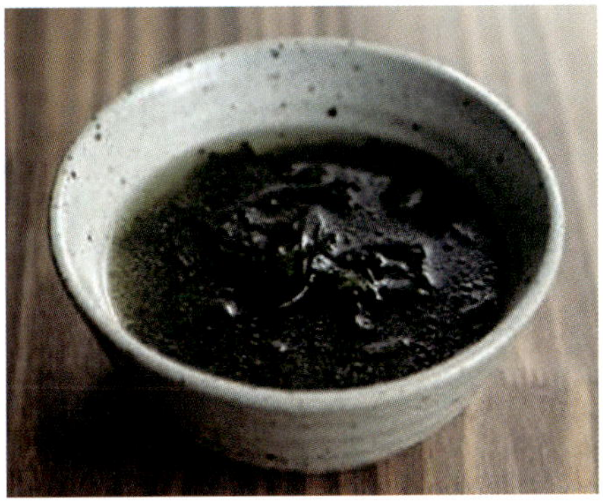

- 재료 : 소고기 한 줌, 미역 한 줌(불려서 두 줌), 쌀뜨물 18컵(3,600CC), 간장 2큰술, 후추 약간, 액젓 2큰술, 참기름 3큰술, 소금 1/2큰술

- 조리 방법 :

① 소고기에 간장 1큰술, 후추 약간으로 밑간을 한다.

② 미역을 20분간 불린 후 간장 1큰술로 밑간을 한다.

③ 밑간한 소고기와 참기름 1큰술, 밑간한 미역과 참기름 1큰술을 볶는다.

④ 쌀뜨물 18컵을 넣는다.

⑤ 강한 불 (20분) - 중불 (40분) - 약한 불 (40분)

⑥ 중불이 40분 지나면 액젓 2큰술을 넣고, 약한 불 40분이 지나면 소금 1/2큰술, 참기름 1큰술을 넣고 5분 더 끓인다.

나. 고사리나물

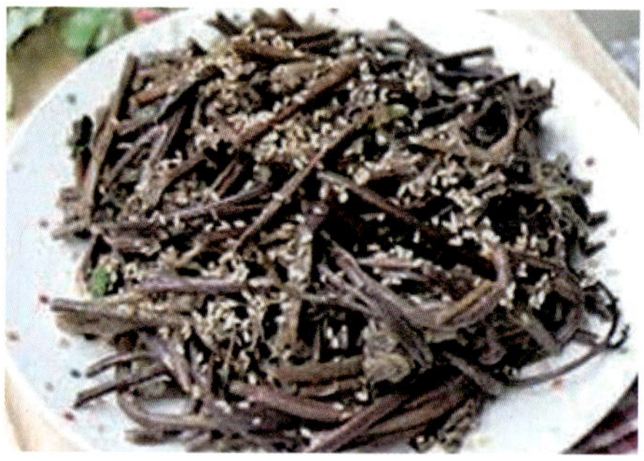

- 재료 : 삶은 고사리 300g (약 2.5줌), 다진 파 1큰술, 설탕 1 작은술, 깨소금 조금, 다진마늘 1큰술, 국간장 1큰술, 들기름 4큰술
- 조리 방법 :
  ① 중약불로 달군 팬에 들기름 4큰술과 고사리 300g을 넣는다.
  ② 뚜껑을 덮어 7~8분 간 볶아준다.
  ③ 국간장 1큰술, 다진마늘 1큰술, 다진파 1큰술, 설탕 1작은술을 넣어준다.
  ④ 중불에서 1분간 골고루 볶아준 뒤 뚜껑을 덮어 다시 3분간 볶아준다.
  ⑤ 깨소금을 넣어 마무리한다.

다. 소고기 장조림

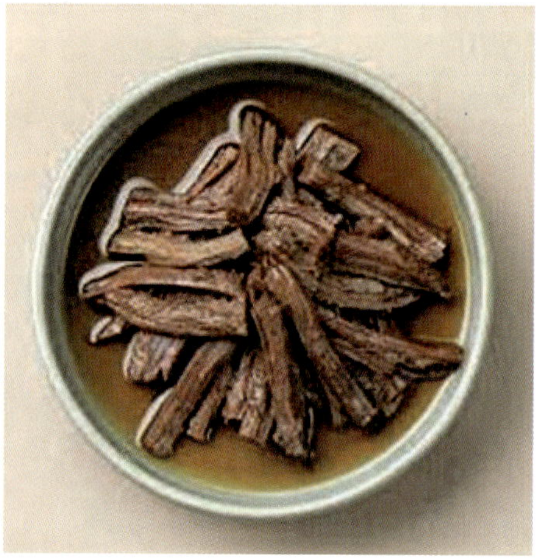

- 재료 : 소고기 홍두깨살 600g, 간장 12큰술, 맛술 3큰술, 흑설탕 1큰술, 물엿 2큰술, 마른고추 1개, 물 7컵, 마늘 7쪽, 생강 1톨, 대파 흰 부분 2대, 청양고추 2개, 청주 5큰술
- 조리방법 :
  ① 소고기는 덩어리 채로 찬물에 30분정도 담가 누린내와 핏물을 제거한다.
  ② 물 7컵, 마늘 7쪽, 생강 1개, 대파 흰 부분 2대, 청양고추 2개, 청주 5개를 넣고 팔팔 끓인 후 핏물을 제거한 소고기를 넣어 고기가 푹 익도록 뚜껑을 연 상태로 조리한다.
  ③ 삶아진 소고기는 따듯하게 온기가 남아있을 때 찢어준다.
  ④ 소고기 육수에 간장 12큰술, 맛술 3큰술, 흑설탕 1큰술, 물엿 2큰술, 마른고추 1개를 넣고 소고기를 넣어 졸인다.

라. 홍삼 도라지무침

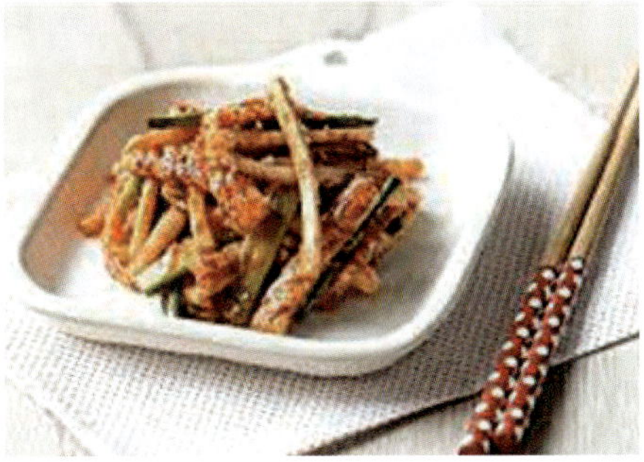

- 재료 : 도라지 1줌, 소금과 물 약간, 홍삼 농축액 1/3컵, 고추장 1큰술, 물엿 1작은술, 참기름 1/2작은술
- 조리 방법 :
  ① 그릇에 도라지를 담고 소금을 넣어 바락바락 문지른 뒤 물에 담가 쓴맛을 뺀다.
  ② 다른 그릇에 참기름을 제외한 양념재료를 모두 넣고 섞는다.
  ③ 도라지를 건져 물기를 꼭 짠 후, 양념재료에 넣고 섞은 뒤 참기름으로 마무리한다.

(5) 식자재 등 사후처리

가. 야채류

야채류는 쉽게 상하고, 특히 칼이 닿는 경우 더 쉽게 상하므로 관리를 철저히 해야 한다. 선입선출(먼저 들어온 식자재를 먼저 사용)이 기본이며 사용하고 남으면 랩 등에 포장하거나 신문지를 사용하여 신선도를 유지하도록 한다.

나. 냉동 식품류 (냉동 육류, 냉동 해물류)

냉동 보관이 원칙이고 녹인 것은 다시 얼리지 않도록 한다. 유통기한을 확인하여 잘 지키도록 한다.

다. 냉장 식품류

냉동 식품에 비해 유통기한이 짧으므로 각별한 주의가 필요하며, 온도의 변화가 심하지 않도록 일정 온도를 유지하도록 한다. 개봉한 경우 최대한 당일 소비하는 것이 좋으며 보관을 해야 할 경우 랩이나 위생팩으로 포장, 보관하도록 한다.

라. 과일류

바구니 등을 이용하여 따로 보관하는 것이 좋다. 사과 등 갈변하는 과일은 껍질을 벗기거나 남은 경우 레몬을 설탕물에 담가 방지하도록 한다. 바나나는 상온에 보관하고 수박이나 멜론 등은 랩을 사용하여 표면이 마르지 않도록 하며 딸기는 쉽게 뭉그러지고 상하기 쉬우므로 눌리지 않게 보관하도록 한다.

마. 건어물류

냉동 보관을 원칙으로 하고 메뉴별 사용량에 따라 위생팩으로 개별 포장하여 사용하는 것이 편리하고 위생상으로 좋다.

바. 양념류

플라스틱 용기에 보관 및 사용하고, 습기로 인해 딱딱하게 굳거나 이물질이 섞이지 않도록 뚜껑을 잘 덮어서 보관하도록 한다. 물이 묻은 용기의 사용은 가급적 피하도록 한다.

사. 소스류

유통기한을 수시로 체크하도록 한다. 사용하기에 편리하도록 물기를 제거한 플라스틱 용기에 적정량의 소스를 담는 것이 좋다.

아. 캔류

개봉한 캔은 바로 사용하는 것이 원칙이며 밀폐용기 보관 시 유통기한을 표시하도록 한다.

2 산모 건강 관리

(1) 산욕기 증상의 이해 및 대처

가. 산욕기 증상별 개념, 원인, 완화법

회음부 통증	산후통	배변/배뇨/치질
오로	발한	산후부종
산욕열		

a. 회음부 통증 :

- 회음부 통증은 출산 후 4~7일 후부터 통증과 부종이 지속되는 경우 온찜질, 온좌욕 관리할 수 있다. (진통제는 반드시 의사의 진료 후 처방을 받아야 한다)
- 회음부의 상처 부위가 불편하면 거동이나 수유자세가 불편하므로 도넛형 방석을 사용해도 좋다. 좌욕 후 시일이 지나도 통증이 계속되거나 열감이 있거나 매우 아픈 경우는 진통제를 먹어도 된다.
- 열, 통증지속, 봉합염증이 동반되고 회음부 통증이 3~4일 지속되면 병원을 방문한다.

열 + 통증지속 + 봉합염증

b. 오로 :

출산 후 자궁에서 분비되는 혈액 섞인 분비물을 오로라고 한다. 대부분 분만이 병원에서 안전하게 이루어지고 또한 자궁퇴축을 돕는 약물을 쓰기도 하므로 오로의 양은 많지 않다. 그러나 계속 혈액성 분비물이 나오거나, 양이 다시 많아지거나, 분비물에서 악취가 나는 경우라면 추후 검진일이 남아있더라도 분만한 병원이나 전문의를 사전 방문하여 미리 진찰을 받아야 한다.

시기별 오로의 변화

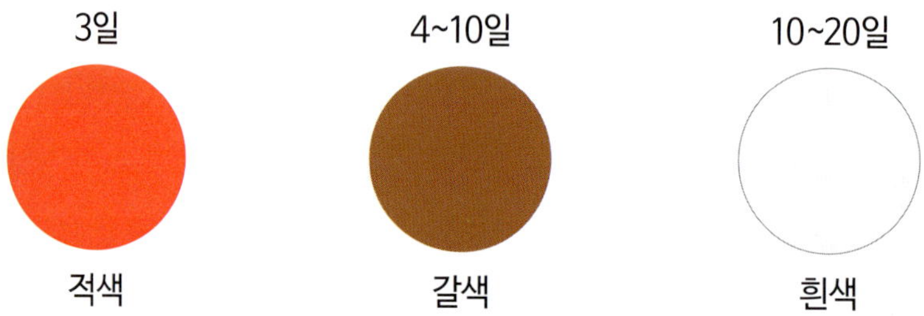

1~3일	적색 분비물 생리보다 적은 양	1일 4~5번 패드 교환 패드 교환 시 오로를 깨끗하게 제거
4~10일	황색 분비물 패드에 묻어 나오는 정도	필요 시 패드 교환 필요 시 남은 오로 제거

오로의 양 비교

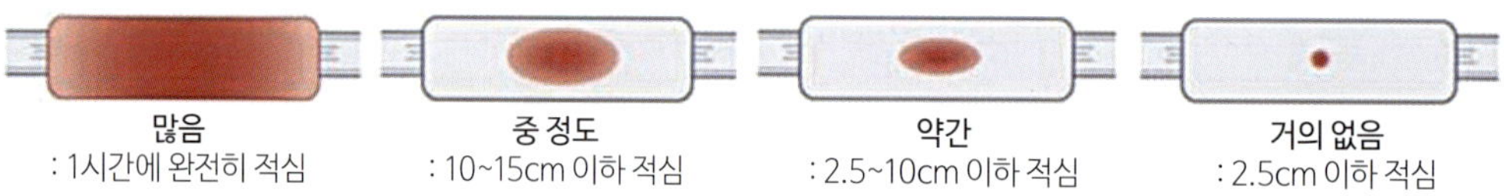

c. 산후통 :

출산 후 자궁이 수축되면서 찾아오는 통증을 산후통이라고 한다. 임신 중에 확대되었던 자궁이 출산 후 수축되는 과정에서 산모들은 배에 생리통과 같은 통증을 느끼게 되는데, 이는 정상적인 증상이다.

- 예방활동 : 2~3시간 간격으로 소변을 보아 방광을 비운다. (배뇨)
- 완화활동 : 복대를 한다. 배쪽으로 엎드려 눕는다. 복부에서 만져지는 자궁저부를 손으로 부드럽게 관리 및 온찜질팩을 이용 복부를 따뜻하게 해준다.
- 병원을 가야 하는 경우 : 만약 1주일 이상 통증이 지속되면 병원 진료 필요

임신 중 커진 자궁이 분만 직후 임신 전의 크기로 돌아가기 위해 자궁수축을 하며 이때 생리통과 유사한 통증(산후통)이 유발됩니다

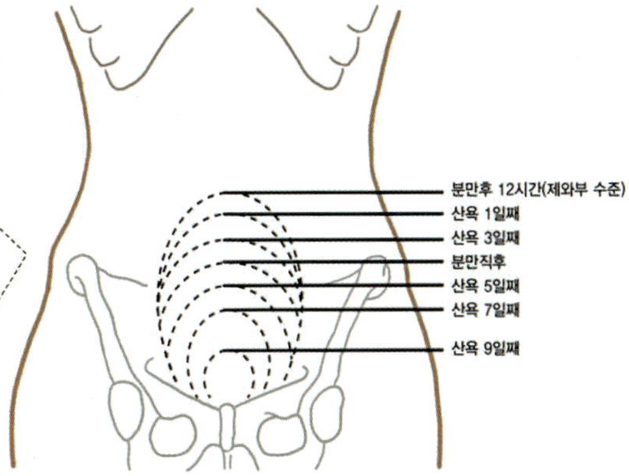

d. 배변장애 :

위생적 배뇨관리	위생적 배변관리	치질관리
질과 회음부를 따뜻한 물로 씻는다.	항문 주위를 따뜻한 물로 씻는다.	항문 주위의 가려움, 통증, 배변 후 피 관찰
요도부 → 휴지를 이용해 → 항문	요도부 → 휴지를 이용해 → 항문	샤워기나 따뜻한 물로 항문을 씻고 잘 말려준다.

e. 산욕열 :

산욕열은 분만 후 생식기를 통해 세균이 침입, 감염되어 고열을 내는 질환으로 산욕 패혈증, 산욕 산도 감염이라고도 한다. 발열은 출산 후 첫 24시간을 제외한 10일 이내 2일간 1일 4회 구강으로 측정한 체온이 38.0℃ 이상일 때로 정의한다.

산욕열이 생기면 회음부 통증, 배뇨통, 잔뇨, 고열, 오한, 복통, 냄새나는 분비물 등의 증상을 보이게 된다. 증상이 나타나면 의사에게 진찰을 받고 항생제 치료를 받아야 하는데 보통 화농성 질환과 세균성 질환 치료에 쓰이는 항생제를 사용하며, 증상에 따라 해열제를 쓰기도 한다.

f. 발한 :

- 임신기간 동안 축적된 수분과 노폐물이 분만 후 땀을 통해서 밖으로 분비된다.
- 이런 현상은 몇 주 동안 계속될 수 있다.
- 밤에 땀에 젖어 깨고 나면 한기를 느낄 수 있다.
- 산모의 보온과 수분공급에 신경을 쓴다.

g. 산후부종 :

임신부의 몸은 출산이 가까워져 오면 출혈과 수분 손실에 대비해 몸 안에 많은 양의 수분을 비축하게 된다. 호르몬의 영향으로 몸 안의 수분량이 늘면 자연히 몸이 붓게 된다. 산후 부종은 스트레스에 대응하는 호르몬과 관련되어 있으므로 충분한 휴식을 취하는 것이 중요하다.

- 임신 및 출산과 동반된 호르몬의 변화, 스트레스와 관련 깊다.
- 산후부종의 원인 : 스트레스와 피로, 운동부족, 과식

(2) 산욕기 위생관리

가. 산모좌욕

좌욕은 오로의 배출을 촉진하고 회음 절개 부위의 통증을 완화시킨다. 또한 감염을 방지하고 치질과 변비, 방광염, 질염 등을 예방하는 데도 효과가 있다.

좌욕은 출산 후 12시간이 지난 때부터 퇴원 전(산후 1~2일)까지는 하루 1~2회, 퇴원 후에는 하루 2~3회 정도 하도록 한다. 1회 좌욕 시간은 출산 후 1주일까지는 20분 이상, 그 이후부터 4주까지는 10분 이상, 5~6주까지는 5분 이상 실시하고 6주간의 산욕기가 지나면 좌욕을 하지 않고 샤워만 해도 좋다.

〈 산모 좌욕기 예시 〉

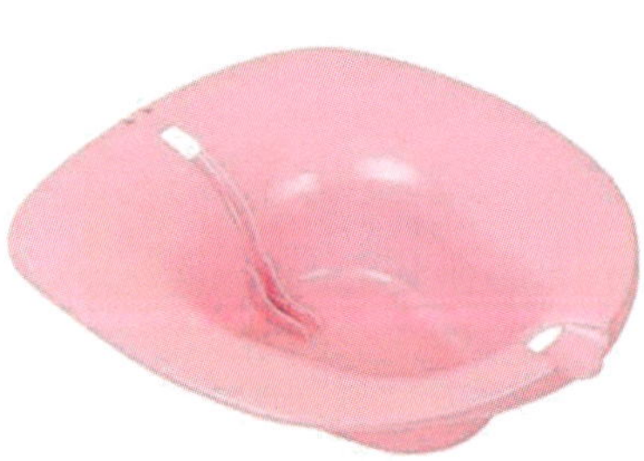

[공기방울 좌욕기]

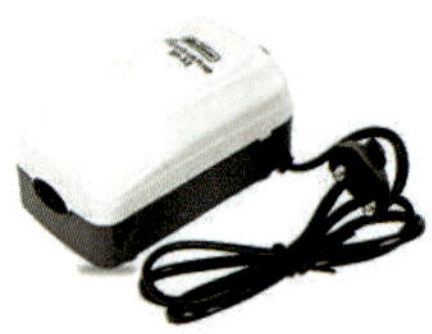

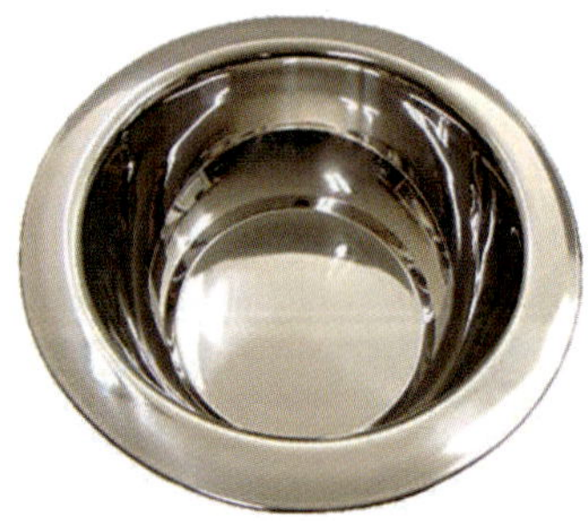

[스테인레스 좌욕기]

산모 좌욕 방법

① 담그고 앉아 깨끗한 물을 끓여 찬물을 섞지 말고 40℃ 정도로 식혀준다.

② 좌변기 위에 좌욕기를 올린다.

③ 1번에서 준비한 물을 붓는다.

④ 회음부를 담그고 앉는다.

⑤ 흐르는 물에 회음부를 헹구고 닦아 준다.

※ 대야를 이용해 바닥에 쭈그리고 앉으면 회음부에 무리가 되므로 좌변기에 얹어 사용할 수 있는 좌욕기를 사용하는 것이 좋다.

나. 산모목욕

정상 분만의 경우 샤워는 바로 가능하며 제왕절개술의 경우 봉합사를 뽑은 다음 날이면 샤워가 가능하다. 탕 목욕은 한 달 정도 후에 하는 것이 좋은데 빈혈이 심하면 처음 샤워할 때 갑자기 의식을 잃고 넘어져서 부상을 입는 경우가 있으니 보호자의 도움이 필요하다.

출산 후 목욕은 뜨겁지 않은 따뜻한 물로 샤워하되 사우나에 가거나 입욕을 하는 것은 자제해야 한다. 입욕을 하는 것은 오로 배출이 끝나는 시기에 산부인과 검진을 받은 후 하는 것이 출산 후 목욕 방법으로 적합하다.

다. 부부관계 및 피임

원칙적으로 분만 후 2~3주면 부부관계를 가져도 큰 지장이 없으나 상처가 완전히 아물지 않은 경우 약간의 통증을 느끼거나 분비물 때문에 불쾌감이 생길 수 있으므로 대개 4~6주 후에 첫 관계를 시작하는 것이 좋다.

피임

- 최소 분만 6주 이후부터 부부관계를 시작하는 것이 안전하다.
- 산모의 회음부 상처 상태에 따라 달라진다.
- 모유 수유 중이라도 피임은 꼭 한다.
- 회음부의 감염을 주의해야 한다.
- 산욕기 동안 가장 권장하는 피임법은 콘돔의 사용이다.

3 산모 신체회복 지원

(1) 산후 주요 문제부위

가. 산후 주요 문제부위

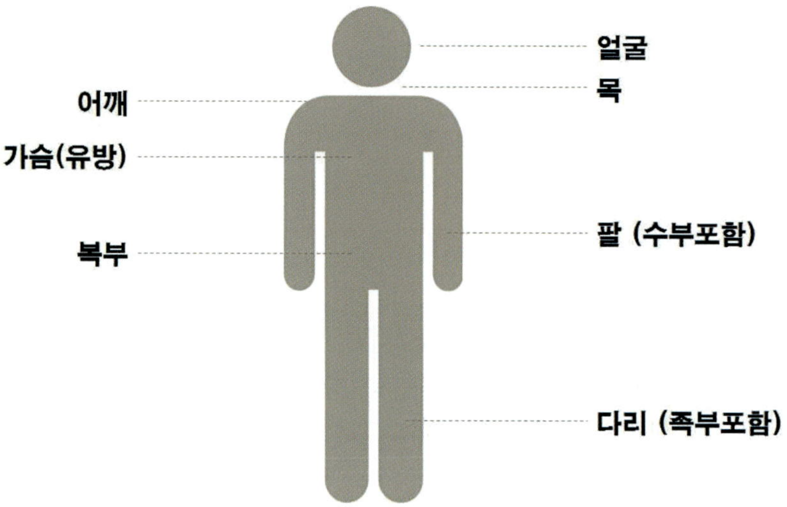

산모들의 체력의 특징은 4가지로 볼 수 있다.

- 유연성의 감소: 요통 및 상해의 원인이 될 수 있다.
- 근력 및 근지구력 감소
- 심폐지구력의 감소
- 골반저 근육 및 인대의 약화: 복압성 실금과 성기능 저하의 원인

따라서 산욕기 동안에는 신체의 재정렬을 위해 골반저 및 복부를 중심으로 한 근력강화 운동과 유연성 강화운동이 필요하다.

(2) 산모 체조

가. 산후체조법

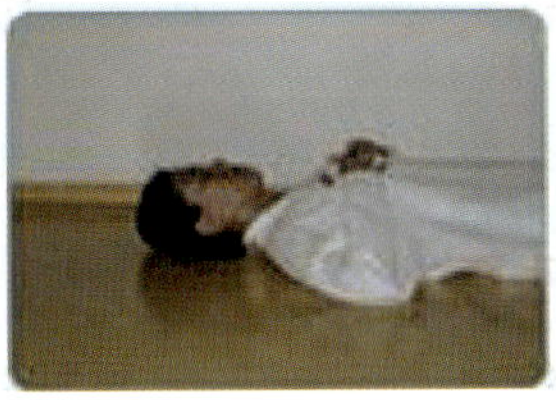
❶ 숨쉬기

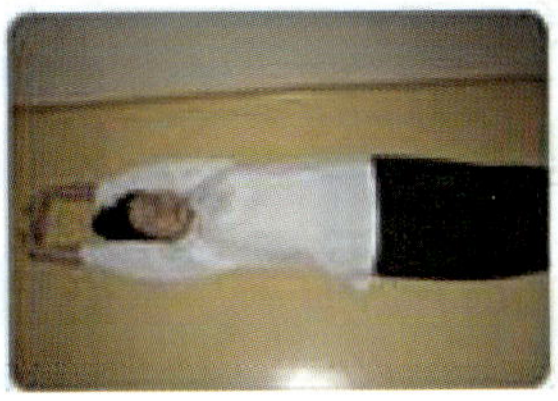
❷ 기지개 켜기

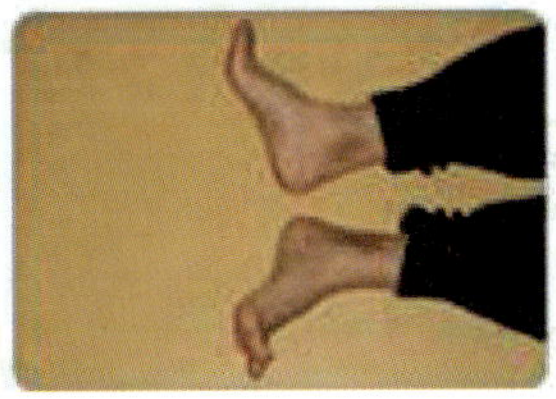
❸ 손발 기혈풀기

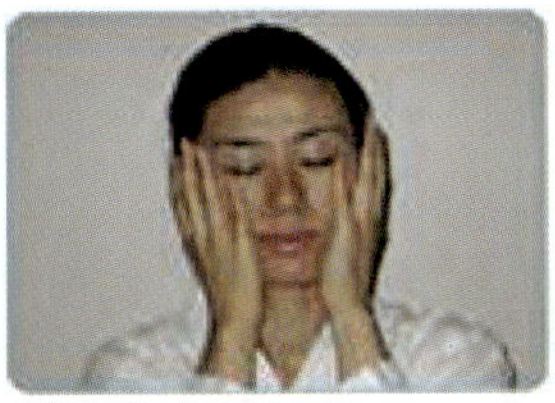
❹ 안면지압

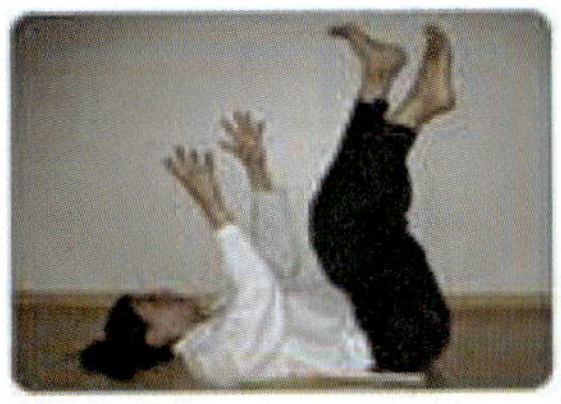
❺ 모관운동

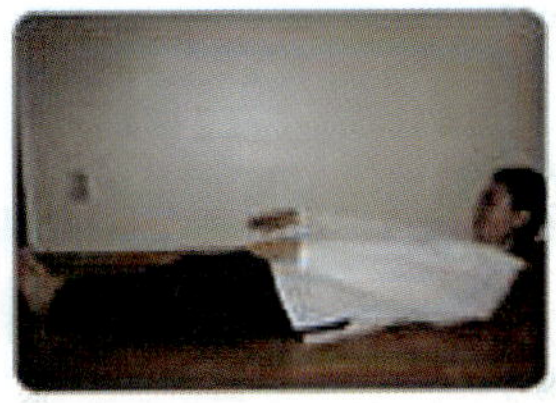
❻ 복부수축

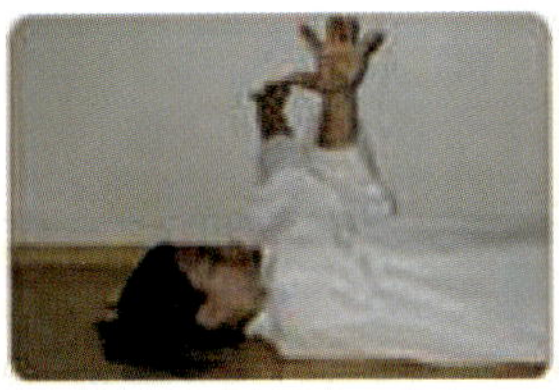
❶ 가슴운동

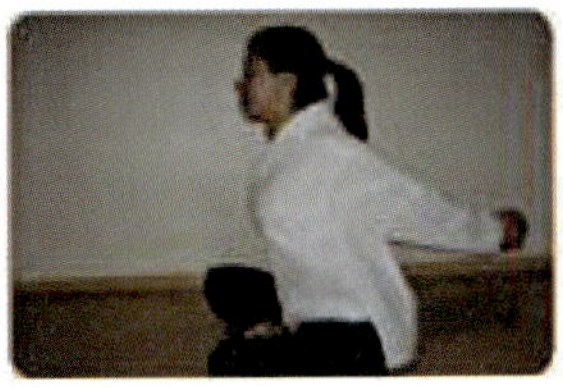
❷ 가슴젖히기

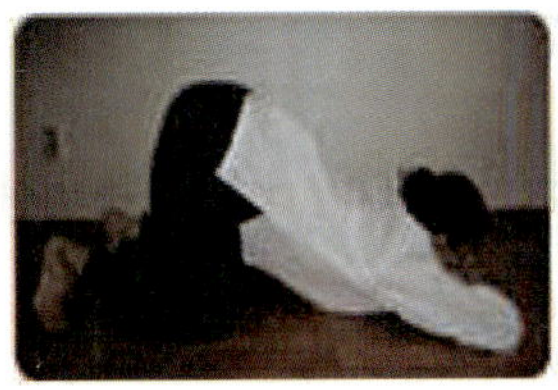
❸ 골반과 질 수축

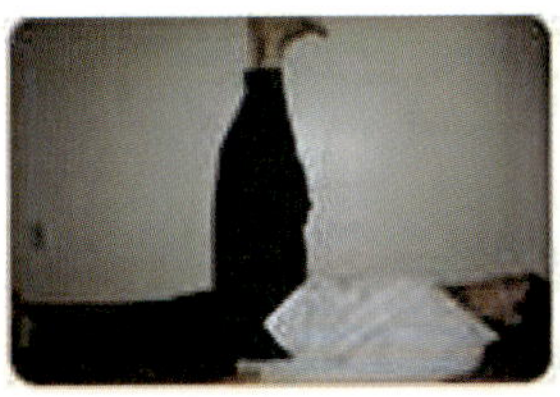
❹ 허리와 복부 강화

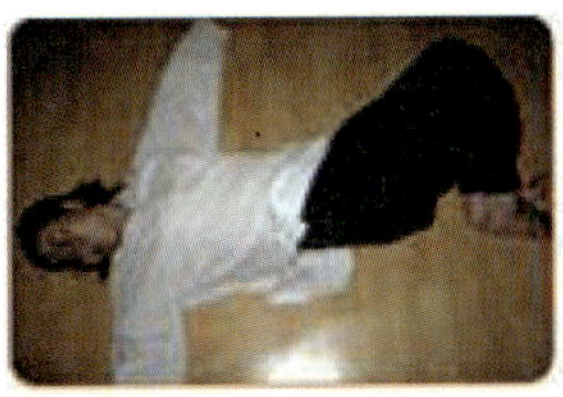
❺ 골반회복

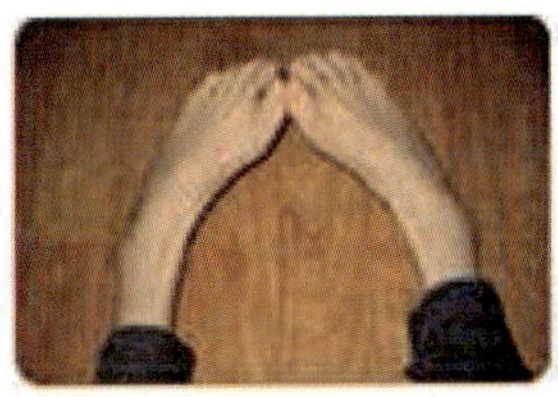
❻ 하체 근력강화

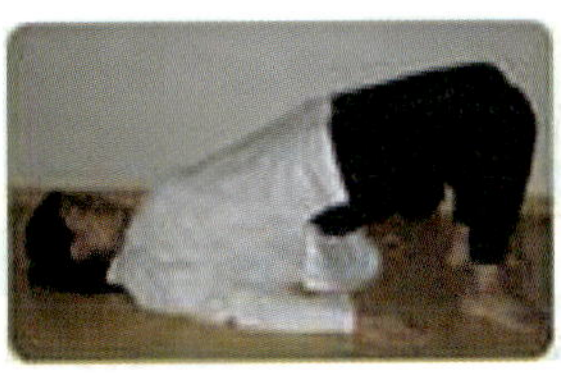
❶ 골반운동

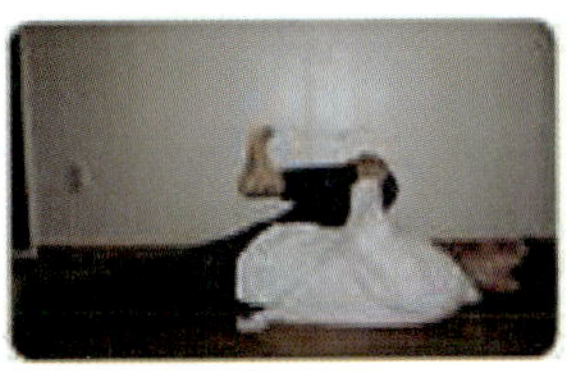
❷ 허리이완

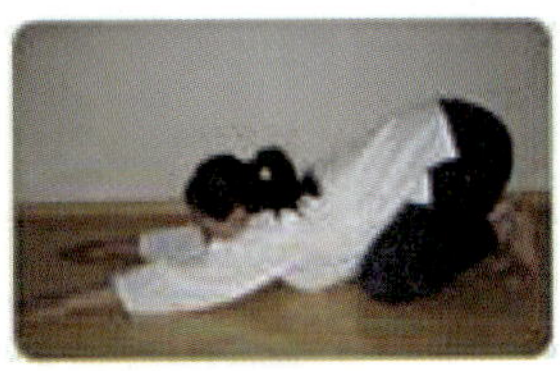
❸ 등 척추이완

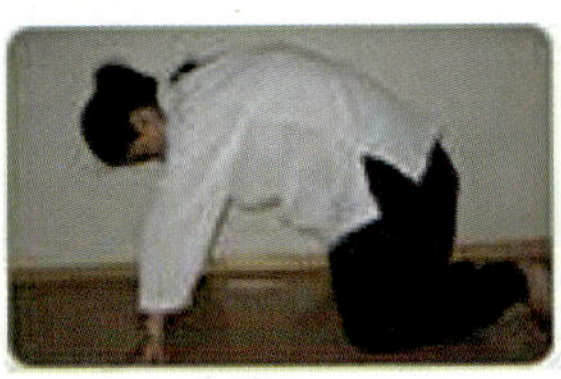
❹ 등근육 강화

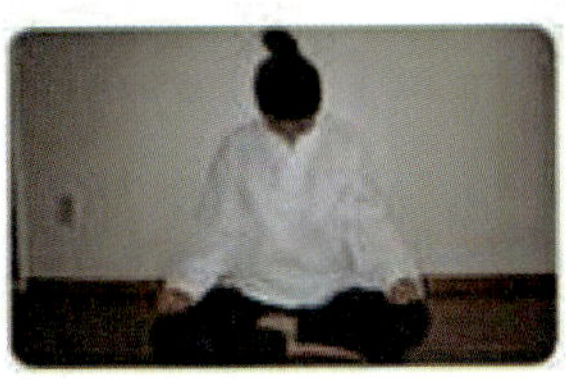
❺ 목과 어깨 이완

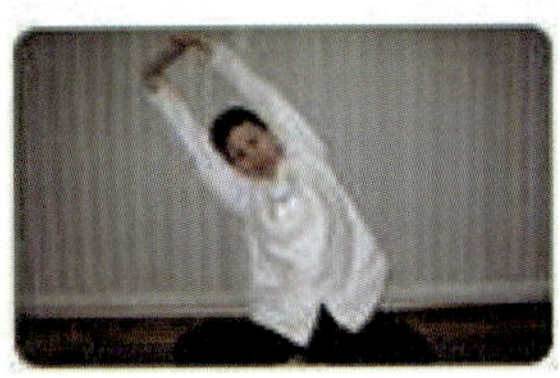
❻ 기지개 켜기

a. 계획 :

① 1~2주째 : 가벼운 산욕체조로 몸을 조심스럽게 움직인다.

② 3주째 : 가벼운 체조와 함께 집 안에서 걷기와 규칙적인 활동을 한다.

③ 4주째 : 가벼운 일상적 활동과 함께 신선한 공기를 마셔보자.

④ 5주째 : 강도 높은 일이나 운동은 제외하고 관절에 부담이 적은 유산소운동

⑥ 6주째 : 건강 상태에 따라 열량소비운동의 강도를 높인다.

b. 산후 체조 방법 :

① 산후 1~2일 권장 신체활동

〈골반저 운동; 케겔 운동〉

- 출산 후 약해진 골반근육 강화시켜 요실금, 탈자궁 예방운동
- 소변을 보다가 약 3초간 참고 다시 이완시키는 동작 1일 50~100번 반복

〈발목운동〉

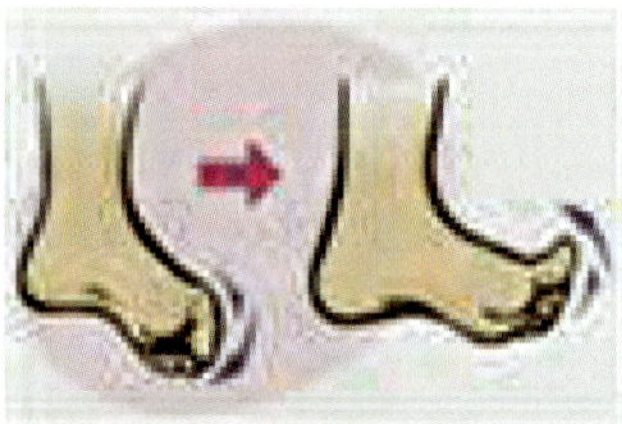

- 발뒤꿈치는 바닥에 붙인 채 양발 끝을 쭉 뻗거나 양 발바닥을 마주 댄 후 뒤로 젖힌다.
- 하루 10번 반복한다.

〈흉식호흡〉

침대 위에 누운 채 가슴을 크게 위로 올리고 내리는 동작을 천천히 반복한다.

하루 5번 정도를 반복한다.

〈복식호흡〉

편안한 자세로 누운 후 숨을 들이쉬면서 배를 부풀리고 숨을 내쉬면서 배의 힘 빼기를 천천히 한다.

② 산후 3~4일 권장 신체활동

〈배 조이기〉

엉덩이를 바닥에 붙이고 무릎을 구부린 채 복근에 힘을 주는 방법으로 하루 5번을 반복한다.

〈골반 기울이기〉

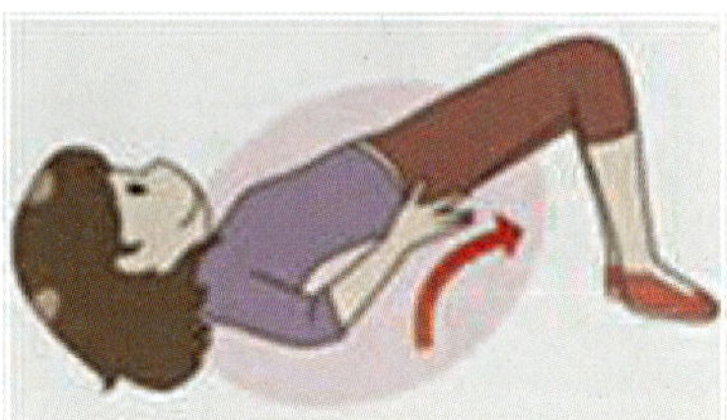

- 바로 누운 자세에서 엉덩이 근육을 죄면서 들어 올려 골반이 위쪽으로 기울어지게 한다.
- 다섯을 센다.

〈허리 풀기〉

- 누운 자세에서 손을 깍지 낀 채 머리를 받친다. 무릎을 접고 고개는 왼쪽으로 돌리며 다리는 오른쪽으로 눕힌다.
- 반대쪽으로도 한다.

〈손, 발 풀기〉

- 누워서 손과 다리를 들고 손을 풀어준다.
- 동시에 발도 털거나 돌려주면서 들어준다.

③ 산후 2주 권장 신체활동

〈산후 2주째〉

- 손 올리기, 골반 비틀기와 다리 올리기 운동을 반복한다.
- 하복부를 날씬하게 하기위한 운동도 병행한다.

〈산후 3주째〉

- 일상생활을 조금씩 시작해도 되는 시기, 10m 정도의 거리를 움직이는 것이나 쉬운 요리는 해도 무방하다.
- 에너지 소비를 증가시키는 체조를 시행해야 한다.
- 복근 스트레칭을 10초 정도씩 좌우 반복한다.
- 윗몸 일으키기도 실시한다.

〈산후 5주째〉

- 무리하지 않는 범위에서 평소의 생활을 한다.
- 아기와 함께 의사에게 검진을 받은 뒤 정상이라고 판정을 받으면 심한 일이나 운동 외에는 평상시 일을 해도 된다.
- 허리 비틀기, 복근스트레칭 등의 스트레칭 등은 계속한다.

〈산후 5주째〉

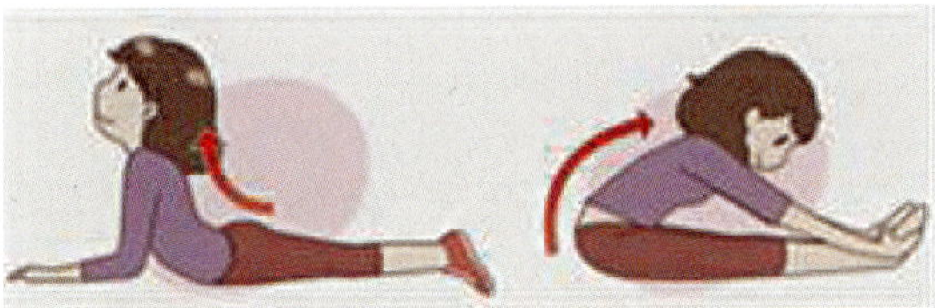

- 운동의 강도를 약간 높인다.
- 주의할 것은 매 단계마다 운동을 하면서 군것질이나 폭식을 피해야 한다.
- 출산 6주 후에 체중의 변화 없이 붓는 상태가 지속되면 의사와 상의한다.

나. 필라테스 산후운동(산후네트재활운동)

최근 들어 산후관리가 발전됨에 따라 예전의 산후체조에서 이제는 필라테스, 요가 등 다양한 산후조리 운동방법이 전파되고 있다.

특히, 산후 필라테스는 관절에 무리하게 힘을 가하지 않고, 신체의 정렬을 맞춰 균형을 잡아주며 근육을 강화시켜 틀어진 골반과 척추를 바로 잡는데 도움이 되어 산후 건강회복과 더불어 몸매관리에도 효과가 있어 많이 사용되고 있다.

(3) 유방관리

가. 문제유방 증상완화 및 모유수유 촉진을 위한 유방관리법 (산모 자가 관리, 제3자관리)

(4) 부종 및 복부관리

가. 안면/팔/다리 등 부종 완화방법

출산 후에는 산후 부종을 겪게 된다. 태아를 밀어내기 위한 만출력에 모든 에너지를 쏟아붓는 출산 때문에 전신의 근골격계 기능저하 및 골반 내 정맥들이 상당한 스트레스에 노출된다.

신진대사가 좋지 않고 건강하지 않을 경우, 고령산모, 비만인 경우에는 더 잘 붓는다. 출산 후 붓기는 통상 출산 후 3일 정도 후부터 빠지기 시작하지만 반대로 출산 후 점점 몸이 부어 2주 정도에 절정을 찍는 산모도 있다. 개인차가 다소 있음으로 출산 후 오히려 몸이 더 붓는 것 같다고 해서 너무 걱정할 필요는 없다. 결국 출산 후 붓기를 빨리 없애려면 신진대사를 활발하게 해 주는 것이 매우 중요하다. 몸에 신진대사를 활발하게 해주는 가장 좋은 방법은 운동이다.

다만, 출산 직후에 과한 운동은 당연히 피해야 하며, 야외활동도 가급적 피하는 게 좋다. 자칫, 붓기를 빼려다 산후풍이 올 수도 있고, 관절에 무리가 갈 수 있는 만큼 운동은 절대 무리하지 않는 수준으로 하는 것이 좋다. 출산하면 뼈 마디마디가 다 열려있는 상태가 된다. 따라서 관절을 과도하게 사용하는 운동은 피하는게 좋다.

뛰거나, 무거운 기구들을 사용하는 운동은 피하고 가벼운 수준의 스트레칭이나, 짧게하는 산책을 권한다. 스트레칭과 산책은 출산 직후부터 할 수 있으나, 힘들면 바로 쉬어야 한다.

산후 부종은 음식조절이 필수로서 산후 부종뿐 아니라 일반 부종에도 공통적으로 적용된다. 특히, 염분 섭취에 주의해야 되는데, 나트륨을 과다 섭취하게 되면 붓기가 잘 안 빠질뿐더러 정상적인 사람도 몸이 붓는다. 이와 더불어 출산 후 붓기를 가라앉힐 때 가장 효과적인 방법 중 하나는 모유수유를 하는 것이다.

나. 오로배출 촉진 복부관리 방법

모유 수유는 아이의 건강을 위해서 하지만 엄마의 건강도 지켜준다. 산후 부종의 원인 중 하나는 바로 평소보다 많은 수분 및 지방 축적 때문이다. 이는 모유 수유를 하게 되면 산후 부종을 상당히 완화시킬 수 있다.

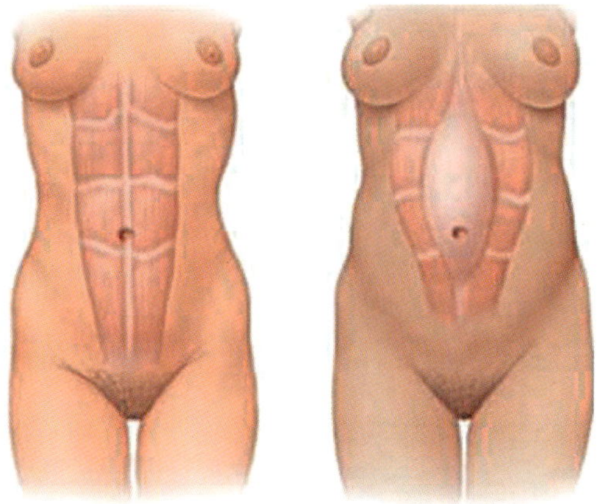

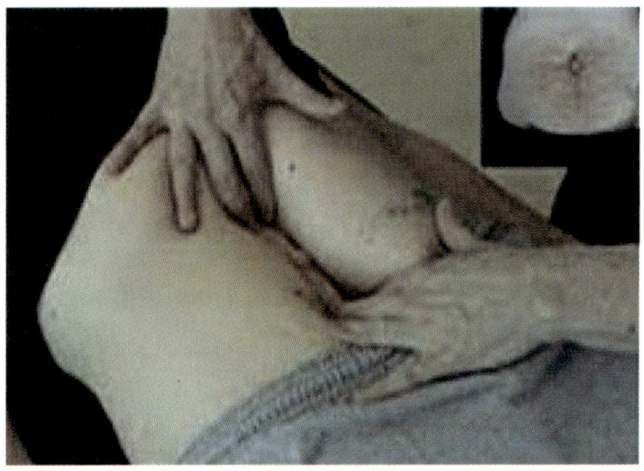

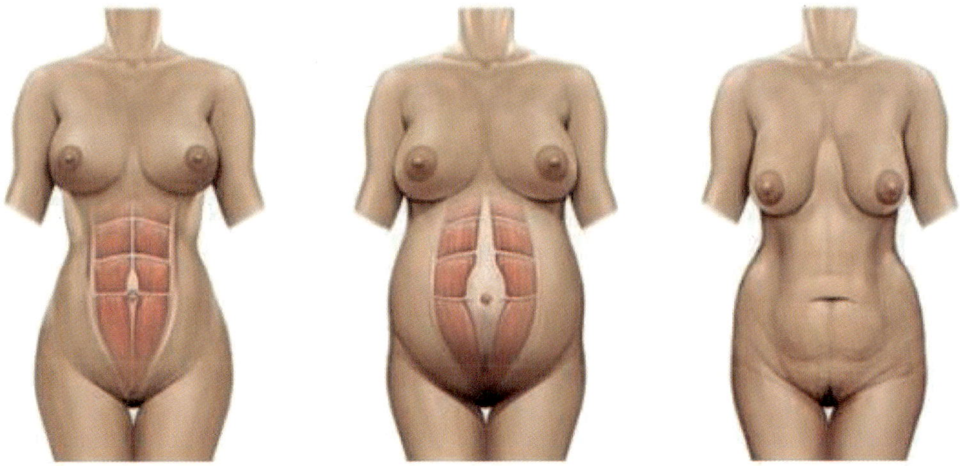

(5) 산후 체중관리

가. 산후 비만 예방법

1. 식품 교환표를 참고하여 골고루 식사하고, 수유로 인해 공복감이 크더라도 과식하지 않는다.
2. 보양음식의 섭취를 줄이고, 저지방 단백질과 채소를 충분히 섭취한다.
3. 비타민, 칼슘, 철분 등의 보충을 위해 간식으로 과일과 유제품을 섭취한다.
4. 수분을 충분히 섭취한다.
5. 자극적인 음식을 피하고, 싱겁게 식사한다.
6. 모유수유와 육아로 제시간에 식사가 어렵긴 하겠지만, 되도록 3끼를 규칙적으로 섭취한다.
7. 한 번에 많은 양의 음식보다, 적은 양을 나눠서 자주 섭취한다.

- 가능하면 모유를 먹이자. 수유를 못 하면 그만큼 섭취를 줄여야 한다.
- 산후 우울증을 극복하자. 폭식으로 이어져 산후 체중 증가의 원인이 된다.
- 산후 부종을 해결하자. 누워만 있지 말고 간단히 활동하자
- 출산 후 전통적인 산후 조리법은 피하자. 고지방 및 고열량 식품이 많다.
- 잉어, 가물치 그리고 장기간의 미역국 섭취는 영양의 불균형을 초래한다.
- 적당한 산후 운동을 하자.
- 걷기부터 시작해 6주 이후부터 강도를 높여나간다.

생활 속에서 출산 후 비만 대처법

새벽에 아기 때문에 잠을 제대로 자지 못해 생활이 불규칙해진다. 이것은 체지방 축적을 부추기는 지름길로 제 시간에 식사하는 습관을 가져야 한다.

식사량을 조금씩 줄이다 보면 변비가 생기기 쉽다. 그럴 때에는 하루 1.5~2 ℓ 의 수분을 충분히 섭취해야 한다. 특히, 수유 중에는 물을 충분히 마시는 것이 좋다. 임신기간의 잦은 야식이나 간식을 즐겼던 습관은 과감히 버린다.

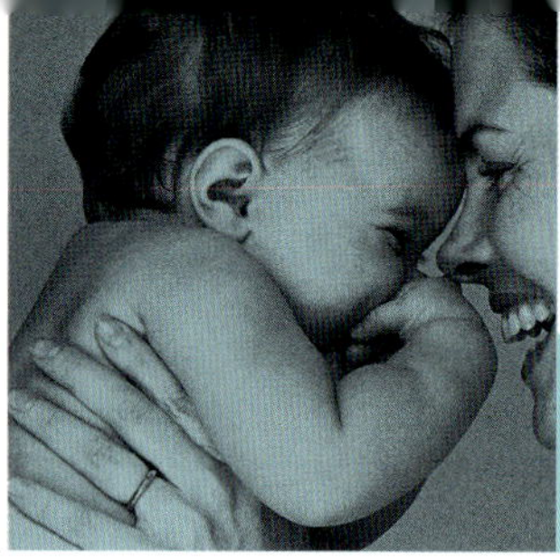

Ⅳ 일상생활 지원

학 습
목 표

- 가족 지원을 이해한다.
- 가사 지원을 이해한다.
- 정서 지원을 이해한다.

1 가족 지원

(1) 가족지원 범위

가. 가족지원 범위

[산모]

[신생아]

[남편(필요 최소한의 서비스만 제공)]

그 외 가족에 대한 서비스가 필요한 경우, 별도의 계약 및 추가비용 지불을 통해 지원 가능

* 단, 기본서비스 요금이 기타 가족서비스를 포함해 책정된 경우는 별도계약 불필요

(2) 큰아이 양육 보조

가. 큰아이 돌봄 대상 및 내용

- 큰아이 인원수, 나이, 취학/유치원 입학 여부 등에 따라 추가 계약 책정한다.
- 단, 제공기관이 자체 판단에 따라 큰아이 돌봄을 기본서비스 범위에 포함한 경우는 추가 계약 없이 본 서비스로 제공하는 경우도 있음

- 업무시간 중(오전 9시~오후 5시) 유치원, 어린이집 출/퇴원을 지원한다.
  (원거리 출/퇴원, 취학아동 등/하교는 지원하지 않음)
- 식사, 간식 제공, 세탁 서비스

(3) 기타 가족 지원

가. 기타 가족지원 대상 및 내용

- 산모와 함께 거주하는 부모, 형제, 동거인 등에 대해 인원수 등에 따라 추가 계약 책정 후 서비스 제공
- 식사 제공, 세탁 서비스
- 큰아이 인원수, 나이, 취학/취원 여부 등에 따라 추가 계약 책정한다.
- 산모, 신생아, 남편(필요 최소한의 서비스만 제공)

위의 가족지원 서비스 외에 추가를 원하면 제공기관이 책정한 부가서비스를 별도의 비용으로 이용하면 된다. 아래는 서울시에 위치한 00 산모·신생아 건강관리사 제공업체가 진행하고 있는 가족서비스 예시이다.

▶ 큰아이 서비스

큰아이 서비스	큰아이는 놀이방, 유치원 등의 등·하원을 도와드립니다.
	방과 후 마중을 나갑니다.
	아이의 식사와 간식을 챙겨줍니다.
	아이 옷 세탁을 해줍니다.
	산모님과 신생아를 관리하는 중에 틈틈이 큰아이와 시간을 보내며 놀이를 하거나 책을 읽어줍니다.

▶ 가사일 활동 서비스

청소	산모방, 아기방, 거실 등을 청소합니다.
세탁	어른 옷과 아기 옷은 반드시 분리하여 세탁하며, 아기 옷은 전용 세제를 사용하여 삶아서 세탁합니다.
식사	식사준비 및 장보기(근무시간 내)

▶ 기타(가족) 서비스

큰아이 등·하교 돕기	관리사의 출퇴근 시간 내에서 가능합니다.
큰아이 식사/간식 준비	과일과 간식 등 보편적인 간식을 챙겨줍니다.
큰아이 의복세탁	세탁기를 이용하여 아이 빨래를 합니다.
아빠 저녁식사 준비	관리사 퇴근 전 아빠의 저녁식사를 미리 준비하여 놓습니다. (입주 관리사의 경우 아침식사도 준비합니다.)
간단한 집안 청소 및 세탁	산모와 신생아의 방, 주방 등은 매일 청소를 하며, 그 외 장소는 필요 시 상시 청소를 실시합니다.(격일진행)
	신생아의 세탁물은 면역성이 약한 것을 고려하여, 세탁기에 세탁 후 끓는물에 삶고 때에 따라 가벼운 손세탁을 합니다. 산모님과 가족의 세탁물은 세탁기로 합니다.
	간단한 욕실청소를 실시합니다.(주 1회)
시장보기	출산으로 떨어진 원기와 모유수유를 위해 산모에게 꼭 필요한 영양을 고려하여 산모님과 의논하여 장을 봅니다.
	장보기에 많은 시간이 소모되지 않도록 주변 마트 등에서 장을 보며, 관리사분의 근무 시간 내에서 이루어집니다.
기타	기타 가족의 가사일을 지원할 경우 별도 규정에 따릅니다.

2 가사 지원

(1) 가사지원 범위

가. 가사지원 범위 및 추가 서비스

기본 서비스	예약 서비스(추가 계약 필요)
청소(산모, 신생아 주 생활공간)	기타 공간 청소(가족방, 공용공간 등)
취사(산모 식사, 간식)	기타 가족 식사 지원
장보기(근거리, 작은 양)	원거리, 대량 장보기
세탁(산모, 신생아 세탁물)	기타 가족 세탁물 세탁
다림질(하루 셔츠 1장 분량)	정해진 양 이상의 다림질
쓰레기 분리수거	쓰레기 처리
병원동행	산모 또는 가족 차량 대리운전

일반적으로 돌봄 서비스의 범위는 다음과 같다.

① 신체활동 지원 서비스

신체적 불편함을 돌보는 서비스로 세면 도움, 구강관리, 머리감기기, 몸단장하기, 옷 갈아입히기, 목욕도움, 식사도움, 체위 변경하기, 이동도움, 신체기능의 유지 및 증진, 화장실 이용하기 등과 관련된 일체의 서비스를 말한다.

② 일상생활 지원 서비스

이는 일상생활의 불편함을 돕기 위한 서비스로 취사, 청소 및 주변 정리정돈, 세탁 등과 관련된 일체의 서비스를 말한다.

가족의 규모, 큰 자녀 여부, 가족 중에 조력자가 있는지 여부에 따라 산모·신생아 도우미의 역할이 달라질 수 있고 또 산모나 가족들의 요구도가 다양할 수 있으므로 융통성 있고 효율적인 서비스를 지원하도록 세심한 배려가 필요하다.

③ 개인활동 지원 서비스

조직과 사회 속에서 생활하는 데 불편함을 돕기 위한 서비스로 외출 시 동행하기, 일상업무 대행서비스 등의 일체를 말한다. 우리나라 산모들은 출산 직후 외출이나 외부 활동을 많이 하지 않으나 산모 또는 신생아의 병원 검진 또는 첫 예방접종 등을 위해 외출하는 경우가 있다.

④ 정서지원 서비스

정서적 지원을 하는 서비스로 말벗하기, 격려 및 위로, 생활상담, 의사소통 등의 도움을 통해 삶의 질을 향상하는 서비스를 말한다. 특히 산모의 정서 상태가 예민하거나 산후우울감이 있거나 혹은 스트레스가 될 만한 사건이 있을 때라면 더욱더 그러하다. 산모·신생아 도우미의 섬세한 배려와 돌봄 능력이 요구되는 서비스이므로 대상자의 감정이나 상황을 충분히 이해하고 잠재적인 문제요인이 있는지 사전에 인지하여 유익한 도움을 줄 수 있도록 해야 한다.

(2) 청소

가. 청소범위 및 청소요령

a. 청소범위

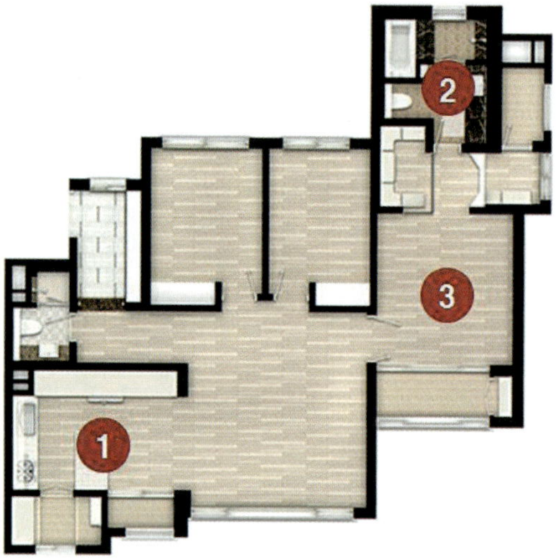

① 산모와 신생아의 생활환경을 중심으로 청결상태를 유지

② 주방 산모/신생아 사용공간 화장실(목욕, 대소변)

※ 일상 공간을 벗어난 곳은 협의 필요

b. 청소요령 :

- 산모의 생활공간은 각자의 습관에 맞춰져 있기 때문에 청소나 주변 정돈 시 산모와 상의하도록 하고, 청소방법에서도 산모의 습관을 존중한다.
- 오염된 주거환경은 감염의 원인이 되므로 주거 공간을 청결하게 유지한다.
- 만약 산모의 물건을 청소 때문에 옮겨야 할 경우 산모의 허락하에 이동한다.
- 세제 등을 사용할 경우 산모와 신생아의 산모와 협의 후 사용한다.
- 청소기를 사용 시 신생아의 수면을 고려하고 청소기의 배기구 방향에 주의한다.
- 전기 코드 등 산모가 걸려서 넘어질 수 있는 물품 정리에 신경 쓴다.
- 화장실이 미끄럽지 않게 관리하고 쓰레기는 매일 버린다.

(3) 장보기

가. 장보기 품목 및 범위

- 장보기 품목과 범위는 원칙적으로 서비스 제공 내에서 필요한 품목에 한한다.
- 가급적 산모 집에 준비된 식자재를 활용하되, 부득이한 경우 집 근처의 도보로 이동이 가능한 거리의 마트에서 손으로 들고 올 수 있는 양 범위 내에서 장보기를 한다.
- 산모 차량을 대신 운전해서 장보기를 하지 않는다.
- 장보기 후 영수증을 필히 지참하고 산모에게 제출한다.

(4) 각종 뒷정리

가. 조리공간, 생활공간 등 정리

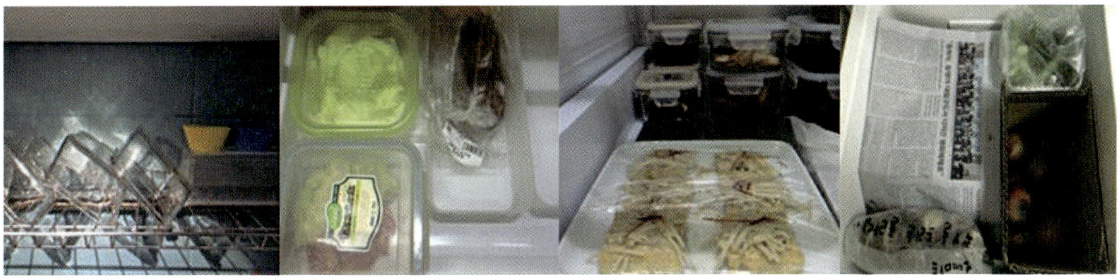

나. 신생아 물품 정리정돈

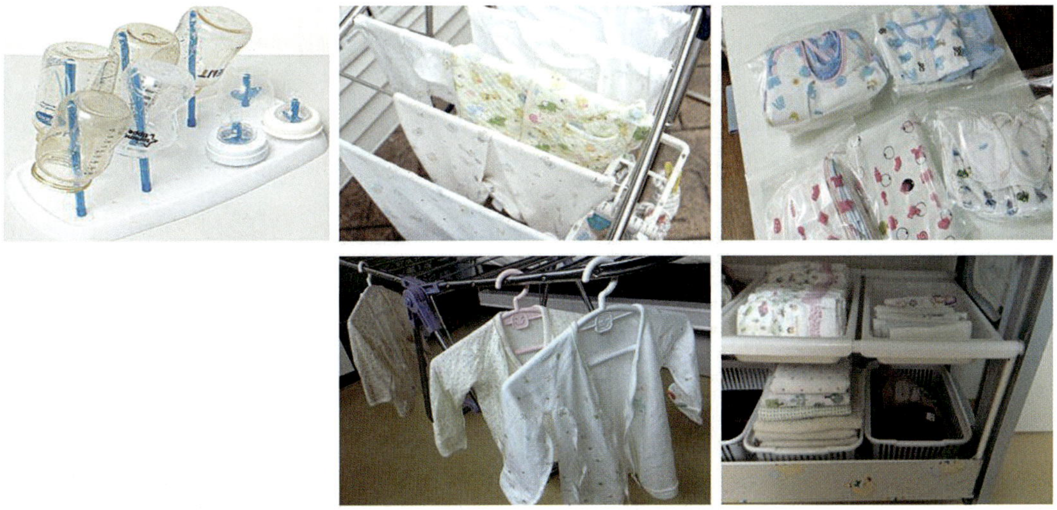

(5) 쓰레기 처리

가. 쓰레기 분리수거

- 쓰레기는 쓰레기봉투에 분리수거하며 서비스 제공자가 분리배출을 할 수 없는 경우 산모 본인이나 가족이 손쉽게 분리배출 할 수 있게끔 준비함
- 거주지 별 분리배출 기준이 다르므로 산모에게 확인 필요
- 개인용품이나 물건이 잘못 버려질 수 있으므로 주의 필요(산모확인 필요)

나. 음식물 쓰레기 배출

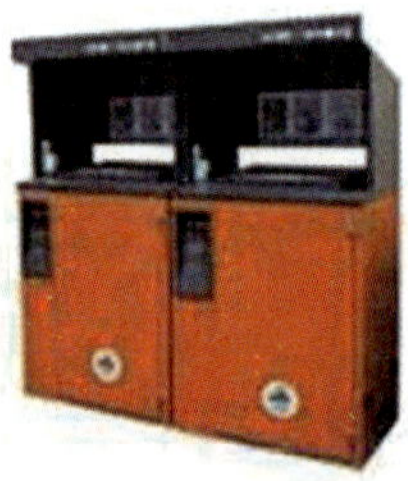

- **RPID 계량 방식**
  RPID기술을 이용해 배출자별로 쓰레기 무게를 자동 측정, 무게에 따라 수수료를 부과

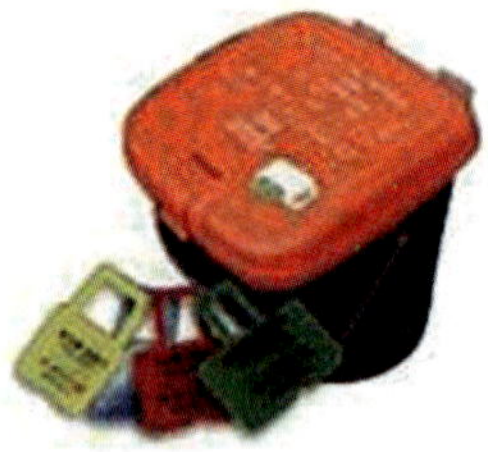

- **납부칩·스티커 방식**
  배출자가 납부칩이나 스티커를 구입한 뒤, 수거용기에 부착해 배출하는 방식

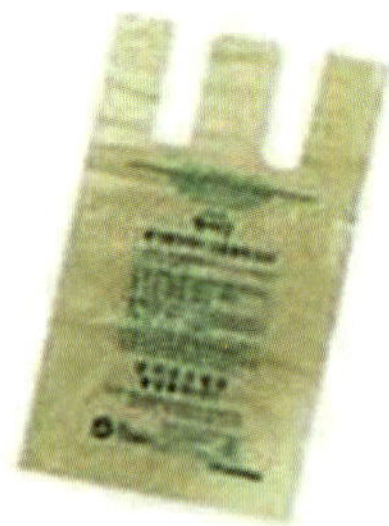

- **전용봉투 방식**
  음식물쓰레기 정용봉투를 구입해 배출하는 방식

3 정서 지원

(1) 상담, 조언 기본자세

가. 정서적 지지

산모·신생아 건강관리사의 정서적 지지 서비스란 정신적·신체적 혼란이 오는 산모에게 말벗하기, 격려 위로, 생활상담, 의사소통 등의 도움을 주는 것을 말한다.

- 산모에 대해 옳고 그름을 판단하지 않고 이해하는 폭넓은 자세를 가지도록 함.
- 산모의 특성을 충분히 심리적/정서적 안정감을 제공하도록 한다.
- 산모의 개인적 특성, 삶의 양식 등에 이해와 존중하는 태도를 가지도록 한다.
- 산모에게 반어 또는 명령조의 언어를 사용하지 않도록 주의한다.
- 부정적인 말보다는 긍정적인 단어를 사용하도록 한다.
- 우울증의 의료적 자문과 전문적 성격의 정서 지원 임상 서비스는 지원하지 않는다.

(2) 위기 및 긴급 지원 네트워크

상담지원	전화와 면접을 통한 피해상담을 받을 수 있도록 국번없는 특수전화 "1366"을 364일 24시간 운영 이주여성은 자국어로 24시간 상담: 1577-1366
긴급 의료지원	가정폭력 피해자와 생계 및 주거를 함께 하는 가족구성원의 생계유지가 어렵게 된 경우 긴급지원 기능 지자체, 1366센터로 문의
무료 법률지원	가정폭력 피해자(국내거주 이주여성 포함)에 한하여 가정폭력에 관련된 민사, 가사 사건에 대한 무료 법률 상담 및 무료 법률 구조 신청 가능 대한법률구조공단 대표번호: 국번없이 132 http://www.klac.or.kr 한국가정법률상담소 대표번호: 1644-7077 http://lawhome.or.kr
쉼터 입소지원	가정폭력 피해자 중 쉼터 입소 희망자에 대해 각 기관과 면접 상담 후 입소 가능. 특히, 10세 이상 남아를 동반한 가정폭력 피해자를 위한 보호시설 별도로 운영 단기쉼터: 6개월, 장기쉼터: 2년 이내, 임시보호: 최대 7일까지

계속 ➔

사회복지 서비스 상담	보건복지콜센터 국번없이 129
가족상담, 부부상담	건강가정지원센터 1577-9337
한국어 교실 등 프로그램 지원을 위한 지역센터 정보제공	다문화가족지원센터 1577-5432
자살예방 핫라인 (정신과적 문제상담 및 의료지원)	정신보건 센터 1577-0199

산모·신생아 건강관리사 교육 매뉴얼

제4편 문제해결

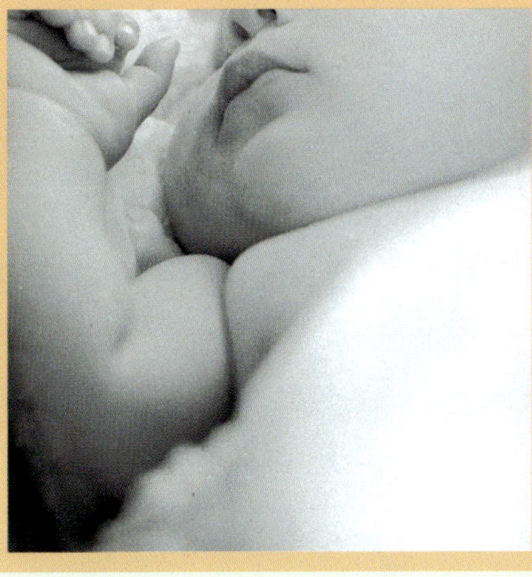

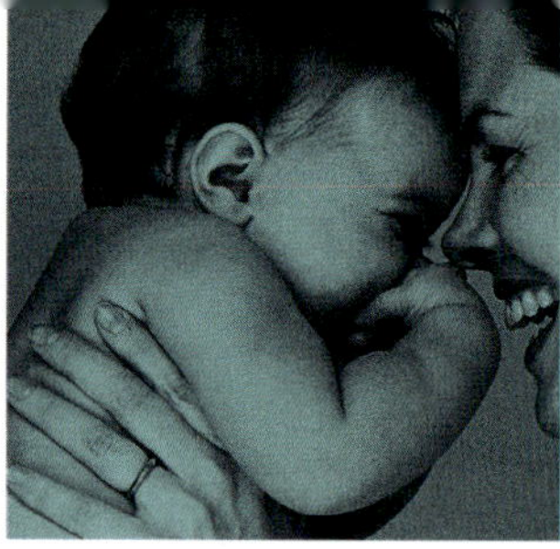

Ⅰ 서비스 리뷰

학 습 목 표

- 각 단계의 서비스를 재탐색 한다.

1 서비스 단계별 주의 및 고려사항

(1) 각 서비스 단계별 주의 및 고려사항

가. 사회서비스 정의

다음에 제시한 표준일정에 따라 단계별 주의 사항을 함께 논의하고 토론해보자.

시간	일정	주의사항
08:50 ~ 09:00	도착 및 신발정리, 앞치마 갈아입기, 명찰패용 [첫날] 서비스 설명(서비스 안내문, 서비스 제공 계획서, 결제 방법 등) 후 제공 계약서 산모 서명받아 1부씩 나눠 갖기	
09:00 ~ 11:00	산모 아침식사 확인(아침상 차리기)	
	산모, 신생아 건강 체크(기초 체크 확인)	
	젖병 소독하기(밤새 사용한 것)	
	유방관리 & 모유 수유 돕기	
	산모 족욕준비 및 적외선 요법	
11:00 ~ 12:00	점심상 준비	
12:00 ~ 13:00	식사 및 뒷정리	
14:00 ~ 15:00	신생아 목욕 및 배꼽소독/신생아 관리	
	목욕 후 모유수유 돕기	
	신생아 배냇저고리 세탁 & 삶기	
15:00 ~ 16:00	좌욕 및 적외선 요법	
16:00 ~ 17:00	젖병 소독 및 유축기 세척	
	집안 정리정돈 및 산모 저녁식사 준비	
	아기, 산모 기초 체온 체크	
	서비스 제공 기록지 작성, 서비스 결제(인증번호 요청 및 입력)	

(2) 역할 연기

다음에 제시한 자료는 실제 산모·신생아 건강관리 서비스를 받고 불만족했던 서비스대상자의 실제 인터뷰 내용이다. 밑의 사례를 주제로 서비스제공자와 대상자 역할을 실제 연기해보고 토론하도록 하자.

주제 1	주제 2
"기본적으로 아기 방을 청소를 해주셔야 되는데 그걸 안 해주셨고요 다른 건 안 해도 아기랑 산모 있는 방은 하는 걸로 알고 있는데 한 번도 안 하시더라고요. 그다음에 산모 식사, 간식 그런 거는 거의 점심과 저녁 말고는 따로 챙겨주시는 게 없었어요. 저녁은 자기가 갈 때 차려놓고 가거나 아니면 챙겨 먹으라고 하고 가고, 그리고 끝. 반찬거리 사 오는 것도 저보고 남편 시키래요"(이용자 B : 도우미(바우처))	"바우처라서 이 분이 이렇게 밖에 안 해주시나 그런 생각이 조금은 들었어요.... 제가 블로그를 통해서 계속 후기를 봤잖아요. 보면, 남편 식사나 청소나 그런 부분은 되게 좋아요. 그분들은 바우처로 했는지 일반으로 했는지 모르겠지만. 그런데 제가 받은 이 서비스는 밥도 제대로 안 해주시죠, 청소도 물론 안 해주시고, 그렇다고 남편 것을 챙겨주는 것도 아니잖아요. 내가 바우처를 이용해서 나한테 이렇게 밖에 안 해주시나? 그런 생각이 들어요."(이용자 B : 도우미(바우처)) "저녁 세팅은 안 해주고 가시더라고요. 애 데리고 있는데 신랑이 늦게 오면 숟가락 젓가락 챙겨서 밥 먹게 하는 것도 힘들더라고요."(이용자 C : 도우미(바우처)
주제 3	**주제 4**
"첫아이 방 정리는 안해주셨어요. 아무래도 온 집안을 다 정리해주시기는 그렇겠죠?..... 좀 해 주셨으면 했던 거는 음식물 쓰레기 버리는 것. 그건 원래 포함사항이 아니더라고요."(이용자 D : 도우미(일반)) "음식 맛이 조금..... 맛은 보장 못 하죠."(이용자 H : 조리원 ▶ 도우미(일반)) "빨래는 조금 해주시는 게 좋을 것 같아요. 세탁기를 떠나서 이게 손목을 많이 쓰는 일이다 보니까 그런 부분에서 더 해주시면 좋을 것 같아요."(이용자 H : 조리원 ▶ 도우미(일반))	"백일도 안 된 애를 업으시더라고요.... 제가 그건 말씀을 드렸어요. 아기가 아직 백일도 안 된 애라서 업으면 안 될 것 같다고 말씀드리니까 그때는 조금 기분이 나쁘셨나 봐요. 그 뒤로는 난 하셨어요."(이용자 B : 도우미(바우처))

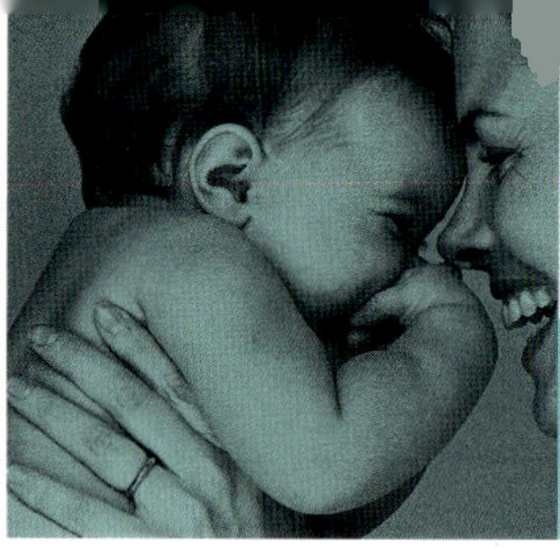

Ⅱ 갈등 관리

학습
목표

• 현장 문제 및 갈등 해결 문제를 탐색한다.

1 현장 문제 및 갈등 해결

(1) 현장에서 발생하는 갈등사례

가. 산모의 주요 불만사항

실제 매스컴이나 산모·신생아 건강관리사 교육기관 등에는 도우미들의 서비스에 감사와 고마움을 표하는 평가도 있지만 불만이나 갈등상황에 대해 호소하는 사례들이 종종 보고된다.

대부분의 산모와 신생아들은 직접적인 돌봄이 필요하고 의존적이기도 하며 다양한 요구사항을 제시한다. 그런데 건강관리사 역시 자신의 업무경력이나 지식 정도 또는 의사소통 능력이나 상황에 대한 판단력 등에 따라 일하는 경향이 있다.

특별하고 집중적인 돌봄이 요구되는 대상자를 만족시키는 것은 쉬운 일이 아니기 때문에 대상자와의 갈등 상황에 처하기도 한다. 이러한 부정적인 경험이 반복되거나 심해지면 결국 서비스를 서로가 거부하게 되는 상황이 오게 된다.

나. 관리사들이 하기 쉬운 실수 : 토론해보기

- 서비스 단계에서 손을 씻는 것을 놓친다.
- 서비스 설명 단계에서 추가 요금 설명을 정확히 하지 않는다.
- 서비스 시작일과 종료일 / 서비스 유형을 정확히 말하지 않는다.
- 아기 가제 수건으로 땀을 닦는다.
- 인공 수유 시 아기를 안고 먹이지 않는다.

- 신생아용 수세미 또는 세제를 혼용해서 사용한다.
- 장보기 할 때 산모 차량을 이용한다.
- 아기요 또는 이불을 발로 밟는다.

(2) 주요 상황별 대처 및 문제해결 방안 : 토론

함께 해봅시다

사례 1. 건강관리사가 제공한 정보와 서비스에 대한 산모의 불만족

산모 A : "병원에서는 거들을 입어도 된다고 하였는데 건강관리사는 절대 안 된다고 하셨어요. 또 제가 우유가 먹고 싶어서 먹으려 하는데 우유는 절대 먹으면 안 된다고 말리셨어요. 하지만 조리원에서는 권하고 병원에서도 상관없다고 했기에 의문이 들었어요"

산모 B : "손목과 허리가 아파 마사지를 부탁했더니 해주셨어요. 그런데 너무 아팠어요. 무턱대고 문지르는 것 같았어요. 한의원에 갔더니 놀라시더라고요. 그렇게 무작정 문지르면 안 된다고..."

산모 C : "애 낳은 지 얼마 되지 않아서 젖이 막 돌고 있는 산모에게 계속 젖이 모자라니 분유를 먹여야 한다고 하셨어요. 젖이 모자란다고 지속적으로 스트레스를 줘서 우울했어요. 후에 전문 마사지사가 와서 보더니 모유량이 쌍둥이가 먹어도 될 정도로 많다고 했어요."

토론 1. 무엇 때문에 갈등 또는 불만이 생겼다고 봅니까?

토론 2. 내가 모르는 것을 산모가 물어보았을 때 어떻게 대처해야 할까요?

함께 해봅시다

사례 2. 건강관리사의 근무 태도와 관련된 갈등상황

산모 A : "거실에 나가보니 안 계시기에 친정엄마가 쓰시는 방에 들어가보니 건강관리사 이모님께서 누워계셨습니다. 엄마 침대 위에 베개까지 내려놓고 베시고요. 제가 들어가니 얼른 일어나시더라고요. 피곤하시겠다고 이해는 되지만요."

산모 B : "아무리 할 일이 없다고 해도 다른 방에 들어가 책을 읽고 앉아있는 건 너무 하지 않나요? 나름 눈치 주느라 인터넷을 한다고 옆에 앉았는데도 아랑곳하지 않고 가지고 온 책을 읽더라고요."

산모 C : "빨래는 널기만 하고 개키지도 않고, 기저귀로 휴지통이 가득차도 쓰레기봉투 바꿀 생각도 안 하고, 꾸역꾸역 넣고, 보다 못해 제가 묶어 문에 내놓았는데도 갈 때 음식쓰레기 봉투만 달랑 들고 나가셨어요. 할 일이 전혀 없는 것도 아니고 프로그램에 분명히 쓰여 있는 할 일이 있는데도 찾아보지 않고 책을 읽고 앉아있는 모습을 보니 이건 아니라는 생각이 들었어요."

토론 1. 무엇 때문에 갈등이 생겼나요? 각자의 입장을 이해할 수 있습니까?

토론 2. 산모, 건강관리사, 관리자의 입장에서 이런 상황을 어떻게 해결하면 좋을까요?

함께 해봅시다

사례 3. 서비스 내용에 대한 상호 간의 의견

산모 A : "반찬거리가 없어 장을 봐달라 했더니 자기네는 장 봐주지 않는다며 여태 남편들이 장을 봐줬대요. 저희 남편은 오밤중에 퇴근하는 사람이라 당황했고 프로그램에 포함된 거로 알았기에 더 당황했죠. 업체에 확인해보니 장보기가 포함되어 있었어요. 다음날 얘기했더니 말을 바꾸며 원래는 장보기가 있는데 여태 남편들이 사다 놔서 안 했다고 하더라고요.

산모 B : "가슴 마사지만 하시기에 여기는 가슴 마사지밖에 없냐 했더니 없냐했더니 부부마사지도 있는데 내가 제왕절개수술을 해서 가슴만 하는 거라고 하셨어요. 그런데 나중에 회사에 물어보니 발마사지도 해준다 하더라고요."

산모 C : "남편 와이셔츠 3개 다림질 부탁을 했어요. 그런데 순식간에 얼굴빛이 바뀌고 정말 기분 나쁜 표정을 지으셨어요. 본인은 평생 와이셔츠 한 번도 다려본 적이 없다면서 다른 산모들은 이런 것 안 시킨다고 다림질시킨 산모는 저밖에 없다며 순식간에 절 이상한 여자로 만드시더군요. 와이셔츠 다림질 천 원이면 해 준다며 얼마 하지 않는다는 둥, 계속 다른 산모들은 다 세탁소에 맡긴단 말만 한 3~4번 반복하시구요. 그러면서 자기는 다림질하는 사람 본 적이 없다고 하더라구요."

토론 1. 무엇 때문에 갈등이 생겼나요?

토론 1. 산모가 업무 외의 일을 요청할 때 나는 주로 어떻게 반응하나요? 이런 일에 있어서는 어떻게 대처할까요?

함께 해봅시다

사례 4. 폭력적인 행동, 언행

산모 A : "목욕시키는 중 아기에게 산모 도우미님께서 "뭘 그렇게 빡빡 대며 울어? 계속 울면 확 굴려버린다!" 라고 말씀하셨어요."

불만제로 산모도우미편 (2007) : "… 장장 10시간 동안 무엇인가를 호소하는 아기의 울음소리. 그리고 우는 아이에게 욕을 하는 아줌마의 앙칼진 목소리가 들렸다. "울어라 울어라 울어라 너 웃기는 애다. 진짜 왜 그렇게 쳐 우냐. 이 XX" 시청자들은 분노를 감출 수 없었다. … "

토론 1. 산모나 아기의 행동에 화나는가요? 그럼 어떻게 행동했나요?

토론 2. 산모가 업무 외의 일을 요청할 때 나는 주로 어떻게 반응하나요?
이런 일에 있어서는 어떻게 대처할까요?

제5편

정부 바우처 행정

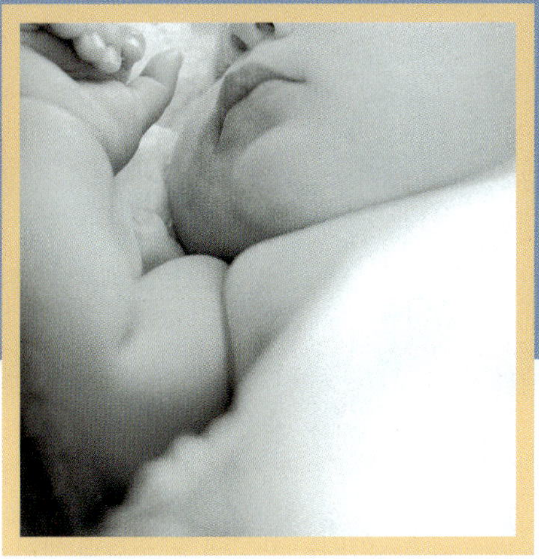

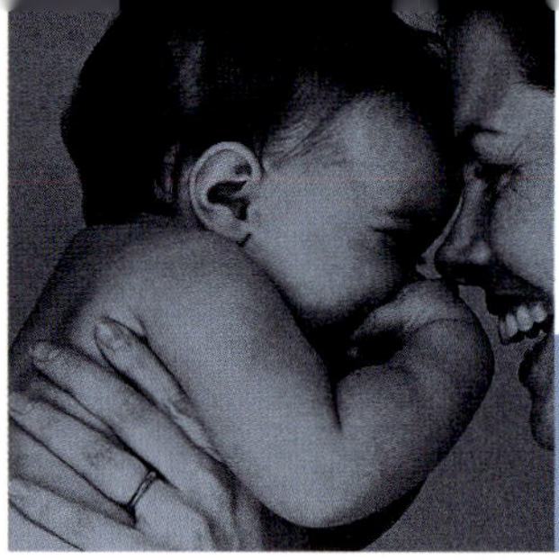

Ⅰ 기록

학습 목표

- 제공 기록 관리 방법을 익힌다.

1 제공기록 관리

(1) 제공기록지 작성원칙

산모·신생아 건강관리사는 모든 과정과 결과를 기록물로 생산하고, 등록하고 그룹화해야 한다.

가. 기록의 중요성

- 서비스 표준화 및 책임성 제고
- 모니터링을 통한 효과적인 서비스 제공
- 감독 기능의 활성화
- 정보공유를 원활하게 함
- 행정적인 자료로서의 기록

나. 기록 시 유의사항

- 사실을 기록한다.
- 간결하게 기록한다.
- 즉시 기록한다.
- 객관적으로 기록한다.

(2) 제공기록지 작성방법

가. 제공기록지 서식

〈 산모·신생아 건강관리 서비스 제공기록지 〉

산 모		생년월일		분만형태	□자연분만 □제왕절개
신 생 아		출생일자		몸 무 게	
제공인력		제공기관		제공시간	00시~00시

구분	제공 일자	. .	. .	. .	. .	. .	. .
산모	① 회음절개부위 (또는 수술부위)	□열상 □혈종 □불편감 □이상없음	□열상 □혈종 □불편감 □이상없음	□열상 □혈종 □불편감 □이상없음	□열상 □혈종 □불편감 □이상없음	□열상 □혈종 □불편감 □이상없음	□열상 □혈종 □불편감 □이상없음
	② 유방상태	□울혈 □통증 □이상없음	□울혈 □통증 □이상없음	□울혈 □통증 □이상없음	□울혈 □통증 □이상없음	□울혈 □통증 □이상없음	□울혈 □통증 □이상없음
	③ 배뇨/배변	□불편감 □이상없음	□불편감 □이상없음	□불편감 □이상없음	□불편감 □이상없음	□불편감 □이상없음	□불편감 □이상없음
	④ 좌욕	□실시 □미실시	□실시 □미실시	□실시 □미실시	□실시 □미실시	□실시 □미실시	□실시 □미실시
	⑤ 유방/복부/부종관리	□유방 □복부 □부종 (부위 :) □미실시	□유방 □복부 □부종 (부위 :) □미실시	□유방 □복부 □부종 (부위 :) □미실시	□유방 □복부 □부종 (부위 :) □미실시	□유방 □복부 □부종 (부위 :) □미실시	□유방 □복부 □부종 (부위 :) □미실시
	⑥ 식사/간식	식사 회 간식 회	식사 회 간식 회	식사 회 간식 회	식사 회 간식 회	식사 회 간식 회	식사 회 간식 회
신생아	⑦ 체온	체온 : ℃	체온 : ℃	체온 : ℃	체온 : ℃	체온 : ℃	체온 : ℃
	⑧ 수면 양상	□잘 잠 □잘 못잠	□잘 잠 □잘 못잠	□잘 잠 □잘 못잠	□잘 잠 □잘 못잠	□잘 잠 □잘 못잠	□잘 잠 □잘 못잠
	⑨ 모유수유	횟수 :	횟수 :	횟수 :	횟수 :	횟수 :	횟수 :
	⑩ 분유수유	횟수 : (회당 ml)	횟수 : (회당 ml)	횟수 : (회당 ml)	횟수 : (회당 ml)	횟수 : (회당 ml)	횟수 : (회당 ml)
	⑪ 배변양상	□정상변 □이상변 (색깔등)	□정상변 □이상변 (색깔등)	□정상변 □이상변 (색깔등)	□정상변 □이상변 (색깔등)	□정상변 □이상변 (색깔등)	□정상변 □이상변 (색깔등)
	⑫ 목욕·제대관리	□실시 □미실시	□실시 □미실시	□실시 □미실시	□실시 □미실시	□실시 □미실시	□실시 □미실시
기타 서비스 (필요시 직접 기재)							
특이사항 (산모·신생아 상태 또는 서비스 제공 계약 관련 특이사항 기재)							
산모 확인서명							

* 해당란에 체크 또는 직접 기재. 단, ①~③ 항목은 산모에게 물어서 기재할 수 있음

나. 제공기록지 작성법

〈 기본정보 〉

산모·신생아 건강관리 서비스 제공기록지

산 모	김산모	생년월일	'82. 3. 1	분만형태	☑자연분만 ☐제왕절개
신생아	박지영(여)	출생일자	'15. 2. 10	몸무게	3.70kg
제공인력	나미녀	제공기관	아이사랑돌봄센터	제공시간	평) 09:00~17:00 토) 09:00~13:00

1) 산모 성명, 생년월일, 분만형태 기입

2) 신생아 성명, 출생일자, 출생 몸무게 기입

3) 제공인력 성명, 소속 제공기관, 서비스 제공시간 기입

〈 산모에 대한 서비스 〉

구분	제공 일자	'15. 2.23.	'15. 2.24.	'15. 2.25.	'15. 2.26	'15. 2.27.	'15. 2.28.
산모	① 회음절개부위 (또는 수술부위)	☐열상 ☐혈종 ☑불편감 ☐이상없음	☐열상 ☐혈종 ☐불편감 ☑이상없음	☐열상 ☐혈종 ☐불편감 ☐이상없음	☐열상 ☐혈종 ☐불편감 ☐이상없음	☐열상 ☐혈종 ☐불편감 ☐이상없음	☐열상 ☐혈종 ☐불편감 ☐이상없음
	② 유방상태	☑울혈 ☐통증 ☐이상없음	☐울혈 ☐통증 ☑이상없음	☐울혈 ☐통증 ☐이상없음	☐울혈 ☐ ☐	☐울혈	☐울혈
	③ 배뇨/배변	☐불편감 ☑이상없음	☐불편감 ☑이상없음	☐불편감 ☐이상없음			
	④ 좌욕	☑실시 ☐미실시	☑실시 ☐미실시	☐실시 ☐미실시	☐실시 ☐미실시	☐실시 ☐미실시	☐실시 ☐미실시
	⑤ 유방/복부/부종관리	☑유방 ☑복부 ☑부종 (부위 : 다리) ☐미실시	☑유방 ☐복부 ☐부종 (부위 :) ☐미실시	☐유방 ☐복부 ☐부종 (부위 :) ☐미실시	☐유방 ☐복부 ☐부종 (부위 :) ☐미실시	☐유방 ☐복부 ☐부종 (부위 :) ☐미실시	☐유방 ☐복부 ☐부종 (부위 :) ☐미실시
	⑥ 식사/간식	식사 3 회 간식 2 회	식사 3 회 간식 2 회	식사 회 간식 회	식사 회 간식 회	식사 회 간식 회	식사 회 간식 회

4) 제공 일자별로 산모의 신체상태나 서비스 제공 내역을 해당란에 체크 또는 직접 기재

〈 산모에 대한 서비스 〉

구분	항목						
신생아	⑦ 체온	체온: 36.5℃	체온: 36.5℃	체온: ℃	체온: ℃	체온: ℃	체온: ℃
	⑧ 수면 양상	☑잘 잠 □잘 못 잠	☑잘 잠 □잘 못 잠	□잘 잠 □잘 못 잠	□잘 잠 □잘 못 잠	□잘 잠 □잘 못 잠	□잘 잠 □잘 못 잠
	⑨ 모유수유	횟수 : 4	횟수 : 4	횟수 :	횟수 :	횟수 :	횟수 :
	⑩ 분유수유	횟수 : 4 (회당 85 ml)	횟수 : 4 (회당 85 ml)	횟수 : (회당			
	⑪ 배변양상	☑정상변 □이상변 (색깔등)	□정상변 ☑이상변 (색깔등 약간 흰색)	□정상변 □이상변 (색깔등)	□정상변 □이상변 (색깔등)	□정상변 □이상변 (색깔등)	□정상변 □이상변 (색깔등)
	⑫ 목욕제대관리	☑실시 □미실시	☑실시 □미실시	□실시 □미실시	□실시 □미실시	□실시 □미실시	□실시 □미실시

5) 제공 일자별로 신생아의 신체상태나 서비스 제공 내역을 해당란에 체크 또는 직접 기재

〈 특이사항 및 산모서명 〉

기타 서비스 (필요시, 직접 기재)	거실청소, 세탁	냉장고정리, 적외선찜질				
특이사항 (산모·신생아 상태 또는 서비스 제공 계약 관련 특이사항 기재)	산모 요청으로 20분 일찍 업무종료	신생아 황달기 산모에게 알림				
산모 확인서명	[illegible]	[illegible]				

* 해당란에 체크 또는 직접 기재. 단, ①~③ 항목은 산모에게 물어서 기재할 수 있음

6) 위에 적시된 항목 외 제공한 기타 서비스 내역 기재

7) 당일 발견한 산모,신생아의 신체상태 등과 관련한 특이사항, 계약/서비스 등과 관련하여 산모가 요청한 사항, 조기 출퇴근/서비스시간 조정 등과 같이 당초의 계약내용에 대한 변경을 요하는 사항 등을 자유롭게 기재

8) 서비스 종료 및 기록완료 후 산모의 확인서명 받음

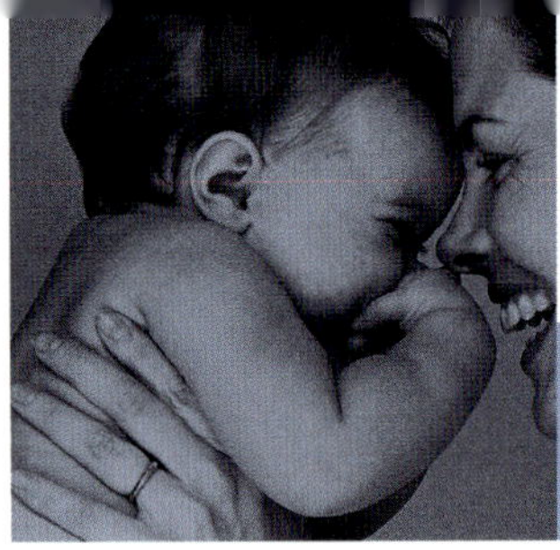

Ⅱ 보고

1 특이사항 보고

(1) 보고대상 및 보고내용

가. 보고대상(보고처) 및 주요 보고내용

산모·신생아 건강관리사는 산모와 신생아 신체에 이상 또는 응급상황, 사건·사고, 기타 계약 또는 서비스 관련 주요 요청사항 및 변경사항 등이 발생할 경우 관련 내용을 소속 제공기관에 즉시 보고해야한다.

보고 대상
소속된 기관의 담당 실무자/관리자 * 필요 시 산모의 가족, 보호자 등에게도 연락 * 중대사항은 제공기관을 거쳐 관할 시·군·구 보건소에도 보고

주요 보고 내용
1) 서비스 요일 변경 2) 서비스 일자 변경 3) 서비스 사고 4) 산모의 이상 반응과 문제행동 5) 개인의 업무 조정 요청 6) 관리사 교체 요청 7) 긴급구호(빈민가정) 8) 성희롱/가해 등

(2) 보고 방법

가. 보고시기 및 형식

보고 시기
정기보고 수시보고

보고 형식
구두 / 전화 / 대면보고 문자 / 이메일 / SNS / 서면보고

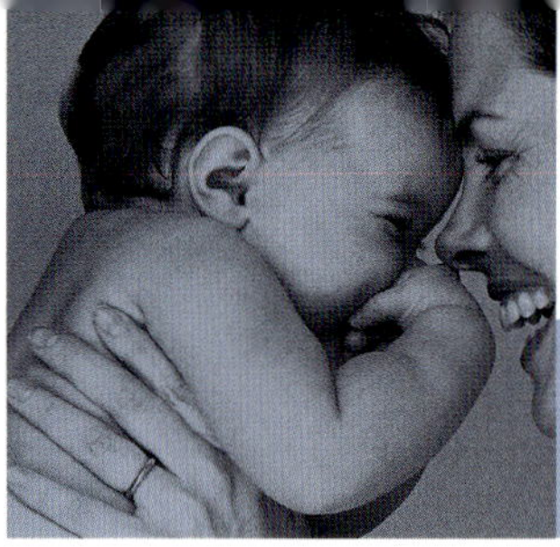

Ⅲ 비용결제

1 서비스 비용 결제

(1) 서비스 비용 결제 원칙

가. 비용결제 원칙

① 서비스 제공 당일 현장에서 서비스 종료 후 비용 결제

② 반드시 실제 서비스를 제공한 인력의 카드(ID)로 결제

※ 결제수단 - 전용단말기 / 스마트폰(APP), 이용자 카드(국민행복카드), 제공인력 카드

나. 위반 시 제재조항

서비스 제공인력과 결제 정보(제공인력 카드, ID)가 불일치할 경우 거짓이나 그 밖의 부정한 방법에 의한 비용 청구로 간주되어 사회서비스 이용 및 이용권 관리에 관한 법률 제21조에 따라 부당이득 징수 처분된다.

(2) 서비스 비용 결제 방법

가. 바우처 서비스 비용 지급 단계

서비스 비용 결제 (시스템 처리)	→	서비스 대금 지급	→	급여 지급
관리사가 산모의 도움을 받아 결제 처리		보건복지정보개발원에서 제공기관에 비용 지급		제공기관이 관리사에게 급여를 지급

나. 비용결제 절차

결제는 국민행복카드(이용자 카드)와 제공인력 카드를 이용해 결제해야하며 결제방식은 다음과 같다.

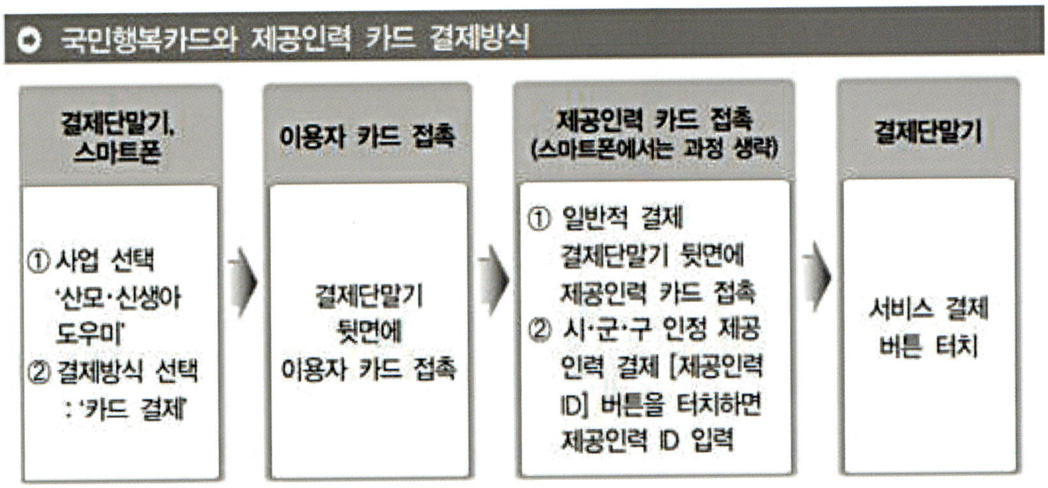

* 서비스시작조회 : 매출및정산 ≫ 결제내역관리 ≫ 서비스시작현황관리
** 결제승인내역조회 : 매출및정산 ≫ 결제내역관리 ≫ 결제(승인/취소)관리

▶ 결제 절차

결제단말기로 인증번호 요청
(요청 시 가상카드번호 입력)

가상카드번호는 바우처 카드 최초 발급 당시 산모가 등록한 휴대폰으로 발송된 8자리 숫자 ID임(산모가 보관)

단말기 메뉴] 산모신생아관리사 선택 ▶ 인증번호 결제 ▶ 인증번호 요청 ▶ 가상카드번호 입력 ▶ 인증번호 요청 완료

산모가 사전 등록한 핸드폰으로
인증번호 문자 전송(1~2분 소요)

"OOO 님 산모바우처 01일차 인증번호 1234567(가상카드번호 12345678)"

전송된 인증번호를 결제단말기에
입력(입력 시 결제 완료됨)

단말기 메뉴] 산모신생아관리사 선택 ▶ 인증번호 결제 ▶ 인증번호 입력 ▶ 가상카드번호 입력 ▶ 인증번호 입력 ▶ 서비스결제 ▶ 결제완료

다. 결제단말기 사용법

▌제공인력ID 등록

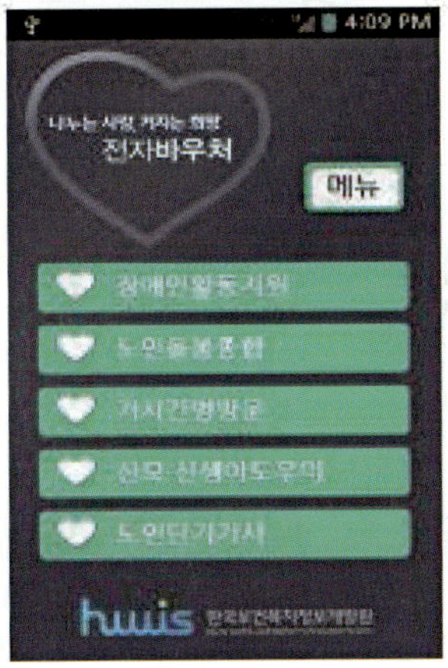

초기 화면

- 제공인력정보를 등록/변경하려면 초기화면에서 [메뉴] 버튼을 터치하세요.

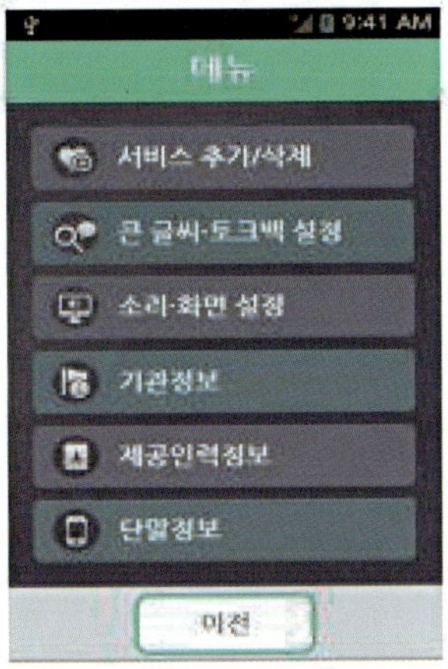

메뉴

- 메뉴 화면에서 [제공인력정보] 버튼을 터치하세요.
- [이전] 버튼을 터치하면 '초기화면' 으로 돌아갑니다.

제공인력 정보

- 제공인력의 ID, 성명 및 소속기관을 보여주며 등록되어 있지 않으면 빈 공간으로 표시됩니다.
- 등록을 하려면 [등록] 버튼을 터치하세요.

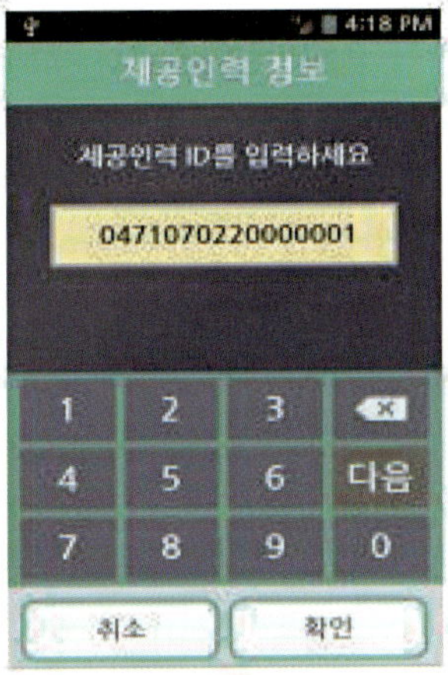

제공인력ID 입력

- 등록할 제공인력의 ID를 입력하고 [확인] 버튼을 터치하세요.
- [취소] 버튼을 터치하면 '제공인력정보' 화면으로 돌아갑니다.

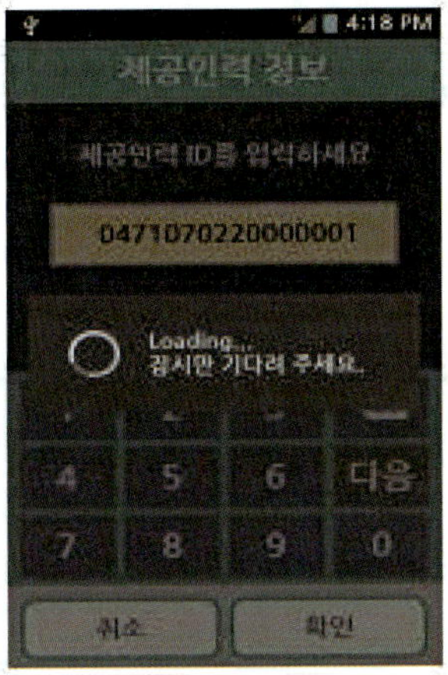

서버 접속

- 제공인력 ID를 등록하기 위하여 서버에 접속을 시도합니다.

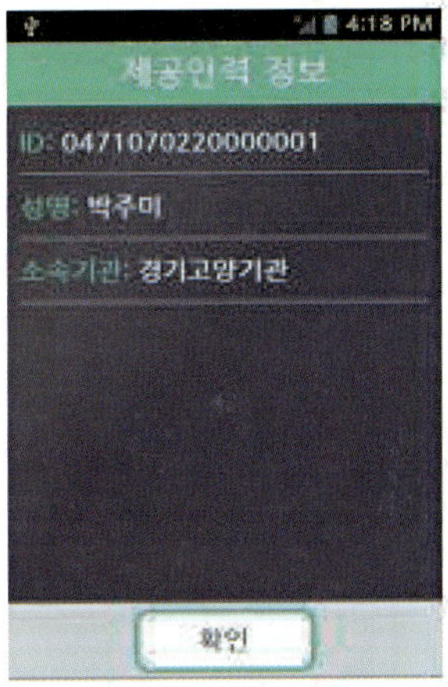

제공인력 등록 완료

- 등록이 완료되면 등록된 제공인력의 ID, 성명 및 소속기관을 보여줍니다.
- [확인] 버튼을 터치하면 메뉴화면으로 돌아갑니다.

▎카드 결제 ('15.7월 이후 신청/전송자)

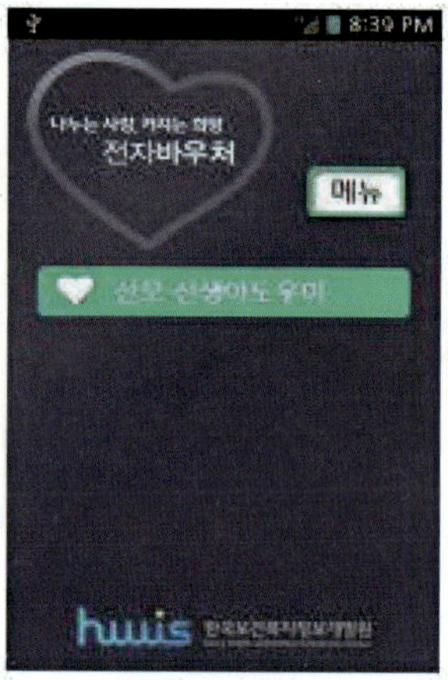

초기화면

- 초기화면의 [산모·신생아도우미] 버튼을 터치하여 서비스를 실행합니다.

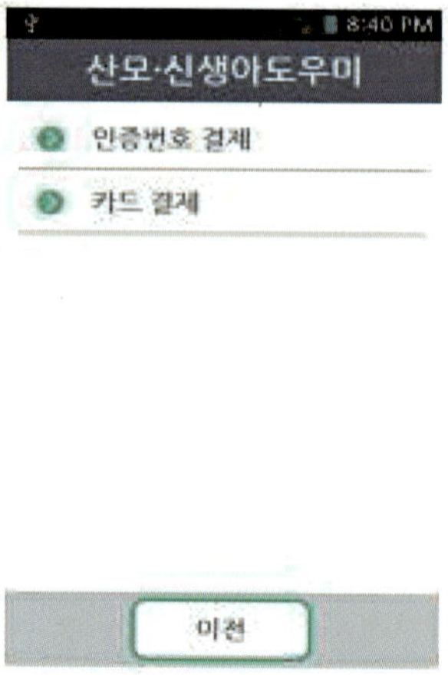

결제방식 선택

- [인증번호 결제] 항목을 터치하면 '인증번호기능선택' 화면으로 전환됩니다.
- [카드 결제] 항목을 터치하면 '이용자카드접촉' 화면으로 전환됩니다.

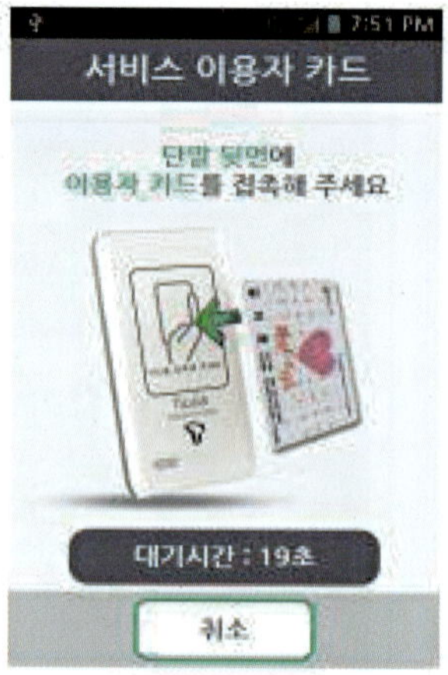

이용자 카드 접촉

- 이용자 카드를 접촉하세요.
- [취소] 버튼을 터치하면 초기화면으로 돌아갑니다.

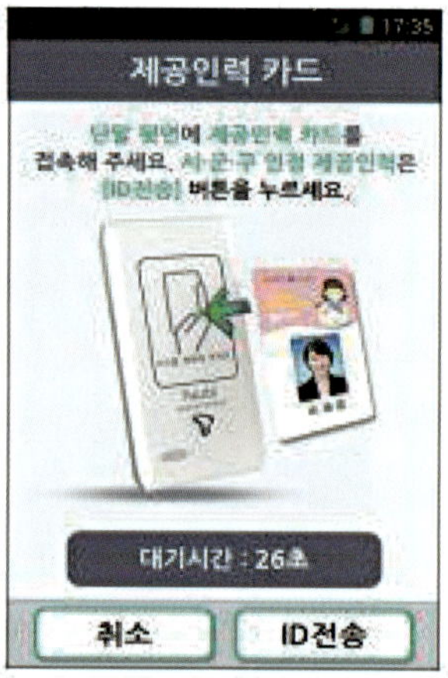

제공인력 카드 접촉

- 제공인력 카드를 접촉하세요.
- [취소] 버튼을 터치하면 초기화면으로 돌아갑니다.
- [ID전송] 버튼을 터치하면 '메뉴>제공인력정보' 에 등록된 제공인력ID로 인증합니다. (시·군·구 인정 제공인력 결제 시 활용)

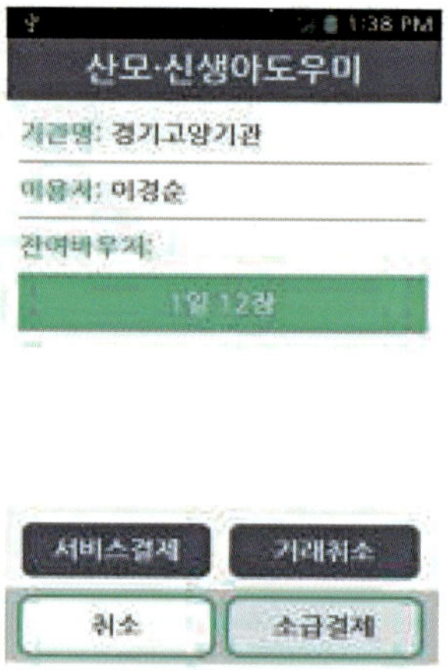

서비스 메인

- [서비스결제] 버튼을 터치하면 산모·신생아도우미 결제가 진행됩니다.

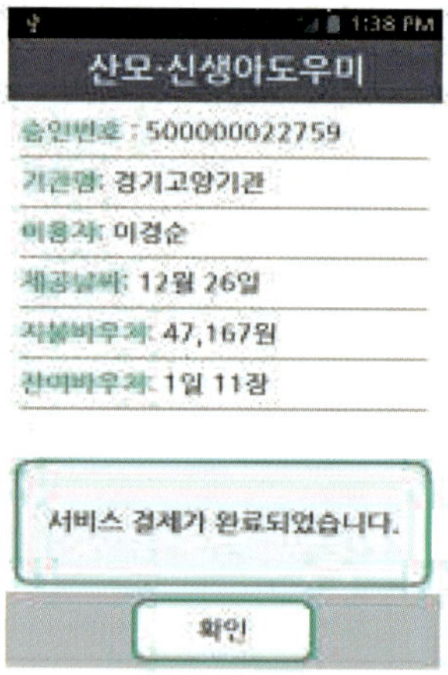

서비스 결제 완료

- 서비스 결제가 완료되었습니다. 내용 확인 후 [확인] 버튼을 터치하면 초기화면으로 이동합니다.

산모·신생아 건강관리 가이드 북

대표저자 : H&T 교육센터((주)제이알디웍스)

HONEST & TRUST ACADEMY JRDworks ALL DAY DIGITAL HEALTHCARE

편집위원 :

김미정 (주)이음가사종합지원센터
김옥경 대한조산협회 회장
문길남 일신기독병원
박광희 한국교육원
박현순 강원관광대학교 간호학과
성옥경 맘스베베 자연출산 조산원
손희정 맘스베베 자연출산 조산원
엄인희 수여성병원 간호부
원준희 고운맘산후조리원
이미숙 맘스비티 모유육아상담소
이찬희 화명일신기독병원
임정옥 미래보건교육원

(가나다 순)

산모·신생아 건강관리 가이드 북

HEALTH CARE GUIDEBOOK FOR MOTHERS AND NEWBORNS

2019년 10월 20일 1판 발행
2025년 4월 25일 개정판 발행

대표편집 H&T 교육센터
편집위원 김미정, 김옥경, 문길남, 박광희, 박현순, 성옥경, 손희정, 엄인희,
원준희, 이미숙, 이찬희, 임정옥 (가나다 순)
발 행 인 홍성용

발 행 처 도서출판 대광의학

등록번호 제2015-000013호
주 소 인천광역시 연수구 송도미래로 30 송도 스마트밸리 D동 2006호
Tel. 02) 6737-2000 Fax. 02) 6737-2001
홈페이지 www.dkbooks.net
E - mail dkmd@daum.net
정 가 25,000원

I S B N 979-11-88705-20-7 13510

• 본 교재의 수익금 일부는 월드비전에 기부되어 어린이 교육사업에 사용됩니다.
• 파본이나 낙장은 교환해 드립니다.

The LORD is my shepherd, I shall not be in want. - Psalm 23 : 1

"은혜와 진리를 나누는 기업 – 대광의학"